Sucht im Alter – Maßnahmen und Konzepte für die Pflege

Tanja Hoff
Ulrike Kuhn
Silke Kuhn
Michael Isfort
Hrsg.

Sucht im Alter – Maßnahmen und Konzepte für die Pflege

Mit 23 Abbildungen

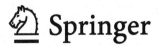 Springer

Herausgeber

Tanja Hoff
Katholische Hochschule NRW
Köln
Deutschland

Ulrike Kuhn
Katholische Hochschule NRW
Köln
Deutschland

Silke Kuhn
Universitätsklinikum Hamburg-Eppendorf
Hamburg
Deutschland

Michael Isfort
Deutsches Institut für angewandte
Pflegeforschung e.V.
Köln
Deutschland

ISBN 978-3-662-53213-3   ISBN 978-3-662-53214-0   (eBook)
DOI 10.1007/978-3-662-53214-0

Die Deutsche Nationalbibliothek verzeichnet diese Publikation in der Deutschen Nationalbibliografie;
detaillierte bibliografische Daten sind im Internet über http://dnb.d-nb.de abrufbar.

Umschlaggestaltung: deblik Berlin
Fotonachweis Umschlag: © Fotolia/Daniel Coulmann

Gedruckt auf säurefreiem und chlorfrei gebleichtem Papier

Springer ist Teil von Springer Nature
Die eingetragene Gesellschaft ist Springer-Verlag GmbH Deutschland
Die Anschrift der Gesellschaft ist: Heidelberger Platz 3, 14197 Berlin, Germany

Vorwort der Herausgeber

Aktuell wie auch prognostisch steigen die Prävalenzzahlen von Alkohol-, Medikamenten- und Tabakmissbrauch/-abhängigkeit unter älteren Menschen. Dabei erweisen sich vor allem die Zugangswege des Suchthilfesystems zu dieser älteren Zielgruppe als schwierig. Wenn aber suchttherapeutische Behandlungen stattfinden, sind sie ähnlich wirksam wie bei jüngeren Personengruppen.

Die Erkenntnisse zur Lebenssituation, zum pflegerischen Versorgungsbedarf wie auch zu pflegerischen Vorgehensweisen bei älteren Suchtkranken sind dabei im Bereich Alkoholabhängigkeit weiter fortgeschritten als hinsichtlich der Zielgruppe illegal drogenabhängiger Älterer. Aber auch Personen, die von illegalen Drogen abhängig sind oder waren, werden heute unter anderem durch die mittlerweile etablierten Substitutionsbehandlungen deutlich älter als früher und somit vermehrt auch zum potenziellen Klientel der geriatrischen Pflege und Versorgung.

Ältere Menschen sind eine besonders relevante Zielgruppe für die Verschreibung von psychisch wirksamen Medikamenten, vor allem von Benzodiazepinen oder Z-Substanzen. Inadäquate Medikationen auch im Niedrigdosisbereich können Nebenwirkungen verursachen, die auch von erfahrenem Pflegepersonal nur schwer von Alterssymptomen zu unterscheiden sind.

In der repräsentativen Studie (Kuhn u. Haasen 2009) wurde die Frage nach einem Unterstützungsbedarf bei einer Konzeptfindung zum Umgang mit Personen mit einem Suchtmittelproblem von 34,6% der ambulanten und 28,9% der stationären Pflegeheime bejaht; weitere 34,8% der ambulanten und 32,0% der stationären Einrichtungen waren hier zumindest unentschieden. Vor dem Hintergrund der wachsenden Zahl ambulanter Dienste (2013: 12.745) und teil-/vollstationärer Einrichtungen (2013: 13.030) in Deutschland lässt sich daraus für ca. 4440 ambulante Dienste und 4170 teil-/vollstationäre Einrichtungen ein Unterstützungsbedarf bei der Konzeptentwicklung schätzen. Dieser konzeptionelle Unterstützungsbedarf kann von den Einrichtungen selbst derzeit nur unzureichend eingelöst werden.

Für ältere Personen mit diagnostizierter Alkoholabhängigkeit in der stationären Altenhilfe gilt im Vergleich zu solchen ohne diese Diagnose: Sie sind deutlich jünger, häufiger in ungefestigten sozialen Beziehungen, signifikant häufiger in gesetzlicher Betreuung; sie rauchen deutlich häufiger und stärker, sind aber funktionell weniger eingeschränkt, also trotz stationärer Betreuung weniger hilfs- und pflegebedürftig (Schäufele et al. 2009).

Die geringere Pflegebedürftigkeit nach Einstufung in die Pflegestufen bei Bewohnern mit Alkoholdiagnose relativiert sich angesichts der häufigeren Diagnosen von psychischen und Verhaltensstörungen (bis auf den Bereich affektiver Störungen) sowie des signifikant häufigeren Auftretens neuropsychiatrischer Symptome in schwerer Ausprägung (Reizbarkeit, Labilität, Agitiertheit/Aggression, Enthemmung, Hochstimmung/Euphorie), die Pflegende jeweils als äußerst belastend erleben und die damit den Pflegealltag erheblich beeinflussen können.

Als Merkmal einer Alkoholabhängigkeit sind Rückfälle in den Konsum auch nach längeren Phasen der Abstinenz jederzeit möglich und können bei ungeschultem Pflegepersonal eine Kaskade unterschiedlicher Gefühle, von Mitleid über Abscheu bis zur Hilflosigkeit, auslösen sowie dadurch den pflegerischen Umgang mit den älteren Menschen erschweren. Zusammenfassend müssen sich die Versorgungssysteme der Altenhilfe, aber auch der Suchthilfe, auf eine langsam, aber stetig wachsende Zahl älterer Klienten[1] mit Suchtstörungen einstellen, mit allen damit verbundenen Folgen und bei aller Skepsis so mancher Pflegeeinrichtung oder -fachkraft.

Studien von Vogt et al. (2010) zeigten eine hohe Skepsis, ältere Drogenabhängige in Altenpflegeheimen zu versorgen. Diese ergibt sich unter anderem aufgrund der Altersunterschiede zwischen den relativ gesehen jüngeren Drogenabhängigen und den deutlich Älteren ohne Drogenhintergrund, der biografisch und soziokulturell unterschiedlichen Prägungen, Erfahrungen und Normvorstellungen beider Bewohnergruppen sowie der häufig eher starren Organisation des Pflegealltags, die dem Wunsch nach flexiblem Eingehen auf spezielle Lebenssituationen, -erfahrungen und -prägungen der älteren Drogenabhängigen entgegenstehen. Die Autoren (Vogt et al. 2010, S. 142) resümieren: »Praktische Beispiele belegen jedoch, dass die Aufnahme von Drogenabhängigen verschiedener Altersgruppen mit schweren chronischen Erkrankungen (u. a. AIDS) in Altenpflegeheime möglich und sinnvoll ist – vorausgesetzt, die Versorgungs- und Behandlungskonzepte sind an die Klientel angepasst.«

Das vorliegende Buch ist in diesem Geiste gedacht: Behandlungskonzepte für ältere Pflegebedürftige mit Suchtproblemen – seien es legale oder illegale Substanzen – strukturiert, methodisch stärker wissens- und expertengeleitet im Sinne von »good/best practice«, praxisnah und forschungsorientiert, aber vor allem zielgruppenadäquat gestalten zu können.

Für ihre spontanen Zusagen und die gute Zusammenarbeit möchten wir allen Mitautoren herzlich danken. Ihre kenntnisreichen Beiträge aus den verschiedenen Praxisfeldern – jedes Konzept dabei länger entwickelt, auf Praxisnotwendigkeiten und -möglichkeiten hin erprobt und fortwährend modifiziert – zeigen die Bandbreite des Phänomens Sucht im Alter sowie die Hürden und Chancen eines diversifizierten Pflegealltags auf.

Unser herzlicher Dank gilt auch Frau Lena Hofmann für die kompetente und verlässliche Unterstützung beim Korrektorat.

Den Mitarbeitern des Springer-Verlags, allen voran Frau Susanne Sobich, Ulrike Niesel und Sarah Busch, danken wir sehr für die stets hilfreiche, unterstützende und motivierende Zusammenarbeit in allen Phasen des Buchprojekts.

Nicht zuletzt danken wir besonders den vielen Praktikern aus Pflege und Suchthilfe, mit denen wir in den letzten Jahren im Themenfeld Sucht im Alter in hohem Maße erfreuliche und konstruktive Kooperationen, stimulierende Diskussionen sowie optimistisches Weiterdenken über Berufs-, Fachdisziplin- und Versorgungsgrenzen hinaus erleben konnten.

Tanja Hoff, Ulrike Kuhn, Silke Kuhn und Michael Isfort
Köln und Hamburg, im Juli 2016

---

1   Aus Gründen der leichteren Lesbarkeit wird auf eine geschlechtsspezifische Differenzierung wie z. B. „Klient/innen" verzichtet, sofern sie nicht aufgrund eines Zitats übernommen werden muss. Entsprechende Begriffe gelten im Sinne des generischen Maskulinums für beide Geschlechter, soweit nicht anders angegeben.

Literatur

Kuhn S, Haasen C (2009) Repräsentative Erhebung zum Umgang mit suchtmittelabhängigen älteren Menschen in stationären und ambulanten Pflegeeinrichtungen. Abschlussbericht. Hamburg: Zentrum für Interdisziplinäre Suchtforschung an der Universitätsklinik Hamburg. Online verfügbar unter: http://www.zis-hamburg. de/uploads/tx_userzis/Kuhn_Haasen_2009_Abschlussbericht_Sucht_im_Alter.pdf. Zugriff: 01.06.2016

Schäufele M, Weyerer S, Hendlmeier I, Köhler L (2009) Alkoholbezogene Störungen bei Menschen in Einrichtungen der stationären Altenhilfe: eine bundesweite repräsentative Studie. Sucht, 55 (5): 292–302

Vogt I, Eppler N, Ohms C, Stiehr K, Kaucher M (2010) Ältere Drogenabhängige in Deutschland. Wie soll man in Zukunft ältere Drogenabhängige mit gesundheitlichen Beschwerden oder Pflegebedarf versorgen? Erarbeitung von Empfehlungen für das weitere Vorgehen. Abschlussbericht. Studie im Auftrag des Bundesministeriums für Gesundheit. Zuwendung des Bundes aus Kapitel 15 02 Titel 686 61 Az IIA5-2508DSM407. Frankfurt am Main. Online verfügbar unter: http://www.drogenbeauftragte.de/fileadmin/dateien-dba/ DrogenundSucht/Suchtstoffuebergreifende_Themen/Downloads/Abschlussbericht_Aeltere_Drogenabhaengige_100501_Drogenbeauftragte.pdf. Zugriff: 04.07.2016

Inhaltsverzeichnis

Autorenverzeichnis

Gössling, Susanne
GSB KG
Facheinrichtung für Pflege, Betreuung
und Eingliederung
Heidhauser Str. 186
45239 Essen
s.goe@gesbe.de

Hodel, Christine
Kirchliche Sozialstation Dreisamtal
Bahnhofstr. 18
79199 Kirchzarten
christine.hodel@sozialstation-dreisamtal.de

Hodel, Thomas
Suchtberatung Freiburg
Oberau 23
79102 Freiburg
thomas.hodel@agj-freiburg.de

Hoff, Tanja, Prof. Dr.
Deutsches Institut für Sucht-
und Präventionsforschung
Katholische Hochschule NRW
Wörthstr. 10
50668 Köln
t.hoff@katho-nrw.de

Holzbach, Rüdiger, Dr.
Klinik für Psychiatrie, Psychotherapie und
Psychosomatik
Klinikum Arnsberg
Springufer 7
59755 Arnsberg
r.holzbach@klinikum-arnsberg.de

Isfort, Michael, Prof. Dr.
Deutsches Institut für angewandte
Pflegeforschung e.V.
Hülchrather Straße 15
50670 Köln
m.isfort@dip.de

Jakob, Sabine
Verein Comeback e.V.
Sozialtherapeutisches Wohnheim
Friedensstr. 35B
02763 Zittau
therapie@verein-comeback.de

Keller, Karsten, Dipl.-Psych.
Deutsches Institut für Sucht-
und Präventionsforschung
Katholische Hochschule NRW
Wörthstr. 10
50668 Köln
ka.keller@katho-nrw.de

Kuhn, Silke, Dr.
Zentrum für Interdisziplinäre Suchtforschung
(ZIS), Klinik für Psychiatrie und Psychotherapie,
Universitätsklinikum Hamburg-Eppendorf
Martinistr. 52
20246 Hamburg
skuhn@uke.de

Kuhn, Ulrike, Dr.
Deutsches Institut für Sucht-
und Präventionsforschung
Katholische Hochschule NRW
Wörthstr. 10
50668 Köln
u.kuhn@katho-nrw.de

Monke, Stefanie, MScN
Karl Borromäus Schule für Gesundheitsberufe
Wittelsbacherring 9
53115 Bonn
monke@kabo-bonn.de

Sander, Klaus
GSB KG
Facheinrichtung für Pflege, Betreuung
und Eingliederung
Heidhauser Str. 186
45239 Essen
sander@gesbe.de

Schiffer, Peter, Prof. Dr.
Alleenstr. 48
71732 Tamm
peter_schiffer2003@yahoo.de

Schiffer, Peter, Br. Prof. Dr. OSCam
Evangelische Hochschule Ludwigsburg/
Protestant University of Applied Sciences
Paulusweg 6
71638 Ludwigsburg
p.schiffer@eh-ludwigsburg.de

Zimmermann, Falk
Verein Comeback e.V.
Geschwister-Scholl-Str. 29
02763 Eckartsberg
falk.zimmermann@verein-comeback.de

Sucht im Alter – Grundlagen

Tanja Hoff, Michael Isfort, Ulrike Kuhn, Silke Kuhn

© Springer-Verlag GmbH Deutschland 2017
T. Hoff, U. Kuhn, S. Kuhn, M. Isfort (Hrsg.), *Sucht im Alter – Maßnahmen und Konzepte für die Pflege*,
DOI 10.1007/978-3-662-53214-0_1

1.1   Einleitung

Vor dem Hintergrund der steigenden Lebenserwartung infolge der komplexen Veränderung der Bevölkerungsstruktur und des tiefgreifenden Wandels des Sozial- und Gesundheitssystems gewinnt das Thema Gesundheit im Alter heute und auch zukünftig immer stärker an Bedeutung. Dies führt dazu, dass ältere Menschen zunehmend von Missbrauch und Abhängigkeit von Alkohol, Medikamenten, illegalen Substanzen und Tabak betroffen sind. Dabei geht es um älter gewordene und werdende Suchterkrankte, ebenso wie um Menschen mit Substanzkonsumstörungen, die erst im höheren Lebensalter eine Sucht entwickeln.

Insgesamt ist in den letzten Jahren das Thema Sucht im Alter stärker in den Fokus der Öffentlichkeit gerückt, unter anderem dadurch, dass der Handlungsbedarf in stationären und ambulanten Einrichtungen der Altenhilfe- und der Altenpflege sowie sonstigen sozialen Einrichtungen erkannt und damit begonnen wurde, spezifische Handlungskonzepte zum Umgang mit älteren Suchtkranken zu entwickeln.

Trotz des steigenden gesamtgesellschaftlichen Bewusstseins über die sozialen und gesundheitlichen Risiken von Suchterkrankungen im höheren Lebensalter „führen Altersstereotype und mangelndes Wissen zu einem therapeutischen Nihilismus, der unterstellt, bei Suchterkrankungen im Alter seien die Therapiechancen so gering, dass sich der Aufwand nicht lohne – nicht mehr lohne" (Zeman 2009, S. 10).

Erschwerend kommen Versorgungslücken hinzu, die teilweise auf fehlende Abstimmungsprozesse der gänzlich verschieden strukturierten Arbeitsfelder Suchthilfe und Altenhilfe zurückzuführen sind und in diesem Zusammenhang den Auf- und Ausbau von verbindlichen Kooperationsstrukturen sowie die Förderung strukturierter Zusammenarbeit notwendig machen. Daher kann zum jetzigen Zeitpunkt davon ausgegangen werden, dass nur ein kleiner Teil der Betroffenen angemessene fachliche Hilfe erhält.

Eine mögliche Strategie zur Verbesserung der Versorgungslage stellt eine umfassende Aufklärung der an der Versorgung von Älteren Beteiligten dar, die dabei neben den Betroffenen auch die Angehörigen informiert und qualifiziert (Zeman 2009).

Dieses Buch zeigt insbesondere praxisorientierte Erkenntnisse zum Thema Sucht im Alter in der Pflege auf mit dem Wunsch, eine weitere Sensibilisierung des Themenfelds unter Berücksichtigung des aktuellen Standes wissenschaftlicher Erkenntnisse sowie langfristig eine bedarfsgerechte Weiterentwicklung der Hilfesysteme erreichen zu können.

- Zunächst werden im vorliegenden Kapitel die Grundlagen von Suchtproblemen im Alter sowie altersspezifische Konsummuster dargestellt (► Abschn. 1.2). Anschließend erfolgt ein Blick in die aktuelle Studienlage von Suchtstörungen bei älteren Pflegebedürftigen in der ambulanten und stationären Altenpflege (► Abschn. 1.3).
- In ► Kap. 2 geht es um die Notwendigkeit, Entwicklung und Modifikation von Handlungsempfehlungen im Umgang mit Alkohol-, Nikotin- und Medikamentenabhängigkeit bei älteren Pflegebedürftigen.
- Da Pflegekräften beim Thema Medikamenten-Langzeitgebrauch im Alter eine zentrale Rolle zukommt, geht es in ► Kap. 3 um das Thema Medikamentenabhängigkeit im Alter und die Vorstellung von Handlungsleitlinien zum pflegerischen Umgang.
- In ► Kap. 4 bis ► Kap. 7 werden praxiserprobte Projekte und Initiativen in verschiedenen Settings präsentiert, die in den jeweiligen Bereichen ihre Erfahrungen und Stolpersteine berichten sowie vielfältige Vorlagen, Screeningbögen und standardisierte Ablaufpläne zum Umgang mit suchtkranken zu Pflegenden zur Verfügung stellen.
- ► Kap. 8 schließlich enthält ein umfassendes Konzept für pflegebedürftige Ältere in der stationären Altenpflege mit aktuellem oder früherem Konsum illegaler Drogen, das Vorgehensweisen im Umgang mit Substanzkonsum und Pflegeinterventionen speziell für diese Zielgruppe in den Pflegealltag integriert.

1.2   Riskante, schädliche und abhängige Konsummuster im Alter

Zwar sinkt der Alkoholkonsum der Gesamtbevölkerung mit steigendem Alter gegenüber jüngeren Altersgruppen, jedoch bestehen riskante oder abhängige Trinkmuster stabiler fort als risikoarme. Gleichzeitig werden zukünftig höhere Prävalenzzahlen von Alkoholproblemen unter Älteren durch den demografischen Wandel sowie die deutlich veränderten Substanzkonsumgewohnheiten der Nachkriegsgenerationen prognostiziert (zusammenfassend: Lieb et al. 2008).

Bei den folgenden Ausführungen muss beachtet werden, dass Schätzungen häufig auf den WHO-Konsumgrenzwerten für das mittlere Erwachsenenalter oder auf der Anwendung von Diagnoseverfahren für das mittlere Erwachsenenalter basieren, weshalb aufgrund der physiologischen Alternsprozesse von einer deutlichen Unterschätzung der wahren Prävalenzzahlen auszugehen ist (Lieb et al. 2008).

Zeman (2009) weist darauf hin, dass die üblichen als unschädlich bzw. riskant geltenden Grenzwerte für den Alkoholkonsum im Alter herabgesetzt sind, weil altersbedingte Veränderungen des Stoffwechsels auch die Eliminierung von Giftstoffen verlangsamen und es infolgedessen zu einer Abnahme der Alkoholtoleranz kommt.

Die methodisch unterschiedlichen Vorgehensweisen in Studien zur Erhebung und Verwendung von Grenzwerten führen zudem zu unterschiedlichen, bisher ungenauen Prävalenzzahlen. Unterschiedliche Operationalisierungen (z. B. Bezugszeiträume, Altersgrenzen) sowie Untersuchungsergebnisse, die sich zumeist auf die retrospektive Selbstauskunft beziehen, führen zu Limitationen von Studien zu Alkoholproblemen im höheren Lebensalter. Hinzu kommt, dass in regelmäßigen repräsentativen Bevölkerungsstudien wie z. B. dem Epidemiologischen Suchtsurvey die Altersgruppe ab 65 Jahre nicht mit erfasst wird, sodass z. T. nur ungenaue Daten zum Alkoholkonsum im Alter vorliegen. Dies gilt auch für den Konsum von Tabak, Medikamenten oder illegalen Drogen unter älteren Personen.

1.2.1 Alkohol

Die DEGS1-Studie zur Gesundheit Erwachsener in Deutschland (Hapke et al. 2013) berichtet über die Häufigkeiten von Alkoholrisikokonsum und Rauschtrinken (gemäß AUDIT C). Auch wenn die Prävalenzen des Risikokonsums in der Altersgruppe der über 65- bis 79-Jährigen am geringsten ist und das Rauschtrinken mit zunehmenden Alter abnimmt sowie das Verletzungsrisiko sich im Altersgang verringert, bleiben diese auch im Alter bei Männern und Frauen generell auf einem konstant hohen Niveau und stellen in ihren gesundheitlichen Auswirkungen damit ein relevantes Problem dar.

Bei den über 60-jährigen Frauen liegen die Prävalenzen für eine Alkoholabhängigkeit bei 0,5–1% und bei den über 60-jährigen Männern bei 2–3%; die Prävalenzen für einen Alkoholmissbrauch bewegen sich zwischen 10–20% bei Männern und 1–10% bei Frauen. Allerdings trinken 43% der über 75-jährigen regelmäßig Alkohol (Weyerer et al. 2009).

Gleichzeitig und sehr bedeutsam für die Versorgungssysteme der Sucht- und Altenhilfe, die sich auf eine wachsende Anzahl älterer Klienten einstellen müssen, finden sich deutlich höhere Absolutzahlen von Frauen mit Alkoholabhängigkeit aufgrund des höheren Gesamtfrauenanteils in der demografischen Geschlechterverteilung im Alter. So schätzt Weyerer (2003) die Absolutzahl der alkoholabhängigen Frauen auf 250.000–350.000 gegenüber 150.000–250.000 betroffenen Männern.

Bei den über 70-Jährigen wurde bereits vor 20 Jahren eine Prävalenz für Alkoholmissbrauch und -abhängigkeit nach DSM-III-R von 1,1% festgestellt (Helmchen et al. 1996). In internationalen Studien hat sich eine Prävalenz für Alkoholmissbrauch und -abhängigkeitserkrankungen von bis zu 17% unter Personen mit 65 Jahren und älter gezeigt (Blow u. Barry 2002, Schultz et al. 2002, Substance Abuse and Mental Health Services Administration 2002).

Nach der häufig angeführten typologischen Unterscheidung von Droller (1964) in „Early-onset"- (Beginn des problematischen Trinkverhaltens vor dem 60. Lebensjahr) und „Late-onset"-Abhängigkeitserkrankte (Beginn des problematischen Trinkverhaltens nach dem 60. Lebensjahr) und der diesbezüglichen amerikanischen Datenlage (Allen 1996) entfällt auf die „Late-onset"-Abhängigkeitserkrankten ein Drittel aller älteren Alkoholabhängigkeitserkrankten.

Ältere Menschen gelten als besonders betroffen von negativen Auswirkungen des regelmäßigen Alkoholkonsums durch eine geringere Alkoholtoleranz als Folge altersspezifischer körperlicher Veränderungen (Verminderung des Körperwasseranteils,

Zunahme des Fett- und Abnahme des Muskelgewebes, Reduktion der hepatischen Metabolisierungsgeschwindigkeit): »Ein älterer Mensch kann so unter Beibehaltung vorangegangener Konsumgewohnheiten bei abnehmender physiologischer Toleranz in Bereiche problematischen Konsumverhaltens hineinrutschen« (Lieb et al. 2008, S. 77). Als Risiken und Folgen eines übermäßigen, missbräuchlichen Alkoholkonsums bei älteren Menschen sind vor allem zu benennen:

Risiken und Folgen eines übermäßigen, missbräuchlichen Alkoholkonsums bei älteren Menschen
- Wechselwirkungen mit anderen Arzneimitteln. Die Wahrscheinlichkeit, mehrere Medikamente einzunehmen, steigt mit dem Alter rapide an (Schwabe u. Paffrath 2011); bei Polymedikation können sich Konstellationen ergeben, bei denen Wirkungen und Nebenwirkungen der beteiligten Wirkstoffe verstärkt werden (BMBF 2016).
- Erhöhtes Sturz- und Verletzungsrisiko bei hohem Alkoholkonsum (Mukamal et al. 2003, Stenbacka et al. 2002).
- Erhöhtes Risiko komorbider psychischer Erkrankungen. So haben z. B. ältere depressive Patienten ein 3- bis 4-fach höheres Risiko für Alkoholmissbrauch mit einer Prävalenz von 15–30% gegenüber Nichtdepressiven (Green et al. 2003, Waern 2003), wobei ein enger Zusammenhang zwischen Alkoholmissbrauch/-abhängigkeit und Depression auch bereits in früheren Altersgruppen besteht.
- Beeinträchtigungen basaler Alltagsaktivitäten und kognitiver Funktionen (Moore et al. 2003, Rosenbloom et al. 2005) sowie alkoholbedingte neuropsychiatrische Komplikationen (insbesondere Delir, amnestisches Syndrom) (Wetterling et al. 2002); neuropsychologische Defizite (außer Wernicke-Korsakow-Syndrom und Alkoholfolgekomplikationen wie z. B. Hirninfarkte; vgl. zusammenfassend Wolter 2006) sind unter länger anhaltenden Abstinenzbedingungen rückbildungsfähig. Leichte kognitive Beeinträchtigungen bergen generell ein ca. 2,4- bis 2,7-fach erhöhtes Risiko einer demenziellen Erkrankung (Luck et al. 2008, Weyerer u. Schäufele 2006).
- Erhöhtes Risiko demenzieller Erkrankungen (vgl. ausführlich Wolter 2006); dabei wird jedoch ein U- bzw. J-förmig verlaufender Zusammenhang zwischen konsumierter Alkoholmenge und Demenzrisiko angenommen, das heißt ein leicht erhöhtes Risiko demenzieller Erkrankungen bei Alkoholabstinenz, ein signifikant abfallendes Risiko bei geringem, maßvollem Konsum sowie ein deutlich ansteigendes Risiko bei erhöhtem, missbräuchlichem bis abhängigem Alkoholkonsum (Bickel 2006, Solfrizzi et al. 2007, Wolter 2006, Beydoun et al. 2014). Die Studienlage zum Zusammenhang von Alkoholkonsum und Demenzrisiko ist allerdings noch widersprüchlich. Die Ergebnisse eines aktuellen Reviews (Illomaki et al. 2015) bestätigen die Annahme, dass geringer/maßvoller Konsum das Risiko des Alzheimer-Typs verringert. Da jedoch in den betrachteten Studien zumeist unterschiedliche Definitionen, unter anderem von Alkoholkonsum, gemäßigtem vs. exzessivem Konsum, zugrunde liegen und in den Studiendesigns keine Differenzierungen (unter anderem lebenslang abstinent lebende Personen vs. ehemalige Alkoholabhängige sowie die Berücksichtigung von Trinkmustern) vorgenommen wurden, ist zum jetzigen Standpunkt keine zufriedenstellende empirische Evidenz vorhanden. Es besteht zudem die Vermutung, dass das Risiko von Demenzerkrankungen des Alzheimer-Typs durch Alkoholkonsum stärker verringert wird als das der vaskulären Multiinfarktdemenz (Ruitenberg et al.

2002), wobei wiederum Weinkonsum einen stärkeren präventiven Effekt hat als Bierkonsum (z. B. Letenneur et al. 2004, Truelsen et al. 2002). In letzter Zeit wird jedoch diskutiert, dass das erhöhte Demenzrisiko unter abstinenten Personen auch gegebenenfalls an einer höheren Morbidität dieser Gruppe, z. B. durch ehemals Alkoholabhängige, erzeugt sein kann.

1.2.2 Medikamente

Die altersassoziierte Multimorbidität und Zunahme chronischer Erkrankungen geht häufig mit einer Multimedikation oder Polypharmazie (Anwendung mindestens 5 verschiedener Arzneimittel, Glaeske et al. 2010) unter älteren Patienten einher. Hinsichtlich einer potenziellen Medikamentenabhängigkeit ist zu beachten, dass ca. zwei Drittel aller Psychopharmaka Menschen über 60 Jahren verschrieben werden – obwohl sie lediglich 23% der Versicherten ausmachen (zur Diskussion iatrogener Medikamentenabhängigkeit vgl. ausführlicher Weidner et al. 2004); einen zusätzlichen Dunkelfeldeffekt gibt es durch die nichtverschreibungspflichtigen Schlaf- und Beruhigungsmittel.

Die Verschreibung von Benzodiazepinen und sog. „Z-Drugs" („Z-Substanzen": Zopiclon, Zolpidem, Zaleplon) ist für ältere Menschen vor allem wegen ihres Abhängigkeitspotenzials und ihrer Nebenwirkungen eine problematische Medikation (► Kap. 3). Ähnlich wie beim missbräuchlichen Alkoholkonsum kann es bei einem längeren Gebrauch zu Zittern, Schwindel, Ängsten, Depressionen, Stimmungsschwankungen, Gereiztheit, Gewichtsverlust, Aggressivität, Vernachlässigung der Körperhygiene, Schlafstörungen, Konzentrationsproblemen, Verwirrtheit sowie Persönlichkeitsveränderungen kommen. Es besteht erhöhte Sturz- und Unfallgefahr. Ältere Menschen nehmen diese Medikamente in der Regel nicht in höheren Dosen ein als von ihrem Arzt verschrieben, sodass von „Niedrigdosisabhängigkeit" gesprochen wird. Die Entwicklung einer Abhängigkeit wird oft nicht erkannt, da sie nicht das

für sie typische Merkmal einer Dosissteigerung aufweist. Wie Wolter (2015) ausführt, ist diese Bezeichnung häufig nicht zutreffend, da es aus pharmakokinetischen Gründen zu einer Kumulation des Wirkstoffs im Organismus kommen kann – mit ähnlichen Effekten wie bei einer Hochdosisabhängigkeit. In der Priscus-Liste der potenziell inadäquaten Medikation für ältere Menschen sind Benzodiazepine und Z-Drugs mit mittleren Gefährdungswerten aufgeführt mit deutlichen Unterschieden zwischen den einzelnen Präparaten (Holt et al. 2010).

Benzodiazepine und Z-Drugs sind zur Kurzbehandlung von Schlafstörungen zugelassen und sollten lediglich in begründeten Einzelfällen länger als 4 Wochen verschrieben werden. Analysen der Abrechnungsdaten der gesetzlichen Krankenkassen belegen allerdings einen hohen Anteil an Langzeitverschreibungen (Verthein et al. 2013). Da die Krankenkassen verstärkt auf die Einhaltung dieser Richtlinien achten, kam es in den vergangenen Jahren zu einem Anstieg der Verschreibungen auf Privatrezepten (Hoffmann et al. 2009, 2006).

Schätzungen zur Anzahl von Medikamentenabhängigen in Deutschland zufolge sind 1,1–1,2 Mio. Menschen von Benzodiazepinen und ihren Derivaten (Z-Drugs) abhängig (Glaeske 2013, Pabst et al. 2010). Sie werden mit zunehmendem Alter häufiger verschrieben. In vielen Studien, z. B. von Hogan et al. (2003) und Petitjean et al. (2007) sowie, für Deutschland, von Holzbach et al. (2010) und Verthein et al. (2013), konnte mittlerweile gezeigt werden, dass ältere Menschen von missbräuchlichen bzw. abhängigkeitsgefährdenden Verordnungen von Benzodiazepinen und Z-Substanzen besonders betroffen sind.

Frauen weisen in den meisten Untersuchungen zu Medikamentenmissbrauch und -abhängigkeit höhere Raten auf. Dabei gewinnen Ergebnisse an Bedeutung, die einen Zusammenhang zwischen Benzodiazepineinnahme und Demenzentwicklung festgestellt haben (Billioti de Gage et al. 2012). Wenngleich dieser Zusammenhang noch weiterer wissenschaftlicher Untersuchungen bedarf, zeigen Daten aus dem jüngsten Barmer Arzneimittelreport, dass Demenzerkrankten überproportional Benzodiazepine verschrieben werden (Glaeske u. Schicktanz 2013).

Bei insgesamt schwieriger Datenlage werden Benzodiazepine von 9,3% der allein lebenden

Personen über 60 Jahren und 10% der Bewohner stationärer Einrichtungen eingenommen (Schneekloth 2005, 2007). Auch im Zusammenhang mit Alzheimer-Erkrankungen werden häufig Benzodiazepine verordnet. In einer Literaturübersicht konnte kein Beleg für eine grundsätzliche Wirksamkeit gezeigt werden. Benzodiazepine dämpfen möglicherweise die Agitiertheit dieser Personen, verursachen jedoch eine Verschlechterung kognitiver Funktionen und haben keinen Einfluss auf die Schlafqualität (Defrancesco et al. 2015).

Älteren Frauen (ab dem 65. Lebensjahr und noch stärker ab dem 85. Lebensjahr) werden deutlich mehr versorgungsrelevante Neuroleptika wie auch Hypnotika verschrieben als Männern (Glaeske et al. 2010, Barmer GEK 2013). 90% aller mit Benzodiazepinen Behandelten nehmen diese als Dauermedikation (länger als 6 Monate) und zu etwa der Hälfte täglich ein (Rumpf u. Weyerer 2005).

1.2.3 Tabak

Der Tabakkonsum nimmt unter Personen ab dem 60. Lebensjahr ab, jedoch ist die Prävalenzsenkung hier auch durch die höhere Sterblichkeit von Rauchern infolge des Nikotinkonsums und dem damit erhöhten Risiko z. B. für Lungenkrebs (Odds Ratio 14,0) und für koronare Herzerkrankungen (Odds Ratio 1,6) zu erklären (Keil 2005, Lampert u. List 2009, Breitling et al. 2009, McCartney et al. 2011). Bei insgesamt sinkenden Raucherzahlen im Alter raucht dennoch jeder 5. Mann und jede 10. Frau in der Altersspanne 60–65 Jahre sowie jeder 7. Mann und jede 20. Frau in der Altersspanne 70–75 Jahre (DHS 2005).

Ältere Raucher weisen einen besonders belasteten Gesundheitszustand auf, unter anderem mit Dyspnoen im Rahmen einer chronisch obstruktiven Atemwegserkrankung (COPD, Grad II oder III). Generell ist von einer steigenden Prävalenz der COPD auszugehen, an der 2007 in Deutschland 7,8% und damit ca. 6,4 Mio. Menschen erkrankt waren und die für 2050 auf ca. 11% geschätzt wird (Peters et al. 2010). Gleichzeitig steht COPD im engen Zusammenhang mit dem Auftreten von Depressionen, die Raucher wiederum häufig durch Tabakkonsum selbst zu medizieren versuchen (Hughes et al.

2004, Breslau et al. 2001). Bei älteren Hausarztpatienten (älter als 60 Jahre) mit einem früheren oder aktuellen hohen Tabakkonsum konnten häufigere und schwerere depressive Episoden nachgewiesen werden (Almeida u. Pfaff 2005).

Während in den vergangenen Jahren immer weniger Jugendlichen mit dem Tabakkonsum begonnen haben, ist der Anteil rauchender Erwachsener an der Bevölkerung nur mäßig gesunken. Gleichzeitig wird davon ausgegangen, dass der Anteil der Menschen mit einer Tabakabhängigkeit gestiegen ist. Da die Erfolgsraten bei der Rauchentwöhnung eher gering sind, bleibt zu vermuten, dass der Anteil Rauchender unter den älteren Menschen eher ansteigen wird (Drogen- und Suchtbericht 2015).

1.2.4 Illegale Substanzen

Zwar sind die Zahlen von älteren Konsumenten sog. illegaler Drogen bisher gegenüber den legalen Substanzen vergleichsweise klein; so schätzt man rückwirkend für 2006 die Zahl der Personen mit problematischem Opiat- und Opioidkonsum ab dem 40. Lebensjahr auf ca. 50.000 (Simmendinger u. Vogt 2010). Jedoch wird aufgrund der älter werdenden Generation z. B. mit einem Cannabiskonsum, aber auch durch die verbesserte Versorgungsstruktur und die dadurch sinkende Mortalität bei Konsum von Heroin, Kokain usw. von einem systematisch steigenden Anteil älterer Drogengebraucher in den nächsten ca. 2 Jahrzehnten ausgegangen (z. B. Beynon et al. 2007, Kraus 2008, Vogt 2009).

Bei älteren Drogenkonsumenten in Deutschland ergeben sich neben den gesundheitlichen Belastungen auch stärkere Belastungen der sozialen Situation im Vergleich zu jüngeren Gruppen: Sie haben zwar häufiger einen festen Wohnort, leben aber meist allein und potenziell isolierter, verfügen über geringere finanzielle Mittel bei häufig höheren Schulden und sind zudem mit Bewährungs- und Strafauflagen sowie drohenden Verurteilungen belastet (Vogt et al. 2010).

Hinsichtlich der gesundheitlichen Situation weisen ältere Opiatabhängige drogenbedingt früher altersspezifische Erkrankungen auf, wobei sich auch nach biomedizinischen Studien die Drogen- und

Altersbedingungen in ihrem Einfluss auf einen früheren Alterungsprozess gegenseitig verstärken (Reece 2007). Entsprechend wird ein im Lebenslauf früheres Auftreten von Alterserkrankungen wie Diabetes mellitus Typ 2, Altersdemenz oder Osteoporose bei dieser Patientengruppe prognostiziert, die bei einer insgesamt höheren Belastung durch weitere Erkrankungen wie hepatische, virale oder Lungenerkrankungen und einem insgesamt deutlich reduzierten körperlichen Allgemeinzustand dann auch deutlich früher einer pflegerischen Versorgung unter anderem durch die Altenpflege bedürfen.

Hinzu kommt ein leichter Risikoanstieg von HIV-Neuinfektionen bei älteren Drogenabhängigen, wahrscheinlich zurückzuführen auf ein geschwächtes Immunsystem und eine sinkende Bereitschaft zu Safer-Sex-Praktiken mit steigendem Alter (Goodroad 2003, Vogt 2009).

1.2.5 Versorgungssituation älterer Menschen mit Suchterkrankungen

Die Versorgungsproblematik der beschriebenen Zielgruppen ergibt sich in besonderer Weise dadurch, dass sich zwar die Suchthilfe, unter anderem durch eine langsam beginnende Öffnung und Sensibilisierung für die Zielgruppe, zunehmend altersspezifischen Zugangswegen und Behandlungen zuwendet. Dennoch sind ältere Patienten in der ambulanten und stationären Suchtrehabilitation nach wie vor unterrepräsentiert.

Nach wie vor gelten ältere Suchtkranke als schwer erreichbare Zielgruppe. Dies spiegelt sich auch in der Deutschen Suchthilfestatistik (DSHS 2015) im Datenjahr 2014 wieder:

- Betrachtet man die Altersstruktur in den *ambulanten* Suchthilfeeinrichtungen, so zeigt sich, dass nur insgesamt 10,1% der Patienten mit Alkoholproblemen älter als 60 Jahre alt waren. Bei Opioiden waren lediglich 1,1% der Patienten in den ambulanten Einrichtungen über 60 Jahre alt.
- Die Altersstruktur in den *stationären* Suchthilfeeinrichtungen zeigt, dass insgesamt lediglich 7,9% der behandelten Patienten mit

Alkoholproblemen über 60 Jahre alt waren; was die Opioide anbelangt, waren es 0,5%, die über 60 Jahre alt waren.

Ältere Suchtkranke werden seltener von der Suchthilfe erreicht und wenn, dann handelt es sich in der Regel um Menschen, die wegen ihrer Abhängigkeitserkrankung wiederholt beraten und behandelt werden mussten und entsprechend im Laufe der Zeit „im Suchthilfesystem" gealtert sind.

Die Suchthilfe spricht von „älteren Menschen" ab einem Lebensalter von 50–55 Jahren, während die Personen, die von ambulanten und teil-/vollstationären Settings der Altenpflege erreicht werden, wesentlich älter sind. Die Personen, die erst im Alter eine Abhängigkeitserkrankung entwickelt haben (late onset), sowie diejenigen alten Menschen, die riskant oder problematisch Alkohol, Tabak oder Medikamente konsumieren, werden ungenügend erreicht.

1.2.6 Wirksamkeit suchtspezifischer Behandlungen im Alter

Im Gegensatz zur Erreichbarkeit der Zielgruppe älterer Menschen mit Abhängigkeitserkrankungen wird die Wirksamkeit suchtspezifischer und/oder psychotherapeutischer Behandlungen im Alter positiv bewertet (vgl. z. B. Kashner et al. 1992, Kofoed et al. 1987, Lemke u. Moos 2003, Oslin 2004), zum Teil sogar positiver als bei jüngeren Patientengruppen in Form von höheren Abstinenzquoten als auch einer subjektiven höheren Zufriedenheit der älteren Patienten (für Deutschland: Geyer u. Penzek 2007, Missel u. Zobel 2007).

Altersunspezifisch liegen Wirksamkeitsnachweise der Klasse A (Metaanalysen, empirische Reviews) für folgende Methoden der Abhängigkeitsbehandlung bei alleiniger Anwendung vor: 12-Schritte-Programm, Pharmakotherapie, klassische Verhaltenstherapie, kognitiv-behaviorale Verhaltenstherapie, soziales Kompetenztraining, motivierende Gesprächsführung. Wirksamkeitsnachweise fehlen hingegen bei alleiniger Anwendung von Psychoedukation, Entspannungs-, Bewegungs-, Ergo- oder Arbeitstherapie (Geyer et al. 2006).

1.3 Suchtstörungen bei älteren Pflegebedürftigen in der ambulanten oder stationären Altenpflege

Bisher liegen wenige Studien zur Häufigkeit von Alkoholstörungen und riskanten Substanzkonsummustern bei Pflegebedürftigen in der stationären Altenhilfe vor. So reichen Schätzungen und Erhebungen des Anteils von Menschen mit Alkoholmissbrauch oder -abhängigkeit unter Alten- und Pflegeheimbewohnern von 7,5–26% (z. B. Oslin et al. 1997; Ondus et al. 1999; Weyerer et al. 1999, 2006).

In einer Studie von Hirsch u. Kastner et al. (2004) zu psychischen Störungen in Altersheimen wiesen unter 1893 Bewohnern 4% eine Erstdiagnose und weitere 19% eine Zweitdiagnose Suchterkrankung (vor allem Alkoholstörung) auf. In regionalen Studien (13 Mannheimer Pflegeheime mit ca. 1300 Bewohnern) wiesen 25–27% der Männer und 5% der Frauen zum Erhebungszeitpunkt eine ärztlich diagnostizierte alkoholbezogene Störung auf; diese Alkoholstörungen waren dabei in der Regel bereits vor Heimeintritt vorhanden und sanken nach Pflegeheimeintritt deutlich ab. Dennoch konsumierten über die 3 Erhebungszeitpunkte 15,9–27% der Pflegebedürftigen weiter missbräuchlich Alkohol (Weyerer et al. 2006).

Nach einer repräsentativen Studie von Schäufele et al. (2009) an 4476 Bewohnern (Durchschnittsalter 82,6 Jahre, 78% Frauen, durchschnittliche bisherige Aufenthaltsdauer 3,6 Jahre) weisen 5,8% der Pflegebedürftigen in der stationären Altenhilfe eine ärztlich diagnostizierte Lifetime-Diagnose der alkoholbezogenen Störung auf, wobei Männer hier mit 17,2% deutlich häufiger betroffen sind als Frauen (2,6%); ein aktuell riskanter Alkoholkonsum wurde zudem bei 0,3% der Bewohner (0,8% der Männer, 0,2% der Frauen) berichtet.

Eine repräsentative Befragung von ambulanten und stationären Pflegeeinrichtungen in Deutschland ermittelte einen Anteil von 14% zu Pflegender mit einem Alkohol- und Medikamentenproblem. In dieser Umfrage wurden keine Diagnosen abgefragt, sondern die Einschätzung der Pflegekräfte erhoben (Kuhn u. Haasen 2012).

Ältere Personen mit einer Alkoholstörung/-diagnose in der stationären Altenhilfe lassen sich nach den Studiendaten von Schäufele et al. folgendermaßen beschreiben: Sie sind deutlich jünger (70,4 Jahre, bei Heimeintritt 66,5 Jahre im Vergleich zu 80,3 Jahren bei Personen ohne Alkoholerkrankung), häufiger in ungefestigten sozialen Beziehungen (geschieden, ledig, seltenere Besuche von Angehörigen), signifikant häufiger in einer gesetzlichen Betreuung, rauchen deutlich häufiger und stärker, sind aber funktionell weniger eingeschränkt, also trotz stationärer Betreuung weniger hilfs- und pflegebedürftig (gemessen durch Barthel-Index und Pflegestufe nach SGB XI).

Die geringere Pflegebedürftigkeit nach Einstufung in die Pflegestufen bei Bewohnern mit einer Alkoholdiagnose relativiert sich aber angesichts der häufigeren Diagnosen von psychischen und Verhaltensstörungen (außer affektiven Störungen, die signifikant seltener auftraten) sowie dem signifikant häufigerem Auftreten von neuropsychiatrischen Symptomen in schwerer Ausprägung (Reizbarkeit, Labilität, Agitiertheit/Aggression, Enthemmung, Hochstimmung/Euphorie), die jeweils den Pflegealltag erheblich beeinflussen können.

Der Befund einer biografisch früheren Übersiedlung in Pflegeheime bestätigt sich auch in internationalen Studien (z. B. Brennan u. Greenbaum 2005), das heißt, Ältere mit Alkoholstörungen haben ein höheres Institutionalisierungsrisiko und werden vorzeitig Versorgungszielgruppe der stationären Altenhilfe.

Der überproportionale Anteil älterer Suchtkranker in der Altenpflege erklärt sich durch den hohen Unterstützungs- und Versorgungsbedarf der Zielgruppe bei der Grundversorgung sowie Aktivitäten des alltäglichen Lebens durch massive gesundheitliche Einschränkungen und Konsumfolgeschäden. Ein aktueller Alkoholmissbrauch zeigte sich jedoch nicht nur bei Personen, die bereits bei Heimeintritt Alkoholprobleme hatten, sondern auch bei 1,2–2,8% der Personen, bei denen bei Heimeintritt keine Alkoholstörung diagnostiziert wurde (Weyerer et al. 2006) – das heißt, auch in institutionalisierten Pflegeeinrichtungen treten Alkoholprobleme biografisch gesehen neu auf.

Im Rahmen einer Studie des Ministeriums für Gesundheit, Emanzipation, Pflege und Alter des Landes Nordrhein-Westfalen (MGEPA 2014) wurden Antworten aus 399 ambulanten Pflegediensten und

527 teil-/vollstationären Einrichtungen ausgewertet, unter anderem zur Anzahl von Klienten mit besonderen Betreuungsbedarfen:

- Nach Angaben der *teil- bzw. vollstationären* Institutionen befanden sich durchschnittlich 6–7 Bewohner mit einer Substanzkonsumstörung von legalen Substanzen in den Einrichtungen; in jeder dritten Einrichtung gab es einen Bewohner mit einer ehemaligen oder aktuell substituierten illegalen Substanzkonsumstörung.
- Bei *ambulanten* Pflegediensten lag die Anzahl von Klienten mit Substanzkonsumstörungen höher und zwar durchschnittlich bei 7–8 Klienten mit einem mindestens problematischen Konsum legaler Suchtmittel. Jeder vierte ambulante Pflegedienst gab zudem an, dass er Klienten betreut, die Heroin, Kokain oder Cannabis konsumieren.

Dem Thema „Sucht im Alter" muss daher eine große Bedeutung zugemessen werden.

Der Anteil von Pflegebedürftigen mit Alkoholproblemen scheint einrichtungsspezifisch stark zu variieren: So berichten Schäufele et al. (2009) von stationären Altenhilfeeinrichtungen mit Raten von 0–31% Bewohner mit Alkoholdiagnosen, die wahrscheinlich durch Spezialisierungen auf Ältere mit chronischen psychischen Störungen zurückzuführen sind. Obwohl die Absolutzahlen in den nichtspezialisierten Einrichtungen überwiegend sehr gering sind, sind die Probleme, die sich ergeben können, oftmals sehr groß. Nicht selten werden daher in teil-/vollstationären Einrichtungen im Vorfeld Bedingungen über die Heimverträge definiert, die den Ausschluss der Gruppe von Langzeit-Suchterkrankten markieren. Auf der anderen Seite haben sich spezialisierte Einrichtungen entwickelt, die den besonderen Herausforderungen Rechnung tragen und konzeptionell auch Fragen einer Suchtbehandlung oder der Toleranz des Konsums bei Menschen mit einer Suchtproblematik Rechnung tragen.

Erhebungen und Schätzungen der psychopharmakologischen Behandlung bei Altenpflegeheimbewohnern reichen von 21,7–59% (Stelzner 2001, Hach et al. 2004). Heimbewohnern werden dabei signifikant häufiger Psychopharmaka verordnet als ambulant betreuten Pflegebedürftigen (Hach et al. 2004;

Pittrow et al. 2002, 2003). Verschiedene Autoren weisen darauf hin, dass die hohe Verordnungsquote von Psychopharmaka sich nicht oder nur unzureichend mit einer erhöhten Prävalenz psychischer Erkrankungen unter den vollstationär betreuten Pflegebedürftigen deckt, hingegen die übermäßige Verwendung in Altenpflegeeinrichtungen mit geringer personeller Ausstattung besonders häufig auftritt (z. B. Zimber u. Weyerer 1998, Stelzner 2001).

Eine Untersuchung an 12.090 Menschen in Pflegeheimen in den USA ergab, dass 26% eine antipsychotische Medikation bekam, die bei 40% nicht indiziert war. Ähnlich hoch ist die Prozentzahl an unangemessener Verschreibung bei Benzodiazepinen, die 13% der Bewohner erhielten. Besonders hoch ist der Anteil an durch keine Diagnose gerechtfertigten Benzodiazepinverschreibungen bei Frauen und Älteren mit Verhaltensauffälligkeiten (Stevenson et al. 2010).

Insbesondere chronisch mehrfach beeinträchtigte Abhängigkeitserkrankte, sog. CMA-Patienten, sowie Menschen mit illegalem Drogenkonsum (insbesondere intravenösem Konsum von Opiaten), wenn sie durch intensiven Drogenkonsum vorzeitig gealtert sind, stellen besondere Herausforderungen an die Altenpflegeversorgung durch die vorliegenden massiven gesundheitlichen Beeinträchtigungen. So weisen CMA-Patienten häufig somatische und psychiatrische Zusatzdiagnosen auf: Nach einer Studie von Sauer et al. (2003) zur Merkmalsanalyse von 784 CMA-Patienten (Durchschnittsalter 52,2 Jahre) in 10 spezialisierten Behandlungseinrichtungen lagen bei 20,2% Erkrankungen des Kreislaufsystems, bei 28,1% Erkrankungen des Verdauungssystems, bei 16,0% Erkrankungen des Muskel- und Bewegungssystems, bei 14,8% Erkrankungen des Stoffwechselsystems sowie bei 42,1% eine psychiatrische Begleitdiagnose (mit 13,6% am häufigsten eine Persönlichkeitsstörung) vor.

Auch die sozialrechtliche Situation der Patienten ist als sehr belastet und schwierig anzusehen: Bei 56,9% der von Sauer et al. untersuchten CMA-Patienten bestand ein gesetzliches Betreuungsverhältnis, das in 48,3% die Gesundheitsfürsorge und in 49,1% die Aufenthaltsbestimmung betraf.

Schmitz u. König (2007, S. 587) erläutern, dass die Pflegeangebote für suchtkranke Ältere (legale Substanzen) und CMA-Patienten zudem auch für die alternde Personengruppe mit illegalem Drogenkonsum relevant sind: „Für diese Menschen besteht Bedarf an Pflege- und Betreuungseinrichtungen, die sich auf die Bedürfnisse dieser Klientel einstellen oder sie in die vorhandenen Konzepte integriert."

Bei älter werdenden Konsumenten illegaler Drogen sind vor allem schwere, häufig chronische Lebererkrankungen (Hepatitis A, B oder C und weitere Lebererkrankungen) (62%), Lungenerkrankungen und Tuberkulose (22%), Herz-Kreislauf-Erkrankungen (22%), Venenerkrankungen (20%), arthritische Erkrankungen (16%) oder HIV-/AIDS-Erkrankungen (16%) und die häufige Multimorbidität von besonderer pflegerischer Bedeutung; im Weiteren berichten 46% der älteren Drogenabhängigen von einer oder mehreren psychiatrischen Störungen neben der Substanzabhängigkeitserkrankung und 40% von Suizidgedanken (Daten aus Vogt et al. 2010).

In den ergänzenden qualitativen, semistrukturierten Interviews mit älteren Drogenabhängigen (Durchschnittsalter 52,7 Jahren, Spannbreite 45–61 Jahre, 80% Männer) arbeiten Vogt et al. (2010) heraus, dass im Krankheitsfall mindestens 30 der 50 Befragten auf die Versorgung durch professionelle Dienste (Suchthilfe, Pflegedienste, Haushaltshilfe usw.) angewiesen sind, da sie selten über ein funktionierendes soziales Unterstützungssystem verfügen.

Die subjektiven Vorstellungen der Mehrzahl älterer Drogenkonsumenten gehen jedoch eher dahin, im Alter ambulant versorgt zu werden oder in betreuten Wohngemeinschaften mit akut konsumierenden oder ehemaligen Drogenkonsumenten zusammenzuleben; das Altwerden in „normalen" Alten- und Pflegeheimen können sich je nach Studie nur ca. 25–40% vorstellen (Fuhrmann 2005, Vogt 2009, Vogt et al. 2010).

Aus Experteninterviews mit 8 Einrichtungen der ambulanten und stationären Pflege sowie weiteren 8 Einrichtungen aus Drogenhilfe, Einrichtungen der Sozialhilfe nach SGB XII, öffentlicher Verwaltung und überörtlichen Trägern, erfasst an den Standorten Frankfurt am Main und Berlin, ergab sich die Einschätzung, dass die überwiegende Mehrheit der behandelten älteren Drogenabhängigen einen Pflegebedarf zwischen Pflegestufe 0 und 2 aufweist (Vogt et al. 2010); allerdings sind diese Angaben durch die regionale Begrenztheit und die geringe Stichprobengröße lediglich als erste Annäherung

an die tatsächliche Pflegesituation älterer Drogenabhängiger zu verstehen. Die Pflegeverläufe werden dabei als sehr dynamisch mit anfänglich sehr hohem Pflegebedarf, dann aber Verbesserung des Gesundheitszustands infolge des investierten hohen Pflegeaufwands beschrieben.

Welche Anforderungen, aber auch Möglichkeiten sich im pflegerischen Planen und Handeln bei Suchtstörungen im Alter – sei es riskanter Alkoholkonsum, sei es (ggf. auch iatrogen erzeugte) Medikamentenabhängigkeit, sei es ein ehemaliger Opiatkonsum mit aktuellen psychischen wie somatischen Folgeerkrankungen und notwendiger Substitution – ergeben, wird in den folgenden Kapiteln von mehreren Autoren aus unterschiedlichen Perspektiven dargestellt.

Literatur

Allen J (1996) Alcoholism in the elderly. Council on Scientific Affairs, American Medical Association. JAMA 275: 791–801

Almeida OP, Pfaff JJ (2005) Depression and smoking amongst older general practice patients. J Affect Disord 86(2–3): 317–321

Barmer GEK Arzneimittelreport (2013) Asgard Verlagsservice, Siegburg. Online verfügbar unter: https://www.google. de/url?sa=t&rct=j&q=&esrc=s&source=web&cd=9&ved= 0ahUKEwjpp6rmibvNAhXsA8AKHW8kCmUQFghPMAg& url=http%3A%2F%2Fwww.khbrisch.de%2Ffiles%2 Fbarmer_gek_arzneimittelreport_2013.pdf&usg=AFQjC NF5P4BnTJvSrPQVD6alky9M7KMxJw&sig2=3fNKfrNWAfi vsAg1tnwnhA&cad=rja. Zugriff: 21.06.2016

Beydoun MA, Beydoun HA et al. (2014) Epidemiologic studies of modifiable factors associated with cognition and dementia: systematic review and meta-analysis. BMC Public Health 14: 643

Beynon CM, MacVeigh J, Roe B (2007) Problematic drug use, ageing and older people: trends in age of drug users in northwest England. Aging Soc 27: 799–819

Bickel H (2006) Rauchen und Alkoholkonsum als Risikofaktoren einer Demenz im Alter. Sucht 52: 48–59

Billioti de Gage S, Bégaud B, Bazin F, Verdoux H, Dartigues JF, Pérès K, Kurth T, Pariente A (2012) Benzodiazepine use and risk of dementia: prospective population based study. Brit Med J 345, e6231 doi: 10.1136/bmj.e6231

Blow F, Barry KL (2002) Use and misuse of alcohol among older women. Alcohol Res Health 26(4): 308–315

BMBF (2016) Medikamente im Alter: Welche Wirkstoffe sind ungeeignet? Online verfügbar unter: https://www.bmbf. de/pub/Medikamente_im_Alter.pdf. Zugriff: 21.06.2016

Breitling LP, Rothenbacher D, Stegmaier C, Raum E, Brenner H (2009) Aufhörversuche und -wille bei älteren Rauchern. Epidemiologische Beiträge zur Diskussion um „Lifestyle" versus „Sucht". Dtsch Ärztebl Int 106(27): 451–455

Brennan PL, Greenbaum MA (2005) Functioning, problem behavior and health services use among nursing home residents with alcohol-use disorders: nationalwide data from the VA minimum data set. J Stud Alcohol 66: 395–400

Breslau N, Johnson EO, Hiripi E et al. (2001) Nicotine dependence in the United States: prevalence, trends, and smoking persistence. Arch Gen Psychiatr 58: 810–816

Defrancesco M, Marksteiner J, Fleischhacker W, Blasko I (2015) Use of benzodiazepines in alzheimer's disease: A systematic review of literature. Int J Neuropsychopharmacol Sep 18(10): pyv055

DHS (2005) Deutsche Hauptstelle für Suchtfragen. Substanzbezogene Störungen im Alter. Hamm. Online verfügbar unter: http://unabhaengig-im-alter.de/fileadmin/user_upload/dhs/pdf/DHS_Stoerungen_im_Alter.pdf. Zugriff: 21.06.2016

DHS (2013) Deutsche Hauptstelle für Suchtfragen. Unabhängig im Alter. Online verfügbar unter: http://www.unabhaengig-im-alter.de/index.php?id=6. Zugriff: 20.06.2016

Die Drogenbeauftragte der Bundesregierung (2016) Bundesministerium für Gesundheit. Drogen- und Suchtbericht 2016. Online verfügbar unter: http://www.drogenbeauftragte.de/fileadmin/dateien-dba/Presse/Pressemitteilungen/Pressemitteilungen_2016/Drogenbericht_2016_web.pdf. Zugriff: 04.07.2016

Droller H (1964) Some aspects of alcoholism in the elderly. Lancet 2(7351): 137–139

DSHS (2015) Suchthilfe in Deutschland 2014. Jahresbericht der deutschen Suchthilfestatistik (DSHS). Online verfügbar unter: http://www.suchthilfestatistik.de/cms/images/dshs_jahresbericht_2014.pdf. Zugriff: 21.06.2016

Fuhrmann K (2005) Umfrage zur speziellen Situation von Drogenkonsumentinnen und Drogenkonsumenten über 40 Jahre. Condrobs e. V., München

Geyer D, Batra A, Beutel M, Funke W et al. (2006) AWMF-Leitlinien Postakutbehandlung alkoholbezogener Störungen. Sucht 52: 8–34

Geyer D, Penzek C (2007) Wirkfaktoren in der stationären Rehabilitation älterer Alkoholabhängiger. In Fachverband Sucht e.V. (Hrsg) Wirksame Therapie… Wissenschaftlich fundierte Suchtbehandlung. Geesthacht. S. 305–316

Glaeske G (2013) Medikamente 2011 – Psychotrope und andere Arzneimittel mit Missbrauchs- und Abhängigkeitspotenzial. In: Deutsche Hauptstelle für Suchtfragen e. V. (Hrsg.): Jahrbuch Sucht 2013. Pabst, Lengerich. S. 91–110

Glaeske G, Schicktanz C (2013) BARMER GEK Arzneimittelreport 2013. Auswertungsergebnisse der BARMER GEK Arzneimitteldaten aus den Jahren 2011 bis 2012. Berlin

Glaeske G, Windt R, Hoffmann F (2010) Konsum psychoaktiver Medikamente im Alter. Verhaltensther Psychosoz Prax 3: 649–660

Goodroad BK (2003) HIV and AIDS in people older than 50. A continuing concern. J Gerontol Nursol 29: 18–24

Green CA, Polen MR, Brody KK (2003) Depression, functional status, treatment for psychiatric problems, and the health-related practices of elderly HMO members. Am J Health Behav 17(4): 269–275

Hach I, Rentsch A, Krappweis J, Kirch W (2004) Psychopharmakaverordnungen an ältere Menschen. Ein Vergleich zwischen Patienten aus Alten- und Pflegeheimen, ambulant behandelten Pflegefällen und ambulanten Patienten ohne Pflegebedarf. Z Gerontol Geriatrie 37(3): 214–220

Hapke U, von der Lippe E, Gaertner B (2013) Riskanter Alkoholkonsum und Rauschtrinken unter Berücksichtigung von Verletzungen und der Inanspruchnahme alkoholspezifischer medizinischer Beratung – Ergebnisse der Studie zur Gesundheit Erwachsener in Deutschland (DEGS1). Bundesgesundheitsblatt 56 (5/6):809–813, DOI 10.1007/s00103-013-1699-0

Helmchen H, Baltes MM, Geiselmann B, Kanowski S, Linden M, Reischies FM, Wagner M, Wilms HU (1996) Psychische Erkrankungen im Alter. In: Mayer KU, Baltes PB (Hrsg.) Die Berliner Altersstudie. Akademie Verlag, Berlin. S. 185–219

Hirsch RD, Kastner U (2004) Heimbewohner mit psychischen Störungen – Expertise. Köln, Kuratorium Deutsche Altershilfe

Hoffmann F, Glaeske G, Scharffetter W (2006) Zunehmender Hypnotikagebrauch auf Privatrezepten in Deutschland. Sucht; 52(6): 360–366

Hoffmann F, Pfannkuche M, Glaeske G (2008) Hochverbrauch von Zolpidem und Zopiclon. Querschnittsstudie auf Basis von Krankenkassendaten. Nervenarzt 79(1): 67–72

Hoffmann F, Scharffetter W, Glaeske G (2009) Verbrauch von Zolpidem und Zopiclon auf Privatrezepten zwischen 1993 und 2007. Nervenarzt 80(5): 578–583

Hogan DB, Maxwell CJ, Fung TS, Ebly EM (2003) Canadian Study of Health and Aging (2003). Prevalence and potential consequences of benzodiazepine use in senior citizens: Results from the Canadian Study of Health and Aging. Canadian J Clin Pharmacol 10: 72–77

Holt S, Schmiedl S, Thürmann PA (2010) Potentially inappropriate medication in the elderly: The PRISCUS list. Dtsch Ärztebl Int 107: 543–551

Holzbach R, Martens M, Kalke J, Raschke P (2010) Zusammenhang zwischen Verschreibungsverhalten der Ärzte und Medikamentenabhängigkeit ihrer Patienten. Bundesgesundheitsblatt 53: 319–325

Hughes J, Stead L, Lancaster T (2004) Antidepressants for smoking cessation. Cochrane Datab Syst Rev 4: CD000031

Illomaki J, Jokanovic N, Tan Edwin CK, Lonnroos E (2015) Alcohol consumption, dementia and cognitive decline: An overview of systematic reviews. Curr Clin Pharmacol 10(3): 204–12

Kashner TM, Rodell DE, Ogden SR, Guggenheim FG, Karson CN (1992) Outcomes and costs of two VA inpatient treatment programs for older alcoholic patients. Hosp Commun Psychiatr 43: 985–989

Keil U (2005) Die gesundheitliche Bedrohung durch Tabakkonsum. In Batra A (Hrsg.) Tabakabhängigkeit. Wissenschaftliche Grundlagen und Behandlung. Stuttgart, S. 17–29

Kofoed LL, Tolson, RL, Atkinson RM, Toth RL, Turner JA (1987) Treatment compliance of older alcoholics: an elder-specific approach is superior to "mainstreaming". J Stud Alcohol 48: 47–51

Kraus L (2008) Epidemiologischer Suchtsurvey 2006. Reprä-
sentativerhebung zum Gebrauch und Missbrauch psychoaktiver Substanzen bei Erwachsenen in Deutschland.
Sucht 54, Sonderheft 1

Kuhn S, Haasen C (2012) Alkohol- und Arzneimittelmissbrauch
älterer Menschen in stationären und ambulanten Pflegeeinrichtungen. Gesundheitswesen 74: 331–336

Lampert T, List SM (2009) Tabak – Zahlen und Fakten zum Konsum. In: Deutsche Hauptstelle für Suchtgefahren (DHS)
(Hrsg.) Jahrbuch Sucht. Geesthacht. S. 51–71

Lemke S, Moos RH (2003) Treatment and outcomes of older
patients with alcohol use disorders in community resi-
dential programs. J Stud Alcohol 64: 219–226

Letenneur L (2004) Risk of dementia and alcohol and wine
consumption: A review of recent results. Biol Res 37:
189–193

Lieb B, Rosien M, Bonnet U, Scherbaum N (2008) Alkoholbezogene Störungen im Alter – Aktueller Stand zu Diagnostik
und Therapie. Fortschr Neurol Psychiat, 76, 75–85

Luck T, Busse A, Hensel A, Angermeyer MC, Riedel-Heller SG
(2008) Mild cognitive impairment and development of
dementia. Psychiatr Prax 35: 331–336

McCartney G, Mahmood L, Leyland AH, Batty GD, Hunt K
(2011) Contribution of smoking-related and alcohol-rela-
ted deaths to the gender gap in mortality: evidence from
30 European countries. Tob Control 20(2): 166–168

MGEPA (2014) Ministerium für Gesundheit, Emanzipation,
Pflege und Alter des Landes Nordrhein-Westfalen. Lan-
desberichterstattung Gesundheitsberufe NRW 2013.
Düsseldorf. Online verfügbar unter: https://broschueren.
nordrheinwestfalendirekt.de/herunterladen/der/datei/
landesberichterstattung-pdf/von/landesberichtersta
ttung-gesundheitsberufe-nordrhein-westfalen-2013/
vom/mgepa/1708. Zugriff: 21.06.2016

Missel P, Zobel M (2007) Ergebnisqualität der stationären
Behandlung Alkohol- und Medikamentenabhängiger;
Eine altersspezifische Analyse. Sucht Aktuell 14(2): 26–30

Moore AA, Endo JO, Carter MK (2003) Is there a relationship
between excessive drinking and functional impairment in
older persons? J Am Geriatric Soc 51: 44–49

Mukamal KJ, Kuller LH, Fitzpatrick AL (2003) Prospective study
of alcohol consumption and risk of dementia in older
adults. J Am Med Assoc 289(11): 1405–1413

Ondus KA, Hujer ME, Mann AE, Mion LC (1999) Substance
abuse and the hospitalized elderly. Orthopaed Nursing
18(4): 27–34

Oslin DW (2004) Late-life alcoholism. Am J Geriatric Psychiatr
12: 571–583

Oslin DW, Streim JE, Parmelee P et al. (1997) Alcohol abuse: A
source of reversible functional disability among residents
of a VA nursing home. Int J Geriatric Psychiat 12: 825–832

Pabst A, Piontek D, Kraus L, Müller S (2010) Substanzkonsum
und substanzbezogene Störungen. Ergebnisse des Epidemiologischen Suchtsurveys 2009. Sucht 56, 327–336

Peters E, Pritzkuleit R et al. (2010) Demographischer Wandel
und Krankheitshäufigkeiten. Eine Projektion bis 2050.
Saarländisches Ärzteblatt Nr. 9

Petitjean S, Ladewig D, Meier CR, Amrein R, Wiesbeck GA
(2007) Benzodiazepine prescribing to the Swiss adult
population: results from a national survey of community
pharmacies. Int Clin Pharmacol 22, 292–298

Pittrow D, Krappweis J, Kirch W (2002) Arzneimittelanwendun-
gen bei Alten- und Pflegeheimbewohnern im Vergleich
zu Patienten in ambulanter Pflege bzw. ohne Pflegebedarf. Dtsch Med Wochenzeitschr 127: 1995–2000

Pittrow D, Krappweis J, Rentsch A, Schindler C, Bramlage P,
Kirch W (2003) Pattern of prescriptions issued by nursing
home-based physicians versus office-based for frail elderly patients in German nursing homes. Pharmacoepidemi-
ol Drug Safety 12: 595–599

Reece AS (2007) Evidence of accelerated ageing in clinical
drug addiction from immune, hepatic and metabolic bio-
markers. Immunity Aging 24: 4–6

Rosenbloom MJ, O'Reilly A, Sassoon SA, Sullivan EV, Pfeffer-
baum A (2005) Persistent cognitive deficits in commu-
nity-treated alcoholic men and women volunteering for
research: limited contribution from psychiatric comorbi-
dity. J Stud Alcohol 66(2): 254–65

Ruitenberg A, van Swieten JC, Witteman JC, Mehta KM, van
Duijn CM, Hoffmann A, Breteler MM (2002) Alcohol con-
sumption and risk of dementia: the Rotterdam Study.
Lancet 359: 281–286.

Rumpf H-J, Weyerer S (2005) Sucht im Alter. Sucht Aktuell 2:
28–33

Sauer R, Steingass HP, Verstege R (2003) Basisdokumentation
Soziotherapie 2002. Düsseldorf, Allgemeine Hospitalge-
sellschaft AHG

Schäufele M, Weyerer S, Hendlmeier I, Köhler L (2009) Alkoholbezogene Störungen bei Menschen in Einrichtungen der
stationären Altenhilfe: eine bundesweite repräsentative
Studie. Sucht 55(5): 292–302

Schmitz F, König D (2007) Alkohol und Tabletten im Pflegeheim – was tun? Die Schwester/Der Pfleger 46(7):
586–590

Schneekloth U (2007) Möglichkeiten und Grenzen selbständiger Lebensführung in stationären Einrichtungen (MuG
IV). Berlin. Online verfügbar unter: www.bmfsfj.de/
RedaktionBMFSFJ/Abteilung3/Pdf-Anlagen/abschlus
sbericht-mug4,property=pdf,bereich=bmfsfj,
sprache=de,rwb=true.pdf. Zugriff: 21.06.2016

Schneekloth U, Wahl HW (Hrsg.) (2005) Möglichkeiten und
Grenzen selbständiger Lebensführung in Privathaushal-
ten (MuG III). Berlin. Online verfügbar unter: www.bmfsfj.
de/Publikationen/mug/01-Redaktion/PDF-Anlagen/
gesamtdokument,property=pdf,bereich=mug,
sprache=de,rwb=true.pdf. Zugriff: 21.06.2016

Schultz SK, Arndt S, Lutz GM, Petersen A, Turvey CL (2003)
Alcohol use among older persons in a rural state. Am J
Geriatrics Psychiatr 10(6): 750–753

Schwabe U, Paffrath D (2011) Arzneiverordnungs-Report.
Springer, Berlin

Simmendinger R, Vogt I (2010) Auswertung der Frankfurter
Konsumraumdokumentation 2009. Dokumentationszen-
trum 01.01.–31.12. 2009. Frankfurt

Solfrizzi V, D'Introno A, Colacicco AM, Capurso C, Del Parigi A, Baldassarre G, Scapicchio P, Scafato E, Amodio M, Capurso A, Panza F (2007) Alcohol consumption, mild cognitive impairment, and progression to dementia. Neurology 68: 1790–1799

Stelzner G, Riedel-Heller SG (2001) Determinanten des Psychopharmakagebrauchs in Alten- und Altenpflegeheimen. Z Gerontol Geriatr 34 (4): 306–312

Stenbacka M, Jansson B, Leifman A, Romelsjo A (2002) Association between use of sedatives or hypnotics, alcohol consumption, or other risk factors and a single injurious fall or multiple injurious falls: a longitudinal general population study. Alcohol 28: 9–16

Stevenson DG, Decker SL, Dwyer LL, Huskamp HA, Grabowski DC, Metzger ED, Mitchell SL (2010) Antipsychotic and benzodiazepine use among nursing home residents: findings from the 2004 national nursing home survey. Am J Geriatr Psychiatry;18:1078–1092. doi: 10.1097/JGP.0b013e3181d6c0c6

Substance Abuse and Mental Health Services Administration, National Council on the Aging, Inc. (2002) Promoting Older Adult Health. Rockville, MD: Substance Abuse and Mental Health Services Administration

Truelsen T, Thudium D, Grønbæk M (2002) Amount and type of alcohol and risk of dementia – The Copenhagen City Heart Study. Neurology 59: 1313–1319

Verthein U, Martens MS, Raschke P, Holzbach R (2013) Langzeitverschreibung von Benzodiazepinen und Non-Benzodiazepinen. Eine prospektive Analyse über 12 Monate. Gesundheitswesen 75(7): 430–437

Vogt I (2009) Lebenslagen und Gesundheit älterer Drogenabhängiger: Ein Literaturbericht. Suchttherapie 10: 17–24

Vogt I, Eppler N, Ohms C, Stiehr K, Kaucher M (2010) Ältere Drogenabhängige in Deutschland. Wie soll man in Zukunft ältere Drogenabhängige mit gesundheitlichen Beschwerden oder Pflegebedarf versorgen. Abschlussbericht für das Bundesministerium für Gesundheit. Frankfurt am Main. Online verfügbar unter: www.drogenbeauftragte.de/fileadmin/dateien-dba/DrogenundSucht/Suchtstoffuebergreifende_Themen/Downloads/Abschlussbericht_Aeltere_Drogena bhaengige_100501_Drogenbeauftragte.pdf. Zugriff: 21.06.2016

Waern M (2003) Alcohol dependence and misuse in elderly suicides. Alcohol Alcoholism 38 (3): 249–254

Weidner F, Schulz-Nieswandt F, Brandenburg H, Uzarewitcz C, von Renteln-Kruse W, Klein M (2004) Gutachten „Strukturen, Leistungsmöglichkeiten und Organisationsformen von Prävention, Gesundheitsförderung und Rehabilitation für ältere, respektive pflegebedürftige Menschen in NRW – Analyse der Versorgungssituation und Empfehlungen für Rahmenbedingungen. Erstellt für die Enquetekommission „Situation der Pflege in NRW". Köln

Wetterling T, Backhaus J, Junghanns K (2002) Sucht im Alter – ein unterschätztes Problem in der klinischen Versorgung älterer Menschen? Nervenarzt 9: 861–866

Weyerer S (2003) Missbrauch und Abhängigkeit von Alkohol und Benzodiazepinen im höheren Lebensalter. Sucht im Alter 29(4): 3–9

Weyerer S, Schäufele M (2006) Demenzielle Erkrankungen: Risikofaktoren und Möglichkeiten der Prävention. Prävention – Z Gesundheitsförderung 4: 102–105

Weyerer S, Schäufele M, Eifflaender-Gorfer S, Köhler L, Maier W, Haller F, Cvetanovska-Pllashiniku G, Pentzek M, Fuchs A, van den Bussche H, Zimmermann T, Eisele M, Bickel H, Mösch E, Wiese B, Angermeyer MC, Riedel-Heller SG (2009) At-risk alcohol drinking in primary care patients aged 75 years and older. Int J Geriatr Psy 24(12): 376–1385

Weyerer S, Schäufele M, Hendlmeier I (2006) Alkoholmissbrauch und -abhängigkeit bei Bewohnern und Bewohnerinnen in Altenpflegeheimen: Repräsentative Ergebnisse aus der Stadt Mannheim. Z Gerontopsychol -psychiatr 19: 229–235

Weyerer S, Schäufele M, Zimber A (1999) Alcohol problems among residents in old age homes in the city of Mannheim, Germany. Aust N Z J Psychiatry 33: 825–830

Wolter D (2006) Alkohol-assoziierte kognitive Beeinträchtigungen. Ein Kontinuum von subklinischer Leistungsminderung bis zur schweren Demenz? Z Gerontopsychol -psychiatr 19(4): 207–220

Wolter DK (2015) Sucht–Abhängigkeit–Missbrauch–Gewöhnung–Gewohnheit. In: Maercker A (Hrsg.) Alterspsychotherapie und klinische Gerontopsychologie. Springer, Berlin

Zeman P (2009) Sucht im Alter. Informationsdienst Altersfragen 36/03: 10–14

Zimber A, Weyerer S (1998) Institutionelle Bedingungen des Psychopharmakagebrauchs in Alten- und Pflegeheimen. In: Havemann-Reinecke U, Weyerer S, Fleischmann H (Hrsg.) Alkohol und Medikamente, Mißbrauch und Abhängigkeit im Alter, Freiburg im Breisgau, S. 156–162

Alkohol-, Nikotin- und Medikamentenabhängigkeit im Alter – Weiterentwicklungen von Handlungsempfehlungen für Pflegesituationen in ambulanten, teilstationären und stationären Settings

Tanja Hoff, Michael Isfort, Silke Kuhn, Karsten Keller

© Springer-Verlag GmbH Deutschland 2017
T. Hoff, U. Kuhn, S. Kuhn, M. Isfort (Hrsg.), *Sucht im Alter – Maßnahmen und Konzepte für die Pflege*,
DOI 10.1007/978-3-662-53214-0_2

2.1 Einleitung

Im vorliegenden Beitrag wird auf die Notwendigkeit, Entwicklung und Modifikation von Handlungsempfehlungen im Umgang mit Alkohol-, Nikotin- und Medikamentenabhängigkeit bei älteren Pflegebedürftigen eingegangen. Die Lebensqualität der in ▶ Kap. 1 beschriebenen Zielgruppen soll auch dadurch verbessert werden, dass pflegerische Konzepte bei Substanzkonsum älterer Pflegebedürftiger, dessen negative konsumbegleitende Symptomatiken sowie etwaige Folgeerkrankungen zukünftig optimiert werden –, und zwar aus unserer Sicht durch den verstärkten Einsatz expertengeleiteter Pflegehandlungsempfehlungen.

Aufgrund der bereits heutigen und prognostisch weiter steigenden Prävalenzzahlen von Alkohol-, Medikamenten- und Tabakmissbrauch/-abhängigkeit in älteren Generationen wurde die Thematik „Sucht im Alter" in den letzten Jahren zunehmend in Praxis und Forschung beachtet. Auch mit dem Themenschwerpunktjahr 2006 „Unabhängig im Alter – Suchtprobleme sind lösbar" der Deutschen Hauptstelle für Suchtfragen e. V. (DHS) fand das Thema unmittelbare Aufmerksamkeit in der Bevölkerung und Fachwelt, insbesondere in der Suchthilfe.

Die derzeitige Versorgungspraxis von Menschen mit dieser Problematik ist 10 Jahre später in der ambulanten und teil-/vollstationären Altenpflege jedoch nur unzureichend von einem theoretisch und konzeptionell begründeten Vorgehen geprägt. Pflegekonzepte im Umgang mit Alkohol-, Medikamenten-, Tabak und illegalem Drogenmissbrauch/-abhängigkeit im Alter und den damit assoziierten körperlichen wie psychischen Auffälligkeiten stehen nicht konsequent im Fokus der Einrichtungen, sind nicht Gegenstand externer Qualitätsprüfungen und daher auch nicht in jedem Falle Bestandteil einer internen Ausrichtung auf Qualität. Gut etablierte Methoden in der Suchthilfe (z. B. Screenings, motivierende Kurzinterventionen, Selbstkontrollmethoden des Konsums) werden bislang eher wenig aufgegriffen und ins alltägliche pflegerische Handeln integriert.

Im Weiteren stellt sich die Frage des Wissensmanagements: Wie kommen Pflegende in einem aktuell und zukünftig durch knappe Zeitressourcen belasteten Berufsalltag schnell und effektiv zu Informationen über den konzeptionellen Umgang mit der Zielgruppe „ältere Pflegebedürftige mit einem Suchtproblem"?

2.2 Stand der Pflegewissenschaft und -praxis zu konzeptbegründeten Vorgehensweisen bei „Sucht im Alter"

Ältere Menschen finden oder gehen häufig nicht den Weg in die Suchtberatung, sei es aus eigenen Ängsten, Fremdheitsgefühlen oder Vorurteilen heraus, sei es, weil behandelnde Systeme (z. B. zuweisende Hausärzte) Vorurteile gegenüber einer „nicht lohnenden", „zu anstrengenden", „genussfeindlichen" Suchtbehandlung haben – was dem aktuellen Kenntnisstand zur Wirksamkeit der Suchtbehandlungen bei Älteren widerspricht (z. B. Geyer 2009). Aber auch betreuende Pflegeeinrichtungen zeigen sich offen oder verdeckt überfordert mit suchtkranken Älteren, unter anderem durch noch zu wenig Wissen über Ätiologie, Phänomenologie und Auswirkungen von Suchterkrankungen im Alter (z. B. Schmitz u. König 2007, Flick u. Röhnsch 2011).

In der pflegewissenschaftlichen Literatur werden – allerdings bisher ohne tiefergehende bzw. adäquate empirische Basis – wiederholt folgende Unsicherheiten oder Unterschiede in der professionellen Pflegegestaltung benannt (z. B. Flick u. Röhnsch 2011, Werner 2011, Kämper 2009):

Unsicherheiten und Unterschiede in der professionellen Pflegegestaltung bei Suchtphänomenen im Alter

- Schwierigkeiten und Unsicherheiten im Umgang mit anhaltendem Konsum legaler oder (insbesondere in der ambulanten Pflege) auch illegaler Substanzen
- Schwierigkeiten in der Akzeptanz gegenüber den Lebensweisen und Gewohnheiten von Alkohol- und Drogenabhängigen
- Schwierigkeiten, suchtspezifisches Verhalten wie geringe Eigeninitiative, Rückfälle usw. nicht als Pflegeversagen zu sehen

> — Fragen zur Verfügbarkeit oder Abstinenzgebot von Alkohol als Genussmittel in Einrichtungen
> — Uneinheitliche Vorgehensweise des Pflegeteams

In einer Befragung von Fach- und Leitungskräften aus der Altenhilfe ($n = 446$) und der Suchthilfe ($n = 151$) in Hamburg gaben etwa die Hälfte der Fachkräfte aus der Altenhilfe Unsicherheiten in der Unterscheidung zwischen sucht- oder altersspezifischer Symptomatik sowie in der Beratung und Unterstützung bei entsprechenden Sekundärbelastungen an (Baumgärtner 2011). Der zudem ermittelte Fortbildungswunsch umfasste vor allem Stoffkunde, Umgangsweisen mit der Suchtproblematik und organisatorisch gesehen vor allem mehrmalige 2-stündige Veranstaltungen. Inwiefern solche Angebote der Fortbildung zu einer nachhaltigen Qualitätsoptimierung der Pflege – insbesondere bei hoher Personalfluktuation – im Handlungsfeld Sucht im Alter beitragen, kann an dieser Stelle nicht beantwortet werden.

Im pflegerischen Alltag kommen subjektive oder organisationale ethische Grundkonflikte in der Abwägung individueller Selbstbestimmung (in diesem Falle des Konsums) und gesamtgesellschaftlicher Interessenslagen hinzu. Dabei stellt sich auch die praxisrelevante Frage nach dem Umgang mit der Autonomie und Eigenverantwortlichkeit der Pflegebedürftigen, obwohl sie sich durch einen riskanten oder abhängigen Substanzkonsum in einer Einrichtungsbetreuung selbst schädigen (Werner 2011, Jonas 1999).

> ❯ Eine reduzierte Behandlungs- und Abstinenzmotivation eines Pflegebedürftigen, die sich ggf. auch biografisch durch unzureichende Inanspruchnahme von Hilfeangeboten zeigt, ändert sich nicht zwangsläufig bei Eintritt in ein Pflegeheim. Vielmehr wird das Pflegepersonal hier häufiger mit dem – erlaubten, tolerierten oder verbotenen – fortgesetzten Alkoholkonsum trotz bestehender gesundheitlicher Schäden und dem pflegerischen Konflikt zwischen Patientenautonomie und Schadensbegrenzung konfrontiert. Demgegenüber stehen Fälle, die zwar kurz- bzw. mittelfristig nach Eintritt ins Pflegeheim abstinent sind, bei denen aber dennoch weiterhin Rückfallgefahren bestehen und entsprechend eine sorgfältige pflegerische Beobachtung zu deren Anzeichen erfolgen muss.

Bezüglich der Zielgruppe Älterer mit einer Lifetime-Alkoholdiagnose resümieren Schäufele et al. (2009, S. 300) als besondere Herausforderung an die Pflegekräfte, aber auch Ärzte, dass „in den Heimen dabei weniger auf das aktuelle, relativ geringe Konsumverhalten zu fokussieren [sei], sondern vielmehr auf die erheblichen Folgen langjähriger alkoholbezogener Störungen: psychische und physische Komorbidität, verbreiteter Nikotinabusus sowie soziale Defizite und Verhaltensstörungen".

In der pflegewissenschaftlichen Literatur werden als Aufgaben der Pflege bei der Zielgruppe Älterer mit riskantem oder abhängigem Substanzkonsum insbesondere genannt (Oer 2000, Schmitz u. König 2007, Werner 2011):

> **Aufgaben der Pflege bei Älteren mit riskantem oder abhängigem Substanzkonsum**
> — Diagnostik des Substanzproblems wie auch der Entzugserscheinungen
> — Vertrauensvolle Pflegebeziehung
> — Angemessene Gesprächsführung (z. B. motivierende Gesprächsführung)
> — Unterstützung der Bewohner in (ggf. selbstbestimmten) Maßnahmen der Konsumreduktion und Rückfallprävention
> — Umgangsweisen mit Verhaltensschwierigkeiten (z. B. Aggressivität, Reizbarkeit, Vernachlässigung des äußeren Erscheinungsbildes, Hygieneprobleme, Sturz- und Verletzungsgefahr, fehlende Eigeninitiative, Konflikte mit Personal und Mitbewohnern, Substanzkonsum außerhalb der Pflegeeinrichtung)

Tipp

„Pflegende sollten in der Lage sein, suchtkranke Bewohner auf ihre Problematik mit psychoaktiven Substanzen anzusprechen, Veränderungsmotivation zu fördern und (selbstbestimmte) Versuche zur Reduktion des Substanzgebrauchs bis hin zur Abstinenz zu unterstützen" (Flick u. Röhnsch 2011, S. 462).

Flick und Röhnsch (2011, S. 454) weisen darauf hin, dass auch in den Pflegewissenschaften die Versorgung suchterkrankter Älterer nach wie vor ein vernachlässigtes Thema darstellt: „Der geringen Bedeutung, die diesem Thema bislang zuerkannt wurde, steht entgegen, dass die Zahl suchtkranker alter Menschen in Pflege- und Betreuungseinrichtungen wächst und mithin auch der Anteil von Menschen mit ‚schwierigen‘ Verhaltensweisen."

In Deutschland wurden in den letzten Jahren vor allem in 2 Praxisprojektlinien exemplarische Konzepte zur Thematik Sucht im Alter bei Pflegebedürftigen entwickelt und erprobt:

- die Förderlinie „Sensibilisierung und Qualifizierung von Fachkräften in der Alten- und Suchthilfe" des Bundesministeriums für Gesundheit sowie
- das Förderprogramm „Sucht im Alter" (2010–2014) der Landesstiftung Baden-Württemberg.

Bei beiden Programmen standen Qualifizierungs- und Kooperationsaspekte der beiden Hilfesysteme Sucht- und Altenhilfe für und mit dem jeweils anderen Handlungsfeld im Vordergrund des Förderinteresses. Bei beiden Förderlinien handelte es sich eher um lokal und regional begrenzte Modellprojekte, die auf die Suchtmittel Alkohol und Medikamente fokussierten.

Es bleibt dabei offen, wie die konkreten Tätigkeiten, Vorgehensweisen und Erfahrungen generell in der mehrheitlichen Praxis bis hin zu gegebenenfalls vorhandenen Best-Practice-Annäherungen in Institutionen der Altenpflege aussehen und vor allem auf andere Regionen übertragen werden können. Dabei stellt sich einerseits die Frage, welche konzeptionellen Handlungsvorgehensweisen z. B. zum pflegerischen

Umgang mit Konsum, zum Umgang mit der Ambivalenz zwischen Autonomie und Schutz des zu Pflegenden bei bestehendem Konsum, zur Beziehungs- und Motivationsarbeit, zur Konsumverringerung oder -kontrolle, zum Umgang mit Begleiterscheinungen (z. B. erhöhte Aggressivität und Sturzgefahr), zu organisationspsychologischen Bedingungen etc. im „breiten Praxisfeld" vorliegen. Andererseits besteht die Frage, welche Erfahrungen an andere Pflegende als wirksam oder weniger wirksam weitergegeben werden können.

Eine in den benannten Projektlinien geforderte und geförderte Qualifizierung sowie Hilfesystemkooperation bedingt noch keine hinreichende systematisierte experten- oder evidenzgeleitete Vorgehensweise innerhalb der Altenpflege: Aus pflegewissenschaftlicher Perspektive bedarf es hier einer Weiterentwicklung und Strukturierung der explizit pflegerischen Vorgehensweise mit der Zielgruppe der Älteren mit oder nach einem riskanten und/oder abhängigen Konsum legaler Substanzen.

Forderungen nach geregelten Vorgehensweisen oder Handlungsstrategien, unter anderem durch Pflegestandards oder einheitliche Regeln und Konzepte in ambulanten und stationären Pflegeeinrichtungen, die dadurch Sicherheit im Umgang mit substanzmissbrauchenden oder -abhängigen Bewohnern vermitteln, werden unter anderem von Werner (2011), Flick u. Röhnsch (2011), Kämper (2009) oder Schmitz u. König (2007) formuliert.

> Auf Basis der im ▶ Vorwort der Herausgeber beschriebenen Untersuchung von Kuhn und Haasen (2009) lässt sich bereits aktuell ein Potenzial von ca. 8600 Pflegeeinrichtungen nennen, die von entwickelten Expertenhandlungsempfehlungen zum Thema Sucht im Alter profitieren könnten. Zukünftig könnte sich die Zahl weiter erhöhen, wenn prognostizierte Wachstumszahlen (Rothgang et al. 2012, Afentakis u. Maier 2010, Augurzky et al. 2010) eintreten und die Versorgungssektoren weiter ausgebaut werden.

Die **Entwicklung der professionellen Pflege** in den Sektoren der ambulanten und teil-/vollstationären Pflege kann in der Kürze wie folgt beschrieben werden:

- Mit 2,62 Mio. **pflegebedürftiger Personen** im Jahr 2013 stieg die Zahl gegenüber 1999 um insgesamt 30,3% (Statistische Ämter des Bundes und der Länder 2001, 2003, 2005, 2007, 2008, 2010a, 2010b, 2015). Dabei ist das stärkste Wachstum bezüglich der Anzahl zu versorgender Menschen mit Pflegebedarf im Bereich der ambulanten pflegerischen Versorgung zu verzeichnen (48,3%); die teil-/ vollstationäre Versorgung stieg um insgesamt 35,8% im Beobachtungszeitraum.
- Diese Entwicklung spiegelt sich auch in einem Anstieg der **strukturellen Ressourcen** wieder: Die Zahl der teil- und vollstationären Einrichtungen stieg zwischen 1999 und 2013 von 8859 auf insgesamt 13.030, die der ambulanten Dienste von 10.820 auf 12.745. Ebenso ist eine deutliche Zunahme bezüglich der **beschäftigten Personen** in diesen beiden Sektoren zu verzeichnen:
    - In der ambulanten Pflege stieg die Zahl der Beschäftigten im Tätigkeitsbereich der pflegerischen Versorgung (Grundpflege) zwischen 1999 und 2013 von 119.400 auf 219.400 an.
    - Auch in den teil- und vollstationären Einrichtungen lässt sich für den Tätigkeitsbereich der Pflege und Betreuung ein Anstieg von 287.300 im Jahr 1999 auf 450.000 im Jahr 2013 beobachten.

Damit steigt nicht nur die Anzahl älterer Menschen unter professioneller Betreuung, die potenziell eine Suchtproblematik aufweisen können. Zugleich steigt auch die Anzahl der mit pflegerischen Aufgaben betreuten Personen, die für die bestehende Problematik sensibilisiert werden müssen und die Handlungsempfehlungen in ihrer beruflichen Praxis einsetzen.

> **Vor dem Hintergrund eines wachsenden Potenzials bei der professionellen Beantwortung von Pflegebedürftigkeit ist entsprechend auch damit zu rechnen, dass sich zukünftig unter den betreuten Personen mehr ältere Menschen mit einer Suchtproblematik finden lassen.**

Die meisten der ambulanten Dienste und teil-/vollstationären Pflegeeinrichtungen sind klein- und/

oder mittelständische Unternehmen, die in hohem Maß von der Refinanzierung von Pflegeleistungen im Rahmen der Pflegeversicherung abhängig sind und begrenzte wirtschaftliche Ressourcen aufbauen können. Hieraus resultiert die Problematik, eigene Entwicklungen nur unzureichend anstoßen und gestalten zu können. In vielen Einrichtungen sind hierfür keine refinanzierten Stellen vorhanden und Innovationen können so nur unter erheblichem Mehraufwand in die Einrichtungen eingebracht werden.

Aktuell bestehen darüber hinaus bereits erhebliche Probleme bei der Besetzung offener Stellen. Die Pflegeberufe gelten daher als vom Fachkräftemangel in hohem Maße betroffene Berufe (Bundesagentur für Arbeit 2014): Allein in der ambulanten Pflege sind derzeit je nach Modellrechnung zwischen 21.240 und 37.200 Stellen in der Pflege nicht zu besetzen (Isfort et al. 2016). Fachkräftebedarf und -lücken werden sich zukünftig noch weiter ausweiten (Ehrentraut et al. 2016, Ostwald et al. 2011).

Darüber hinaus stehen in der aktuellen Diskussion in der Pflege auch eine altersdemografische Problematik in der Berufsgruppe sowie fehlender Nachwuchs im Berufsfeld Pflege in den Einrichtungen im Vordergrund (Görres et al. 2010, MGEPA 2014).

Die mit den personellen Problemen einhergehenden Konsequenzen für die Mitarbeiter sind:
- Arbeitsverdichtung mit erhöhtem Krankheitsausfall,
- Zunahme an psychischen Belastungsstörungen (Badura et. al. 2015, Köller 2015, Wieland 2010),
- erhöhte Bereitschaft, an geplanten freien Tagen Dienste durchzuführen, sowie
- Zunahme der Arbeitsbelastung (Isfort et al. 2016).

Ferner ist im Handlungsfeld Pflege eine Zunahme des externen Prüfdrucks zu verzeichnen, der jedoch bislang Fragen der wirksamen konzeptionellen Beantwortung von Suchtproblematiken ausblendet (Medizinischer Dienst des Spitzenverbandes Bund der Krankenkassen 2009).

All diese Faktoren stehen den notwendigen konzeptionellen Entwicklungen für eine strukturierte Versorgungsentwicklung suchterkrankter oder riskant konsumierender älterer Menschen entgegen.

Handlungsempfehlungen wie unten dargestellt dienen auch der Förderung einer **evidenzbasierten Pflege** der Zielgruppe Älterer mit riskantem oder abhängigem Substanzkonsum.

> Unter evidenzbasierter Pflege wird „die Integration der derzeit besten wissenschaftlichen Erkenntnis in die Pflege unter Einbeziehung des theoretischen Wissens und der praktischen Erfahrung der Pflegenden sowie die Wünsche und Vorstellungen des Patienten und der vorhandenen Ressourcen" (Schulz u. Reif 2002, S. 322) verstanden.

In der Pflege wurden bislang **Expertenstandards** durch das Deutsche Netzwerk zur Qualitätsentwicklung in der Pflege (DNQP) (2016) als Grundlage für ausgewählte strukturierte Handlungsempfehlungen entwickelt und erfolgreich etabliert (Schiemann u. Moers 2004). Themenfelder der Expertenstandards des DNQP sind bislang unter anderem Dekubitusprophylaxe, Entlassungsmanagement, Schmerzmanagement, Sturzprophylaxe, Förderung der Harnkontinenz, Menschen mit chronischen Wunden sowie Ernährungsmanagement.

Diesbezügliche Entwicklungen für den pflegerischen Umgang mit älteren Menschen mit Suchtproblemen sind vom Netzwerk jedoch konzeptionell in absehbarer Zeit nicht vorgesehen. Hier besteht ein Handlungsbedarf, um relevante thematische Ergänzungen in die Diskussion einbringen zu können und den Pflegealltag weiter zu entwickeln.

Analog zum DNQP in der Pflege werden durch die Arbeitsgemeinschaft der Wissenschaftlichen Medizinischen Fachgesellschaften (AWMF) **medizinische Leitlinien** entwickelt (Farin et al. 2011, Kopp 2010).

> Medizinische Leitlinien stellen den systematisch bewerteten Forschungsstand zur Diagnostik und Therapie verschiedener somatischer und psychischer Erkrankungen dar und unterbreiten frei veröffentlichte Handlungskonzepte, auf die professionelle therapeutische Berufsgruppen zurückgreifen können. Sie stellen „systematisch entwickelte Hilfen für Ärzte zur Entscheidungsfindung in spezifischen Situationen" (AWMF 2016) dar.

Die Entwicklung von Leitlinien folgt dabei einem strukturierten Prozess. Eine Bewertung der Güte der Leitlinienentwicklung wird anhand eines strukturierten Verfahrens, des Deutschen Instruments zur methodischen Leitlinien-Bewertung (DELBI), vorgenommen.

Gegenüber der Entwicklung von Leitlinien gemäß der DNQP oder AWMF sind im Folgenden „**Handlungsempfehlungen**" zu unterscheiden, da sie – projektspezifisch – anders methodisch hergeleitet wurden, wenn auch sich teilweise an Leitlinienprozessen orientiert wurde. Daher gilt es auch den Begriff der „Leitlinien" an dieser Stelle nicht zu verwenden.

2.3 Entwicklung der „Kölner" und der „Hamburger" Handlungsempfehlungen für den Umgang mit missbräuchlichem oder abhängigem Konsum legaler Substanzen bei Bewohnern bzw. Kunden von Pflegediensten

2.3.1 Vorgehensweise und Ergebnis im Projekt SANOPSA: Entwicklung der „Kölner" Pflegehandlungsempfehlungen

Die „Systematisierte Pflegehandlungsempfehlung für die Mitarbeitenden von Altenpflegeeinrichtungen (vorrangig teil-/vollstationär) zum Umgang mit und zur Reduzierung des Konsums von legalen Suchtmitteln (Alkohol, Medikamente, Nikotin)" (Keller et al. 2015) ist ein Ergebnis des Drittmittelprojekts „Sucht im Alter – Netz- und netzwerkbasierte Optimierung der ambulanten und stationären Pflege" (Akronym: SANOPSA).

Förderhinweis
Das Projekt „SANOPSA: Sucht im Alter – Netz- und netzwerkbasierte Optimierung der ambulanten und stationären Pflege" wurde im Rahmen der Förderlinie SILQUA-FH „Soziale Innovation für Lebensqualität im Alter" im Zeitraum von Oktober 2012 bis August 2015 mit Mitteln des Bundesministeriums für Bildung und Forschung unter dem Förderkennzeichen 03FH009SX2 gefördert. Die Verantwortung für den Inhalt der Veröffentlichung liegt beim Autor.

Insgesamt setzte sich das Projekt zum Ziel, eine Verbesserung der Versorgung älterer Menschen mit Substanzkonsumstörungen (riskantem und/oder abhängigem Konsum von Alkohol, Medikamenten, Tabak und/oder illegalen Drogen) innerhalb und durch die ambulante und teil-/vollstationäre Altenpflege voranzutreiben. Im Forschungs-Praxisprojekt SANOPSA wurde eine Weiterentwicklung des konzeptionellen Umgangs der ambulanten und teil-/vollstationären Pflege älterer Klienten mit Alkohol-, Tabak-, Medikamenten- und/oder illegalem Drogenabusus oder -abhängigkeit beforscht und vorgenommen und dies unter Einbeziehung einer sucht- *und* pflegewissenschaftlichen Expertise. Aufgrund des auch aktuell noch differierenden Kenntnis- und Konzeptstands zum Thema Sucht und Pflege im Alter bei legalem im Vergleich zu illegalem Substanzkonsum/-abusus ergaben sich dabei im Projekt 2 unterschiedliche, gleichzeitig miteinander verbundene **Projektziele**:

- Bezüglich der Pflege älterer Menschen mit riskantem oder abhängigem (aktuellem oder früherem) Konsum *legaler* Substanzen wurde auf Basis externer und interner Evidenzen eine expertengeleitete Handlungsempfehlung für die pflegerische Versorgung in der ambulanten sowie teil-/vollstationären Altenpflege entwickelt und die organisationalen Auswirkungen von deren Verbreitung über ein Wissensmanagementsystem überprüft. Das heißt, es wurden Pflegehandlungsempfehlungen auf der Basis bereits bestehender, aber noch zu wenig standardisierter und flächendeckend eingeführter Vorgehensweisen in der pflegerischen Versorgung der Zielgruppe sowie auf der Basis von Expertenwissen entwickelt. Diese Pflegehandlungsempfehlungen sollen zu einer breiteren wissensgestützten pflegerischen Vorgehensweise im Umgang mit Älteren der benannten Zielgruppe führen, die über die (ebenfalls nicht flächendeckend stattfindende) bloße Qualifizierung und Sensibilisierung des Pflegepersonals durch Fortbildungsbesuche hinausgehen.
- Bezüglich der Pflege älterer Menschen mit riskantem oder abhängigem (aktuellem oder früherem) Konsum *illegaler* Drogen wurde – ebenfalls auf Basis der externen und internen Evidenzen – ein manualisiertes Pflegekonzept entwickelt (▶ Kap. 8).

Dabei ging es auch um die Frage eines praktikablen **Wissensmanagements**: Wie kommen Pflegende an Wissensbestände, die sowohl Perspektiven und Informationen der Pflege- und Suchtwissenschaft als auch aktuelle Erfahrungen anderer Pflegender/ Pflegeeinrichtungen enthalten? Wie können sie hier effizient Wissen erwerben und darauf bezogen evidenzbasiert handeln?

Ein hierzu eingesetztes „Open-Access"-Modell zum elektronischen, onlinegestützten Wissensmanagement diente zudem der Weiterentwicklung umsetzungsfähiger Konzepte und Handlungsempfehlungen der ambulanten und teil-/vollstationären Altenhilfe sowie der nachhaltigen Vernetzung und Weiterbildung beteiligter Pflegemitarbeiter in diesem spezifischen, bisher unzureichend berücksichtigten Versorgungsthema (www.sanopsa.de). Durch die Fokussierung auf die Ebene der Pflegefachkräfte wie auch der beteiligten Mitarbeiter in Suchthilfeinstitutionen (bei kooperativen Behandlungsansätzen zwischen Alten- und Suchthilfe) zielte das SANOPSA-Projekt auf eine langfristig verbesserte praxisorientierte Professionalisierung der beteiligten Berufsgruppen ab.

Durch Einbindung der vor allem teil- und stationären Altenpflege in das Forschungsprojekt SANOPSA konnten die derzeitige Methodik und Konzeption der Pflege im Umgang mit der Zielgruppe einer Expertendiskussion zugeführt und durch die zu entwickelnden Pflegehandlungsempfehlungen optimiert werden. Dabei wurden explizit Praxispartner einbezogen, die unter anderem aus oben genannten Projektförderlinien bereits längere Erfahrungen mit der Thematik aufwiesen bzw. solche, die sich seit Jahren auf die Betreuung und Pflege älterer Suchtkranker konzentriert haben. Es handelte sich demnach um themenspezifisch weitestgehend erfahrene Praxisinstitutionen. Deren Vorgehensweisen und Konzepte wurden unter anderem in Netzwerkkonferenzen systematisiert und anhand von Good-Practice-Kriterien miteinander weiterentwickelt. Durch die Beteiligung von Suchtforschung und Pflegewissenschaft wie auch bundesweiter Praxispartner sowohl aus dem Pflegebereich als auch aus der Suchthilfe wurde eine notwendige interdisziplinäre Erarbeitung gewährleistet.

Darauf aufbauend wurde resümierend eine systematisierte Pflegehandlungsempfehlung auf Basis der externen und internen Evidenzen erstellt. Forschungsmethodisch wurde hierzu neben 23 qualitativen Klienten- und Experteninterviews und standardisierten Befragungen im Rahmen der Projektevaluation ein kontinuierliches internationales Literaturmonitoring durchgeführt, um über den Projektzeitraum aktuelle Entwicklungen systematisch zu beobachten und in die Entwicklung der Handlungsempfehlungen einzubringen.

Im Rahmen mehrerer interdisziplinärer Netzwerkkonferenzen und durch onlinegestützte Kommunikation wurde in iterativen Abstimmungsprozessen mit klinisch erfahrenen Praktikern der verschiedenen Berufsgruppen sodann eine abgestimmte Pflegehandlungsempfehlung entwickelt. Die „Kölner" Pflegehandlungsempfehlungen bei Älteren mit riskantem oder abhängigem Konsum legaler Suchtmittel wurden entsprechend auf der Basis einer externen Evidenzprüfung und deren Koppelung mit der Erfassung und Bewertung interner Evidenzen in den Einrichtungen (Behrens u. Langer 2010) entwickelt.

> ❯ Interne Evidenz: Erfassung der internen Evidenzen erfahrener und im Feld bereits aktiver Organisationen im Projekt mittels Experten- und Klienteninterviews, mehrfacher moderierter Diskussion sowie kriteriengeleiteter Analyse und Bewertung vorhandener Vorgehensweisen und Konzepte.

> ❯ Externe Evidenz: Interne Evidenzen wurden durch die Sichtung und Einordnung vorhandener Studien in der Forschungsliteratur ergänzt und vertieft.

Hinsichtlich der Konstruktionsleistungen wurden Gütekriterien aus der Fachliteratur und Expertenmeinungen sowie kriterial ausgeführte Handlungsschritte bei der Erstellung der Handlungsempfehlungen angewendet. Die im DELBI-Instrument beschriebenen 8 Domänen der Bewertung eines Leitlinienprozesses und die vom DNQP beschriebenen Entwicklungsschritte wurden im SANOPSA-Projekt für diesen Konstruktionsprozess mit einbezogen, um eine möglichst hohe Transparenz und Anschlussfähigkeit an den wissenschaftlichen Diskurs zu gewährleisten.

Acht Domänen des Deutschen Instruments zur methodischen Bewertung medizinischer Leitlinien (DELBI)
- Geltungsbereich und Zweck
- Beteiligung von Interessengruppen
- Methodologische Exaktheit der Leitlinienentwicklung
- Klarheit und Gestaltung
- Anwendbarkeit
- Redaktionelle Unabhängigkeit
- Anwendbarkeit im deutschen Gesundheitssystem
- Methodologische Exaktheit der Leitlinienentwicklung bei Verwendung existierender Leitlinien

Die letzte DELBI-Domäne „Methodologische Exaktheit der Leitlinienentwicklung bei Verwendung existierender Leitlinien" konnte insofern nicht berücksichtigt werden, da zum Zeitpunkt der Entstehung der SANOPSA-Handlungsempfehlungen zum Themenbereich keine Leitlinien, sondern lediglich praxisbasierende Handlungspfade vorlagen.

> ❯ Das SANOPSA-Projekt zielte somit auf einen iterativen Prozess der Systematisierung, Entwicklung, Diskussion, Erprobung und Revision, um zu einer aus Sucht- und Pflegewissenschaft abgestimmten Pflegehandlungsempfehlung und konzeptionellen Vorgehensweise für die Pflegepraxis zu kommen.

Die bereits 2015 erfolgte Veröffentlichung der expertengeleiteten Pflegehandlungsempfehlungen bei legalen Substanzen im Internet und somit die freie Zugänglichkeit des Wissens für pflegerisch oder therapeutisch arbeitende Personengruppen ist ein wesentliches Merkmal von Expertenstandards und Leitlinien. Hier konnte eine entsprechende wissenschaftliche und praxisorientierte Anschlussfähigkeit hergestellt werden.

Bei entsprechender Nutzung im Pflegealltag ist von einer Steigerung der Lebensqualität der betroffenen Pflegebedürftigen im Hinblick auf ihre aktuelle, aber auch mittelfristige psychische und physische

Konstitution (z. B. Vermeidung von Folgeerkrankungen des erhöhten Substanzkonsums, ggf. auch Vermeidung einer vorzeitigen stationären Pflegebedürftigkeit) auszugehen. Durch eine höhere Sensibilisierung für und gegebenenfalls veränderte institutionelle Vorgehensweisen bei Suchtproblemen unter Pflegebedürftigen kann zudem eine systemorientierte Gesundheitsförderung angestrebt werden, die zumindest in teil-/vollstationären Settings auch indirekt zu einer Verbesserung der Lebensqualität anderer Pflegebedürftiger im unmittelbarem Umfeld beitragen kann. Eine vertiefende Auseinandersetzung in Schulungen kann unseres Erachtens die Qualitätssicherung in der Umsetzung der Handlungsempfehlungen im Pflegealltag nachhaltig unterstützen, wie unter ► Abschn. 2.3.2 beschrieben, vor allem wenn Teams bzw. Pflegeeinheiten gemeinsam und nicht nur einzelne Vertreter aus ihnen darin fortgebildet werden.

Die folgenden Übersichten geben das Inhaltsverzeichnis, die Einleitung/Lesehilfe, den Handlungspfad (◘ Abb. 2.1) sowie beispielhaft die erste Handlungsempfehlung (◘ Abb. 2.2) aus der systematisierten Pflegehandlungsempfehlung (Keller et al. 2015) wieder, um die Prinzipien der Handlungsempfehlungen zu verdeutlichten.

Tipp

Die „Kölner" Pflegehandlungsempfehlungen für legale Substanzen bei älteren Pflegebedürftigen (Keller et al. 2015) sind vollständig mit allen Anhängen online verfügbar unter: http://www.sanopsa.de/internet/projektergebnisse/. Der nachfolgende QR-Code gewährt einen bequemen Zugriff per Tablet/Smartphone.

Inhaltsverzeichnis der „Kölner" systematisierten Handlungsempfehlungen für legale Substanzen (Keller et al. 2015)

Einleitung/Lesehilfe
Generelle Hinweise
Grafischer Handlungspfad
Schriftliche Erläuterungen zu den einzelnen Schritten des Handlungspfades sowie darüber hinausgehende Handlungsempfehlungen:

1. **Erhebung beim Aufnahme-/Erstgespräch:** Schon beim Aufnahme-/Erstgespräch mit dem (zukünftigen) Bewohner sollte neben den sonstigen Auskünften standardmäßig auch die Art und das Maß des Konsums legaler (und ggf. illegaler) Suchtmittel erhoben werden.
2. **Kontinuierliche Beobachtung im Wohnbereich:** Bei (scheinbar) nicht bestehendem Suchtmittelkonsum sowie bei einem von der Einrichtung akzeptierten Suchtmittelkonsum mit nur geringem Risiko einer Gefährdung (siehe Risikoeinschätzung) sollte im Wohnbereich routinemäßig weiter auf Hinweise bezüglich eines gesundheitsgefährdenden („riskanten") Konsums legaler Suchtmittel geachtet werden.
3. **Anlassbezogenes Screening und Risikoeinschätzung:** Ergibt sich aus der Beobachtung heraus oder durch Hinweise anderer Personen die Vermutung eines „riskanten" Konsums legaler Suchtmittel (also mit einem gewissen Risiko der Selbst- oder Fremdgefährdung), sollten Screeninginstrumente eingesetzt (und ggf. die Risikoeinschätzung durchgeführt) werden.
4. **Klärung, ggf. Erhöhung der Änderungsmotivation:** Besteht ein Konsum legaler Suchtmittel mit mittlerem Risiko der Selbst- oder Fremdgefährdung, sollte der Bewohner beraten und die Motivation zur Änderung dieses Konsums festgestellt und bei Bedarf erhöht werden.
5. **Klärung des Wunschs nach suchtspezifischer fachlicher Hilfe, ggf. Therapie:** Besteht bei dem Bewohner eine ausreichend hohe Änderungsmotivation, sollte er/sie

über Möglichkeiten der suchtspezifischen fachlichen Hilfe, gegebenenfalls Therapie, beraten werden und es sollte geklärt werden, ob er/sie solche fachliche Hilfe wünscht bzw. sich bereit erklärt, eine solche Hilfe anzunehmen.

6. (a) **Unterstützen des Bewohners beim Finden fachlicher Hilfe (ggf. Therapie):** Besteht beim Bewohner der Wunsch nach bzw. die Bereitschaft zu einer suchtspezifischen fachlichen Hilfe, gegebenenfalls Therapie, sollte der Bewohner von der bzw. über die Einrichtung beim Finden solcher fachlichen Hilfe bzw. einer therapeutischen Behandlungsform und -einrichtung unterstützt werden.

7. (b) **Kontinuierliches Unterstützen des Bewohners in der Einrichtung:** Besteht beim Bewohner kein Wunsch (mehr) nach bzw. die Bereitschaft zu einer suchtspezifischen fachlichen Hilfe, gegebenenfalls Therapie, sollte der Bewohner – sofern möglich – kontinuierlich in der bzw. durch die Einrichtung bei der Reduzierung seines Suchtmittelkonsums unterstützt werden.

8. **Kontinuierliches Unterstützen des Bewohners bei der Nachsorge:** Hat der Bewohner seinen Suchtmittelkonsum erfolgreich geändert, sollte er von der Altenpflegeeinrichtung bei der langfristigen Nachsorge kontinuierlich unterstützt werden.

(Hinweis: Die Handlungsempfehlungen 1–7 beziehen sich auf den Ablaufplan für Mitarbeiter der Altenpflege; die weiteren Handlungsempfehlungen 8–12 behandeln Aspekte außerhalb dieses Ablaufplans und sind für andere Zielgruppen (Therapeuten, Einrichtungsleiter oder andere) gedacht.)

9. Ziele und Durchführung der entsprechenden suchtspezifischen fachlichen therapeutischen Behandlung sollten an das Alter der Bewohner/Klienten angepasst sein.

10. Ziele und Durchführung der entsprechenden suchtspezifischen Maßnahmen in der bzw. durch die Altenpflegeeinrichtung sollten an das Alter der Bewohner angepasst sein, klar definiert sein und sowohl von allen Beschäftigten der Einrichtung wie auch von den Bewohnern berücksichtigt werden.

11. Das Pflegepersonal sollte im Umgang mit problematischen Verhaltensweisen der Bewohner geschult sein, darin einheitlich handeln und in der Leitungsebene Rückhalt finden.

12. Sofern notwendig, müssen spezifische Pflegemaßnahmen durchgeführt werden.

13. Die Einrichtung sollte alle sinnvollen/ notwendigen inner- wie überbetrieblichen Maßnahmen einplanen.

14. Die Einrichtung sollte Teil eines Netzwerkes sein und die interdisziplinäre Zusammenarbeit in festen Kooperationen sichern.

Quellen
Anhang:
- Medikamentenliste
- Übersicht zum Gebrauch legaler oder illegaler Drogen sowie zur Einnahme alkoholhaltiger Speisen oder Stärkungsmittel
- 4 Kurzfragen zum Medikamentengebrauch
- Checkliste/Beobachtungsbogen
- Dokumentation der Fallbesprechung
- Risikoeinschätzung
- Arbeitsblatt Zielerreichungsskala (GAS-Skala)
- Übersicht möglicher Ziele
- Auswahl weiterer (bewährter/empfohlener oder derzeit in Erprobung befindlicher) konzeptioneller Maßnahmen zur Erreichung der Ziele (und durchführende Personen und Unterlagen)

Einleitung/Lesehilfe zur „Kölner" systematisierten Handlungsempfehlungen für legale Substanzen (Keller et al. 2015, S. 1/2)

Die systematisierte Pflegehandlungsempfehlung besteht aus 3 Teilen: 1) einem grafisch dargestellten mehrschrittigen Handlungspfad (◘ Abb. 2.1) zur Feststellung des Konsums legaler Suchtmittel und zum Umgang mit einem solchen Konsum; 2) schriftlichen Erläuterungen zu jedem einzelnen Schritt dieses Handlungspfades und darüber hinausgehenden Aspekten sowie 3) einem Anhang mit empfohlenen Unterlagen.

1. Der grafisch dargestellte Handlungspfad kann zur einfacheren Handhabung als einzelnes Blatt kopiert und der Pflegedokumentation beigelegt werden, um auf ihm zu kennzeichnen, an welcher Stelle im Pfad sich der jeweilige Bewohner gerade befindet. So erhalten alle Pflegekräfte einen schnellen Überblick über die aktuell zu treffende Entscheidung sowie die dafür verantwortliche(n) Person(en) und die wichtigsten empfohlenen Unterlagen.

2. Die schriftlichen Erläuterungen benennen für jeden einzelnen Schritt als Handlungsempfehlung auf 1–2 Seiten:
   - die durchführende(n) Person(en) (von der jeweiligen Einrichtung festzulegen)
   - sinnvolle oder notwendige Unterlagen
   - wichtige Hinweise
   - ergänzende Hinweise
   - ggf. Differenzierungen nach Suchtmittel (Alkohol, Medikamente, Tabak)
   - den nächsten Schritt (bezogen auf den Suchtmittelkonsum)

In dieser Pflegehandlungsempfehlung geht es nicht darum, jeglichen Genuss von Alkohol oder Nikotin bei Älteren zu unterbinden, und auch nicht darum, alle psychoaktiven Medikamente (Beruhigungs-, Schlaf-, Schmerzmittel) komplett abzusetzen. Vielmehr geht es um die Feststellung eines „riskanten" (gesundheitsgefährdenden) Suchtmittelkonsums – also eines Konsums, durch den die Gesundheit der eigenen Person des Bewohners (z. B. Organschäden, Erhöhung der Sturzgefahr) oder die Unversehrtheit seiner Mitbewohner gefährdet wird –, sowie um den Umgang mit einem solchen Suchtmittelkonsum. In diesem Sinne (Feststellung einer Selbst- oder Fremdgefährdung) sollte dann auch die Risikoeinschätzung durchgeführt werden.

Beim größten Teil der Bewohner von Altenpflegeeinrichtungen ist der Suchtmittelkonsum nicht riskant, sodass der Pfad bezüglich der meisten Bewohner nicht über den 2. Schritt, das kontinuierliche Beobachten im Wohnbereich, hinausgeht. Was die unterschiedlichen Regeln im Zusammenleben in einer stationären Einrichtung betrifft, so unterscheiden sich die Einrichtungen der Altenpflege zum Teil stark darin, welchen Suchtmittelkonsum sie dulden und in welchem Maße. Alle, also auch jene Einrichtungen, die einen hohen oder uneingeschränkten Suchtmittelkonsum dulden, sollten zunächst – und am besten immer wieder, z. B. anlassbezogen (Sturz, bedenklicher ärztlicher Befund o. Ä.), versuchen, den Bewohner zu motivieren, seinen Konsum zumindest zu reduzieren.

Kein(e) Mitarbeiter(in) muss alle schriftlichen Erläuterungen oder alle Unterlagen aus dem Anhang kennen. Wichtig ist aber, dass alle an dem gerade bei einem Bewohner aktuellen Schritt beteiligten Personen die entsprechenden schriftlichen Erläuterungen komplett lesen und die zugehörigen Unterlagen kennen!

Generelle Hinweise:
a. Eine kontinuierliche Beobachtung des Bewohners in Bezug auf Auffälligkeiten und Veränderungen ist selbstverständlich, wird aber dennoch zur Verdeutlichung im Handlungspfad durch

graue Pfeile als einen Schritt begleitende Tätigkeit dargestellt bzw. durch grüne Pfeile gekennzeichnet, wenn im Pfad zu diesem Schritt zurückgesprungen werden kann.

b. Steht die aufzunehmende Person unter gesetzlicher Betreuung, ist – je nach Art der Betreuung und abweichend von den Formulierungen in den einzelnen Handlungsempfehlungen – der gesetzliche Betreuer statt des Bewohners die anzusprechende und Entscheidungen treffende Person.

c. Gegebenenfalls ist es sinnvoll, schon vorab mit dem Betreuer zu besprechen, wie die Einrichtung im Falle eines Suchtmittelkonsums, insbesondere im Falle eines hohen Gefährdungsrisikos (z. B. Sturzrisiko durch hohen Suchtmittelkonsum), handeln soll.

d. Alle ausgefüllten Bögen und Protokolle gehören in die Pflegedokumentation.

Die aus dem SANOPSA-Projekt entwickelten systematisierten Handlungsempfehlungen für legale Substanzen sowie das in ▶ Kap. 8 dargestellte Pflegekonzept bei illegalem Substanzkonsum verstehen sich *nicht* als Ersatz für die Entwicklung von Expertenstandards oder medizinischen Leitlinien, sondern sollen die bestehenden Lücken schließen und somit die bereits etablierten Entwicklungen ergänzen. Auch hierfür gibt es mit den Entwicklungen der veröffentlichten Qualitätsniveaus durch die BUKO-QS (www.buko-qs.de) ein Referenzvorhaben, das als Ergänzung zum DNQP auftritt und parallel bislang nicht aufgenommene Fragestellungen entwickelt und in die Fachdiskussion einbringt.

Die Entwicklung der Pflegehandlungsempfehlungen durch das SANOPSA-Projekt mit den oben genannten methodologischen Vorgehensweisen, die an eine Leitlinienentwicklung zumindest angelehnt war, stellte dabei einen innovativen Ansatz innerhalb des pflegewissenschaftlichen Diskurses zur Versorgung älterer Suchtkranker dar.

2.3.2 Vorgehensweise und Ergebnis der BMG-Förderlinie „Sucht im Alter - Sensibilisierung und Qualifizierung von Fachkräften in der Alten- und Suchthilfe": Entwicklung der „Hamburger" Pflegehandlungsempfehlungen

In dem vom Bundesministerium für Gesundheit (BMG) für 3 Jahre (2012–2014) geförderten Schwerpunkt „Sucht im Alter – Sensibilisierung und Qualifizierung von Fachkräften in der Alten- und Suchthilfe" wurden neben Schulungsmaßnahmen auch Pflegehandlungsempfehlungen für ältere ambulant oder stationär zu Pflegende mit problematischem Alkoholkonsum oder riskanter Einnahme von Psychopharmaka entwickelt. Das BMG unterstützte 8 Projekte, die, verteilt auf das Bundesgebiet, in ländlichen und städtischen Gebieten angesiedelt waren und ein weites Spektrum unterschiedlicher Einrichtungen der Altenhilfe abdeckten.

Entsprechend dem Ausschreibungstext konzentrierten sich die geförderten Projekte anfangs auf die Entwicklung und Erprobung von Schulungsmaterialien. Darüber hinaus lag der Fokus auf der Vernetzung von Sucht- und Altenhilfeeinrichtungen, z. B. durch gegenseitige Hospitationen sog. Multiplikatoren oder Beauftragter, und der Öffentlichkeitsarbeit.

Die Notwendigkeit der Entwicklung von „Handlungsempfehlungen für die Altenhilfe" bildete sich erst während der Laufzeit der Modellprojekte heraus. Dabei reichten die Bezeichnungen der Projekte für vergleichbare Maßnahmen von Handlungsempfehlungen über Handlungsanweisungen, Handlungsrichtlinien bis zum Risikoanalysemodell. Die Modellprojekte müssen als „Lernende Projekte" verstanden werden, da sie zum Zeitpunkt ihrer Durchführung nur auf wenige Vorerfahrungen zurückgreifen konnten und eine theoretische Ableitung der entwickelten Instrumente und Maßnahmen weder geplant noch möglich gewesen ist.

Um den Transfer erprobter Konzepte in andere Regionen und in Einrichtungen mit unterschiedlichen institutionellen Rahmenbedingungen zu ermöglichen, förderte das BMG eine projektübergreifende Analyse des Förderschwerpunkts. Auf Basis der Abschlussberichte der Projekte, ihrer erstellten Materialien und Interviews mit den

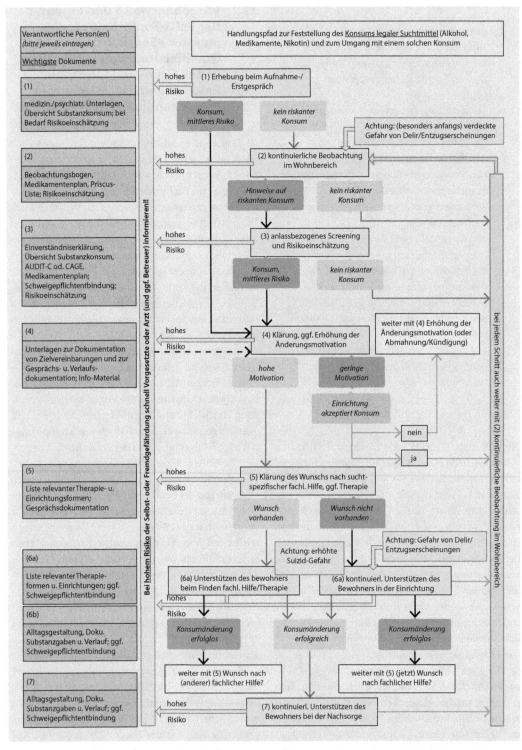

☐ Abb. 2.1   Handlungspfad zur Feststellung des Konsums legaler Suchtmittel (Alkohol, Medikamente, Nikotin) und zum Umgang in der Pflege mit einem solchen Konsum (Keller et al. 2015, S. 3)

1. Erhebung beim Aufnahme-/Erstgespräch:

Schon beim Aufnahme-/Erstgespräch mit dem (zukünftigen) Bewohner sollte neben den sonstigen Auskünften standardmäßig auch die Art und das Maß des Konsums legaler (und ggf. illegaler) Suchtmittel erhoben werden.

Durchführende Personen:
- Einrichtungsleitung/Wohnbereichsleitung/Pflegedienstleitung/Bezugspflegekraft

Sinnvolle/notwendige Unterlagen:
- Fremdanamnese
- Medizinische, psychiatrische und andere Unterlagen
- Biografie (soziale/medizinische Vorgeschichte)
- Vorlagen für eigenes Anamnesegespräch
- Checkliste/Beobachtungsbogen (siehe Anhang in Keller et al. 2015)
- Übersicht zum Gebrauch legaler od. illegaler Drogen sowie zur Einnahme alkoholhaltiger Speisen oder Stärkungsmittel (siehe Anhang in Keller et al. 2015)
- Bei Bedarf Medikamentenliste (s. Anhang), Kurzfragen zum Konsum von Medikamenten, Alkohol (AUDIT-C od. CAGE), Nikotin
- Therapieplan und Medikamentenplan des Arztes
- Priscus-Liste
- Bei Bedarf Bogen zur Risikoeinschätzung (siehe Anhang in Keller et al. 2015) (Einschätzung der Gefahr einer Selbst- oder Fremdgefährdung, z. B. durch Substanzkonsum)
- Bei Bedarf Einverständniserklärung für das Screening und/oder zur Befragung Dritter (soweit noch nicht vorhanden)
- Bei Einbezug Dritter Schweigepflichtentbindung (soweit noch nicht vorhanden)

Wichtige Hinweise:
- Das Erkennen einer Sucht schon bei der Aufnahme des Bewohners ist wichtig, da ansonsten bei Wegnahme des Suchtmittels durch die bzw. Nichtverfügbarkeit in der Einrichtung die Gefahr von (nicht vorhersehbaren) Entzugssymptomen bis hin zum Delir besteht!
- Aussagekräftige Auskünfte können nicht nur durch den Bewohner selbst wie auch durch den Hausarzt (u. ggf. weitere behandelnde Ärzte), sondern auch durch den (evtl. vorhandenen) Betreuer und/oder die Begleitperson(en) (Partner/Partnerin, Verwandte, Freund/Freundin, Nachbarn o. Ä.) erzielt werden. Für den Fall, dass diese Personen bei Nachfragen keine Auskunft geben möchten, können weitere Schritte (z. B. das Einholen des Einverständnisses des Betroffenen [bzw. des Betreuers]) geprüft werden.
- Sollte sich aus dem Erstgespräch (oder später) ergeben, dass die Person aktuell Benzodiazepine einnimmt und von Alkohol, Medikamenten oder illegalen Drogen abhängig ist oder war, ist der verordnende Arzt hierüber zu informieren.
- Nimmt der Bewohner mehr als 3 Medikamente nebeneinander ein, sollte man sich beim Arzt rückversichern, ob alle diese Medikamente notwendig sind.
- Nimmt der Bewohner Medikamente, die nicht auf seinem vom Arzt erstellten Medikamentenplan stehen, ist dies mit dem Arzt abzuklären (betrifft – u. a. wegen potenzieller Wechselwirkungen – auch nichtverschreibungspflichtige Mittel).
- Ergibt sich aufgrund des Aufnahme- bzw. Erstgesprächs ein **hohes Risiko** für den Bewohner oder andere Personen (Selbst- und/oder Fremdgefährdung), ist **sofort ein Arzt zu konsultieren, falls vorhanden auch der Betreuer.** Der Arzt muss dann ggf. Medikamente umstellen oder absetzen, nichtpharmakologische Maßnahmen und/oder einen (Medikamenten- oder Alkohol-)Entzug verordnen. Mitarbeiter der Suchthilfe können hierbei unterstützen. Bei allen Änderungen ist der Bewohner durch alle Beteiligten besonders zu beobachten, die Wirkung der (geänderten) Therapie ist zu kontrollieren und zu dokumentieren, bei Bedarf wiederum der Arzt in angemessenem Zeitraum zu konsultieren.
- Das Screening sollte immer Alkohol- und Medikamentenkonsum abdecken, weil bei Medikamentenkonsum in Verbindung mit Alkohol gefährliche Wechselwirkungen auftreten können.

◼ **Abb. 2.2** Fortsetzung

- Vor der Durchführung des Screenings muss das Einverständnis des Betroffenen (bzw. Betreuers) eingeholt worden sein.
- Zur genaueren Abklärung eines Substanzkonsums können von Mitarbeitern der Suchthilfe bzw. von einem Arzt auch weitere Screening-Instrumente (z. B. KFM, LBC; FTNA) eingesetzt bzw. eine weiterführende Diagnose der Alkoholabhängigkeit nach ICD-10 durchgeführt werden.
- Die Persönlichkeitsrechte der Bewohner müssen gewahrt bleiben. So ist vor Beginn des Screenings das Einverständnis des Bewohner (bzw. Betreuers) hierzu (schriftlich) einzuholen und vor Weitergabe von Informationen muss eine Schweigepflichtentbindung (schriftlich) eingeholt werden. Es besteht jedoch die Möglichkeit, sich bei einem Arzt, einer Beratungsstelle o. Ä. anonym (d. h. ohne Nennung des Namens der betroffenen Person) Informationen einzuholen.

Ergänzende Hinweise:
- Abstinent lebende Alkoholkranke sollten nicht mit aktuell Alkohol Konsumierenden auf ein Zimmer gelegt werden. Des Weiteren sollte darauf geachtet werden, dass auch ihre Nahrungsmittel ohne Alkohol sind (z. B. Saucen u. Ä.)

Differenzierung nach Suchtmittel: ---

Nächster Schritt:
- Bei (offentsichtlich oder vermutlich) hohem **Risiko einer Selbst- oder Fremdgefährdung (s. Risikoeinschätzung)** schnelles Einschalten des Vorgesetzten oder eines Arztes (und – falls vorhanden – des Betreuers).
- Bei Suchtmittelkonsum mit mittlerem Risiko einer Gefährdung (**siehe Risikoeinschätzung**) Klärung und ggf. Förderung der Änderungsmotivation (Handlungsempfehlung 4)
- Bei (scheinbar) nicht bestehendem Suchtmittelkonsum sowie bei einem von der Einrichtung akzeptierten Suchtmittelkonsum mit nur geringem Risiko einer Gefährdung (s. Risikoeinschätzung) routinemäßiges weiteres Beobachten im Wohnbereich auf Hinweise bezüglich eines gesundheitsgefährdenden („riskanten") Konsums legaler Suchtmittel (Handlungsempfehlung 2).

◘ **Abb. 2.2** Erste Handlungsempfehlung: Erhebung beim Aufnahme-/Erstgespräch (Keller et al. 2015, S. 4/5)

Projektverantwortlichen entstand die Webseite www.alter-sucht-pflege.de, die die konsensfähigen und von den lokalen Gegebenheiten abstrahierten Erkenntnisse der Modellprojekte enthält und die Nachhaltigkeit dieser Ergebnisse garantiert. Somit umfasst die Webseite neben den Handlungsempfehlungen für den Umgang mit zu Pflegenden bei einem Verdacht auf problematischen Alkoholkonsum oder Psychopharmakagebrauch auch unter anderem beispielhafte Schulungsmodule, mögliche Vernetzungen und Kooperationen sowie Hinweise auf Schwierigkeiten und Probleme bei der Umsetzung der entwickelten Maßnahmen. Eine Aussage zu „Best-Practice-Modellen" lässt sich auf dieser Basis nicht vornehmen.

Die Handlungsempfehlungen der jeweiligen Projekte wurden in Kooperation von Sucht- und Altenhilfe entwickelt, an den Standorten erprobt und evaluiert. Zuvor intensiv geschulte Mitarbeitende der beiden Hilfesysteme erarbeiteten Empfehlungen „Aus der Praxis – für die Praxis". Das Vorgehen bei einem beobachteten problematischen Alkoholkonsum unterscheidet sich deutlich von den Handlungsschritten, die bei einer in der Regel Niedrigdosisabhängigkeit von Psychopharmaka notwendig sind. So sind z. B. die unmittelbar zu beteiligenden Akteure verschieden. Daher finden sich auf der Webseite 2 Handlungsempfehlungen, getrennt für die Problembereiche Alkohol und Psychopharmaka.

Ziel der Handlungsempfehlungen ist es, auf ein Verhalten der Mitarbeitenden der Pflegeeinrichtungen einzuwirken, das bei Missbrauch oder Abhängigkeit von legalen Suchtstoffen weder wegschaut noch strafend jeden Konsum verbietet und damit entscheidend die Lebensqualität der älteren zu Pflegenden verbessert. Daher ist die Risikobewertung des problematischen Konsumverhaltens ein wichtiger Bestandteil der Handlungsempfehlungen. Hierbei sind rechtliche Grundlagen und ethische Aspekte (Respekt vor der Autonomie vs. Prinzip der Fürsorge) zu beachten, auf die auf der Webseite ausführlich eingegangen wird.

Die Handlungsempfehlungen sind so konzipiert, dass sie an die jeweiligen konkreten Bedingungen der Pflegeeinrichtungen angepasst und gleichermaßen in ambulanter und stationärer Altenpflege sowie von Einrichtungen mit unterschiedlich differenzierten Leitungsebenen verwendet werden können. Sie stellen zudem eine hilfreiche Unterstützung bei der systematischen Beobachtung von Verläufen sowie bei der Planung konkreter Handlungsschritte bei festgestelltem Hilfebedarf dar. Einen höheren Grad der Verbindlichkeit erreichen sie, wenn sie Eingang in die hauseigenen QM-Standards finden.

Die von den 8 Modellprojekten durch externe Institutionen durchgeführten Evaluationen konnten eine Sensibilisierung und Qualifizierung der Mitarbeitenden der Altenhilfe bestätigen, die auf die Gesamtaktivitäten der Projekte zurückzuführen sind. Welchen Anteil einzelne Module, wie Schulungen oder die Einführung von Handlungsempfehlungen, am Gesamtergebnis haben, lässt sich nicht mit Sicherheit bestimmen. Die Projekterfahrungen zeigen jedoch, dass die Einführung von Handlungsempfehlungen im Rahmen interner Schulungen erfolgen sollte. Erst wenn ihre Handhabung geübt wurde und sie perspektivisch als eine Entlastung in schwierigen und emotional belastenden Pflegesituationen verstanden werden, werden sie in der Praxis als hilfreich bewertet.

Die „Handlungsempfehlungen für Mitarbeitende von Altenhilfeeinrichtungen bei Verdacht auf einen problematischen Alkoholkonsum oder riskanten Psychopharmakagebrauch" wurden von Mitarbeitenden der Alten- und Suchthilfe in den vom Bundesministerium für Gesundheit (BMG) geförderten Projekten im Schwerpunkt: „Sucht im Alter – Sensibilisierung und Quantifizierung von Fachkräften in der Alten- und Suchthilfe" gemeinsam entwickelt und in der Praxis erprobt.

Die **beteiligten Projekte** waren:

- Psychosoziales Netzwerk Sucht im Alter (Schleswig)
- Sucht im Alter, Sensibilisierung und Qualifikation der Mitarbeiter in der Alten- und Suchtkrankenhilfe in Mecklenburg-Vorpommern (Schwerin)
- SUCHT IM ALTER – Hamburg, Träger und Arbeitsfeld übergreifende Qualifizierung und Vernetzung
- Niedrigschwellige Angebote bei Substanzgebrauch im Alter (NASIA) (Emsland)
- Sucht im Alter – Gemeinsam für ein gelingendes Leben im Alter, Netzwerk der Alten- und Suchthilfe im ambulanten und stationären Setting (Bielefeld) ▶ Kap. 6

- Sucht im Alter. Projekt Essen
- HAMAB: Hilfe für ältere Frauen und Männer mit Alkohol und Medikamenten bezogenen Störungen in einer ländlichen Region – Altkreis Brilon (Fredeburg)
- Projekt „WATCH – Wahrnehmen, Ansprechen, Thematisieren, Coachen, Handeln" (Löbau-Zittau) ▶ Kap. 7

Einleitung zu den „Hamburger" Handlungsempfehlungen für Mitarbeitende von Altenhilfeeinrichtungen bei Verdacht auf problematischen Alkoholkonsum oder riskanten Psychopharmakagebrauch

Wozu braucht die Altenhilfe Handlungsempfehlungen?

Nicht bei jedem auffälligen Alkohol- und Medikamentengebrauch müssen die Fachkräfte der Altenhilfe aktiv einschreiten. Erst wenn der Gebrauch ein Risiko für die Gesundheit der zu Pflegenden darstellt und es zu einer subjektiv erlebten oder objektiv beobachteten Einschränkung der Lebensqualität kommt, sollte gehandelt werden. Eine Handlungsempfehlung hilft dabei,

- einen Handlungsbedarf abzuklären,
- das weitere Vorgehen zu planen,
- die Lebensqualität der Betroffenen zu erhöhen,
- Ihnen die Pflege zu erleichtern.

Was tun – wann tun – wie tun?

Wenn Sie die Vermutung haben, dass zu Pflegende zu viele Medikamente einnehmen oder zu viel Alkohol trinken, entsteht die Notwendigkeit zu handeln. Die Handlungsempfehlungen sollen Sie durch die Schwierigkeiten dieses Prozesses führen, denn mit dem Erkennen allein ist es nicht getan. Es wurden getrennte Handlungsempfehlungen bei Verdacht einer vorliegenden Alkoholproblematik oder einem Psychopharmakamissbrauch entwickelt. Es gibt nicht die eine „richtige" Handlungsempfehlung. Daher können diese Empfehlungen an Ihre internen Strukturen angepasst werden.

Es ist sinnvoll, den Umgang mit den Handlungsempfehlungen allen Mitarbeitenden der Einrichtung bekannt zu machen. Dies kann durch eine interne Weiterbildung geschehen. Sie können Ihrem Pflegeleitbild auch Grundsätze oder Aussagen zum Umgang mit substanzgefährdeten zu Pflegenden hinzufügen. Die Aufnahme von Handlungsleitlinien in Ihr hauseigenes Qualitätsmanagement ist wünschenswert.

In den Handlungsleitfäden bei problematischem Alkohol- oder Psychopharmakagebrauch stellen wir das Vorgehen in Textform und als Diagramm dar. Sie finden dort viele Verweise auf die Dokumente im Anhang:

- Biografiebogen
- Beobachtungsbogen
- Medikamentenübersicht
- Fallbesprechung
- Dokumentation
- Risikoeinschätzung
- Gesprächsführung
- Entbindung von der Schweigepflicht
- Modell der Aktivitäten und existenziellen Erfahrungen (AEDL) nach Krohwinkel
- Ethische Aspekte und rechtliche Grundlagen
- Screeninginstrumente
- Pflegeleitbild für stationäre Einrichtungen

◘ Abb. 2.3 zeigt den Ablaufplan der „Hamburger" Handlungsempfehlungen bei dem legalen Suchtmittel Alkohol (Kuhn et al. 2015). Die Handlungsempfehlung bei dem Verdacht eines Missbrauchs von Psychopharmaka findet sich auf der Webseite.

Tipp

Die verabschiedeten „Hamburger" Pflegehandlungsempfehlungen für legale Substanzen bei älteren Pflegebedürftigen (Kuhn et al. 2015) sind als Onlinepublikation erschienen und vollständig downloadbar unter: http://alter-sucht-pflege.de/. Der nachfolgende QR-Code gewährt einen bequemen Zugriff per Tablet/Smartphone.

2.4   Zukünftige Weiterentwicklungen der vorgestellten Handlungsempfehlungen: Lückenhaftes, Ergänzungswürdiges, Innovatives

Die vorgestellten Handlungsempfehlungen mit ihren methodologisch unterschiedlichen Herangehensweisen und Akzentuierungen machen vor allem eines deutlich: Es bedarf einer strukturierten, im Team nachhaltig konsensfähigen und gemeinschaftlich getragenen Vorgehensweise in der Pflege unter Einbezug aller weiteren relevanten Berufsgruppen (z. B. behandelnde Ärzte, Sozialarbeiter, Küchenpersonal usw.), um mittel- und langfristig Folgeerkrankungen durch Substanzkonsum auch im Alter zu vermeiden bzw. zu reduzieren. Die Entscheidung, sich dieses Problemkomplexes anzunehmen, muss jedoch auf der Leitungsebene erfolgen, der neben der Supervision der Prozesse auch die Aufgabe zufällt, die grundsätzliche „Haltung" des Teams gegenüber Suchterkrankten zu reflektieren.

Die organisationale Auseinandersetzung mit einer Entscheidung zu Abstinenz, Konsumreduktion oder auch nichtgesteuerten und kontrollierten Alkoholabgaben liegt letztlich einem durchdachten Einrichtungskonzept zugrunde. Aus der Zusammenarbeit mit verschiedenartigen Praxisinstitutionen wissen wir, dass es hierauf keine einheitliche Antwort geben kann – zu verschieden sind die auch ethisch und professionell begründeten Ansichten zum Konsum insbesondere von Alkohol und den Bedarfen der heterogenen Gruppe älterer Suchtkranker.

Die Komplexität verdichtet sich, wenn man die Thematik der Medikamentenabhängigkeit

---

Ablaufplan bei Verdacht auf einen problematischen Alkoholkonsum

Dieses Schema ist idealtypisch. Das Leben geht meistens nicht so geradlinige Wege. Möglicherweise gibt es ein „Vor und Zurück" bei Ihrem Bemühen, den Betroffenen angemessene Hilfe zukommen zu lassen.

Beobachtung	**„Mir fällt schon länger etwas auf"** – *Beobachtungsbogen* benutzen und ausfüllen
Fallbesprechung	**„Besprechung mit den Kolleginnen und Kollegen"** – Auffälliges Verhalten mit denen besprechen, die die Betroffenen kennen (Fallbesprechung) – Gesprächsergebnis dokumentieren (Dokumentation)
Betroffene ansprechen	**„Wie spreche ich mit den zu Pflegenden"** – Anregungen zur Gesprächsführung finden Sie unter *Gesprächsführung* – Gesprächsergebnis dokumentieren *(Dokumentation)*

Sollte sich Ihre Vermutung bestätigen, muss der Beobachtungsbogen Bestandteil der Pflegedokumentation werden.

Sollte es in Ihrer Einrichtung Suchtbeauftragte geben, müssen diese einbezogen werden. Ansonsten wenden Sie sich an die PDL oder Ihre Vorgesetzten.

Sollte sich bei Ihrer Fallbesprechung herausstellen, dass Sie einen großen Handlungsbedarf sehen, können Sie die *Risikoeinschätzung* vornehmen, bevor Sie mit den Betroffenen sprechen.

Risikoeinschätzung	**„Besteht eine Gefährdung der Betroffenen oder anderer"** – Einschätzung zusammen mit der PDL oder den Vorgesetzten vornehmen – Ergebnis dokumentieren

Die Risikoabschätzung ist die Basis für das weitere Vorgehen. Jedes weitere Gespräch mit den Betroffenen zur Absicherung der Pflege sollte von 2 Personen (Pflegekraft und Suchtbeauftragte/PDL/sonstige Vorgesetzte/Ärztin oder Arzt) geführt werden, da die weiteren Schritte ab jetzt in der Verantwortung des Trägers liegen.

Sie können sich vor und/oder nach dem 2. Gespräch mit den Betroffenen von Mitarbeitenden einer Suchtberatungsstelle beraten lassen. Denen können sie (anonymisiert) ihr Problem schildern. Wenn es in Ihrem Umkreis einen Verbund von Sucht- und Altenhilfe gibt, dann wenden Sie sich an die Altersbeauftragten einer Suchtberatungsstelle. Diese kennen sich mit den Problemlagen älterer Menschen aus. Ansonsten ist es die Aufgabe Ihrer Suchtbeauftragten/PDL/Vorgesetzten, einen ersten telefonischen Kontakt zu einer Suchtberatung herzustellen.

◘ **Abb. 2.3** Fortsetzung

Geringes Risiko	**„Sie müssen nicht unmittelbar handeln"** – Sprechen Sie die zu Pflegenden in Abständen auf Ihre Beobachtungen an und versuchen Sie herauszufinden, ob und wie Sie helfen können, das Risikio weiter gering zu halten
Hohes Risiko	**„Sie müssen handeln"** Ein weiteres Gespräch und ggf. eine schnelle Handlung (bei Selbst- oder Fremdgefährdung) ist erforderlich

In dieser Situation ist es sinnvoll, die behandelnde Ärztin oder den behandelnden **Arzt** der oder des Betroffenen hinzuzuziehen und ggf. mit den Angehörigen oder **Betreuern** zu sprechen.

Angehörige: Denken Sie grundsätzlich daran, mit den Angehörigen zu sprechen, aber behalten Sie im Blick, dass diese sich koabhängig verhalten könnten *(Koabhängigkeit)*.

Ärztin/Arzt: Diese haben einen ganz konkreten Zugang zu den Patienten: Sie können Bluttests durchführen, eine Diagnose stellen oder eine Behandlung einleiten. Mit der Ärztin oder dem Arzt können Sie auch abklären, welche Wechselwirkungen eingenommene Medikamente und Alkohol haben.

Pflegeprozess planen	– Intern und/oder extern in Zusammenarbeit mit der Suchthilfe – Sie können erst dann konkret einen Mitarbeitenden der Suchthilfe einbeziehen, wenn Ihnen die oder der Betroffene eine Entbindung von der *Schweigepflicht* unterschrieben hat!
Betroffene ansprechen	– Führen Sie dieses Gespräch zu zweit (Pflegekraft und Suchtbeauftragte/PDL/sonstige Vorgesetzte/Ärztin oder Arzt) – Die Ergebnisse der Risikoeinschätzung bilden die Grundlage des Gesprächs *(Gesprächsführung)* – Führen Sie aus, wie Sie den Betroffenen helfen möchten.

Das Gespräch mit den Betroffenen kann zu unterschiedlichen Ergebnissen führen. Bedenken Sie, dass die Bereitschaft, etwas zu verändern, durch weitere Gespräche entstehen kann. Es muss für die Betroffenen erkennbar werden, dass der Alkohol durch eine gesteigerte Lebensqualität ersetzt werden kann.

Sind Betroffene kooperativ, aber selbst unsicher, ob der Alkoholkonsum problematisch ist, können Sie ein Screening-Instrument einsetzten *(Screening)*.

Betroffene streiten ein Risiko ab	– Je nach Risikoeinschätzung können Sie weitere Gespräche führen oder z. B. ein messbares Ergebnis herbeiführen (z. B. Alkoholtest vor Medikamentengabe)
Betroffene möchten etwas verändern	– Überlegen Sie zusammen mit den Betroffenen, welche Ziele auf welchem Weg erreicht werden können. – Respektieren Sie die Entscheidung, auch wenn Sie selbst skeptisch sind – eine Reduktion des Konsums wäre ein Anfang.

◻ **Abb. 2.3** Fortsetzung

Wenn die Betroffenen zustimmen, beziehen Sie jetzt Mitarbeitende der Suchthilfe in den Prozess ein. Diese Fachkräfte kennen das Suchthilfesystem genau und können die Betroffenen beraten (z. B. Gespräche in einer Suchtberatungsstelle (sofern die Betroffenen noch mobil sind), Vermittlung an eine Selbsthilfegruppe, Einleiten einer Entgiftung etc.). Sie sind auch dazu ausgebildet, die Betroffenen für weitere Maßnahmen zu motivieren.

| Betroffene wollen nichts verändern | – Je nach Risikoeinschätzung sollten Sie noch weitere Gespräche führen.
– Als letzte Möglichkeit kann der Pflegevertrag gekündigt werden, dies ist aber keinesfalls als Drohung einzusetzten. |

Dokumentieren Sie Ihr Vorgehen! Ihre Einrichtung und ggf. die Suchthilfe bleiben für den Prozess verantwortlich. *(Ethik und Recht)*

☐ Abb. 2.3 Ablaufplan der „Hamburger" Handlungsempfehlungen bei dem legalen Suchtmittel Alkohol (Kuhn et al. 2015)

hinzunimmt: Jede Gabe von Benzodiazepinen u. Ä. zu „verteufeln" entspräche nicht der Sinnhaftigkeit einer indizierten Medikation. Gleichwohl sind weitaus mehr ältere Menschen von einer nichtleitliniengerechten Verordnung von Psychopharmaka betroffen als von einem riskanten Alkoholkonsum. Eine selbstkritische Reflexion der verschreibenden Ärzte sowie eine größere Handlungskompetenz des Pflegepersonals sind punktuell, jedoch noch nicht flächendeckend, vorhanden. Handlungsempfehlungen können diesen Prozess flankieren.

Welche Bedarfe ergeben sich neben Schulungsnotwendigkeiten in der Praxis in der Entwicklung und Anwendung von Handlungsempfehlungen, wie den oben angeführten Beispielen? Im SANOPSA-Projekt wurden in moderierten Diskussionsgruppen Vor- und Nachteile wie auch Verbesserungsmöglichkeiten zu den „Kölner Handlungsempfehlungen" erfasst, die zum Teil in die Endfassung aufgenommen wurden. Da sie die qualitativen subjektiven Einschätzungen von verschiedenen Vertretern aus Praxis und Forschung der Pflege und Suchthilfe gut veranschaulichen, werden sie in ☐ Tab. 2.1 beispielhaft wiedergegeben; sie zeigen auch die subjektiv relevanten Bewertungskriterien im Umgang mit solchen Handlungsempfehlungen.

Die angeführten Entwicklungen sowie Ergebnisse themenspezifischer Handlungsempfehlungen verdeutlichen – neben den Erfordernissen der organisationalen Einbindung und der teamverlässlichen Umsetzung – die methodischen Anforderungen an Pflegefachkräfte und -einrichtungen im

Umgang mit Suchtphänomenen älterer Pflegebedürftiger. Hierzu gehören sehr heterogene Zielgruppen: Von chronisch mehrfach Abhängigkeitserkrankten (CMA) bis hin zu Älteren ohne Abhängigkeitsdiagnose, aber mit fortgeführtem missbräuchlichem Alkoholkonsum im Sinne einer Lebensstilkomponente oder auch Älteren mit iatrogen erzeugter Medikamentenabhängigkeit.

Dieser Komplexität kann nur begegnet werden mit einerseits individualisierten Fallkonzepten bzw. Pflegeplanungen, andererseits mit einer strukturierten und – nach derzeit bestem fachwissenschaftlichem Wissen – evidenzorientierten Vorgehensweise. Dass die Umsetzung der Handlungsempfehlungen auch Herausforderungen im komplexen Pflegealltag darstellen, ist den Autoren bewusst. Gleichwohl sollte der Anspruch in der Betreuung und Begleitung Älterer sein, Substanzmissbrauch und -abhängigkeit zu reduzieren bzw. zu verhindern, wenn es sich nicht um eine explizit akzeptanzorientierte, sog. „nasse" Einrichtung handelt.

Die Reduktion von Konsumproblemen steht im engen Zusammenhang mit einer auch noch im Alter erreichbaren Verbesserung der Lebensqualität und Lebensfreude, aber auch z. B. der Sturzprophylaxe und der Reduktion kognitiver wie emotionaler Beeinträchtigungen. Mit Konsumreduktion sind nicht allumfassende Genussverbote gemeint, jedoch das Anstreben eines alters- und gesundheitsmäßig unschädliche(re)n Substanzkonsums, wobei der Wahrung der persönlichen Autonomie stets besondere Bedeutung zukommt.

◨ **Tab. 2.1** Möglichkeiten zur Adaptation von Handlungsempfehlungen am Beispiel der „Kölner Handlungsempfehlungen"

Subjektive Rückmeldungen in qualitativen Diskussionsgruppen der Netzwerkpartner zu den Kölner Handlungsempfehlungen	Schlussfolgerung: To-Do's im zukünftigen Fachdiskurs
Ein Beobachtungsbogen im Rahmen der Pflegeplanung zum Konsum bzw. damit verbundenen Symptomen sollte auch später anlassbezogen eingesetzt werden.	→ wurde in die Endfassung der „Kölner Handlungsempfehlungen" aufgenommen
Kriterien sind zu definieren, zu denen der Zeitpunkt erreicht ist, den nächsten Schritt im Pflegepfad einzuleiten (z. B. auch, was eine „hohe", mittlere" oder „geringe" Gefahr bedeutet).	→ wurde in die Endfassung der „Kölner Handlungsempfehlungen" aufgenommen
Bei Medikamentenabhängigkeit sollte frühzeitiger beachtet werden, wann ein Arzt hinzuzuziehen ist.	→ wurde in die Endfassung der „Kölner Handlungsempfehlungen" aufgenommen
Unter den Pflegezielen sollte die Motivation zur Therapie als eine Möglichkeit formuliert werden, nicht als anzustrebendes Soll.	→ wurde in die Endfassung der „Kölner Handlungsempfehlungen" aufgenommen
Unter den Zielen ist zu beachten, dass nicht nur die Abstinenz das einzige Ziel in der Pflege sein kann, sondern z. B. auch Konsumreduktion.	→ wurde in die Endfassung der „Kölner Handlungsempfehlungen" aufgenommen
In Fallbesprechungen sollte nicht nur ein aktueller Ist-Zustand eines Bewohners/Klienten betrachtet werden, sondern auch das weitere Vorgehen / Handlungsmaßnahmen besprochen werden. Zudem sollte stets eine Risikoeinschätzung vorgenommen werden, z. B. anhand des vorliegenden Beobachtungsbogens. Im Weiteren sind geplante Maßnahmen zu überprüfen (wer, wie, bis wann?)	→ wurde in die Endfassung der „Kölner Handlungsempfehlungen" aufgenommen
Die Handlungsempfehlungen müssen stärker nach der Art der legalen Substanzen (Alkohol, Medikamente, Nikotin) im Vorgehen differenziert werden.	→ wurde in die Endfassung der „Kölner Handlungsempfehlungen" aufgenommen
Einrichtungen, die konzeptionell keine Änderungen / Reduzierung des Konsums voraussetzen, finden sich in den Handlungsempfehlungen unzureichend wieder.	Zielsetzungen von Handlungsempfehlungen für sog. „nasse" Einrichtungen weiter überprüfen
Handlungsempfehlungen sind vorrangig für die teil- und stationären Pflege passend entwickelt worden.	Notwendige Überprüfung der Anwendbarkeit für den ambulanten Pflegebereich
Das Handlungsschema ist bei Nikotinabhängigkeit ggf. schwer in der Praxis umsetzbar; Tabakabhängigkeit wird eher bei gesundheitsbezogenen Anlässen (z. B. Sekundärerkrankungen) zum Thema, nicht aber wegen eines Abstinenz- oder Reduktionswunsches.	Auseinandersetzung mit Möglichkeiten des Rauchstopps in Pflegeheimen, auch unter rechtlichen Rahmenbedingungen
Ggf. sind Alternativen zu diskutieren, wenn eine hohe gesundheitliche Gefährdung durch die Pflegefachkräfte benannt wird, dies aber seitens der ärztlichen Betreuung anders eingeschätzt wird.	Entwicklung von Konfliktlösungen zwischen Ärzten und Pflegefachkräften als organisationaler Prozess
Gesetzliche Vorgaben bzgl. des Einsatzes von Handlungsempfehlungen z. B. auch bei hohen Gefährdungen fehlen.	Notwendigkeit des Diskurses der rechtlichen Pflichten einer Einrichtungen bzw. der Rechte eines Bewohners auch im Umgang mit Substanzkonsum im angemieteten Wohnbereich (► Kap. 8)

◻ Tab. 2.1 Fortsetzung

Subjektive Rückmeldungen in qualitativen Diskussionsgruppen der Netzwerkpartner zu den Kölner Handlungsempfehlungen	Schlussfolgerung: To-Do's im zukünftigen Fachdiskurs
Schnelle und einfache Möglichkeit, die Eignung von Medikamenten für Ältere, deren Dosierung, Suchtpotenzial sowie Unverträglichkeiten bei Einnahme mehrerer Medikamente zu überprüfen	Entwicklung eines Prüfalgorithmus für Medikamente
Alternative Behandlungsangebote sowie sinnstiftende Freizeitaktivitäten sollten gelistet werden.	Notwendiger Einbezug von Krankenkassen, kirchlichen Institutionen, Sportvereinen etc.
Diese oder vergleichbare Handlungsempfehlungen sind ggf. auch als Standard in Qualitätssicherheitsmaßnahmen aufzunehmen.	Notwendige berufspolitische Diskussion zur Ergänzung von Qualitätssicherungsmaßnahmen zum Bereich Substanzkonsum unter Pflegebedürftigen

Die Spannungsfelder unterschiedlicher Meinungen und Positionen zwischen Disziplinen, in Teams, bei Angehörigenkontakten, aber auch seitens der zu Pflegenden selbst werden bleiben. Sie einer strukturierteren Lösungsfindung zuzuführen, würden wir den Lesern wünschen. In der wissenschaftlichen Fortführung der Handlungsempfehlungen bedarf es zukünftig noch mehr qualitativer und quantitativer Struktur-, Prozess- und Ergebnisevaluationen, um so die Kenntnisstände zu evidenzbasierter Pflege auch bei Suchtphänomenen älterer Pflegebedürftiger zu vertiefen.

Literatur

Afentakis A, Maier T (2010) Projektion des Personalbedarfs und -angebots in Pflegeberufen bis 2025. In: Statistisches Bundesamt, Wirtschaft und Statistik 11/2010: 990–1002

Arbeitsgemeinschaft der Wissenschaftlichen Medizinischen Fachgesellschaften e.V. (AWMF) (2016) Leitlinien. Online verfügbar unter: http://www.awmf.org/leitlinien.html. Zugriff: 30.06.2015

Augurzky B, Krolop S, Mennicken R, Schmidt H, Schmitz H, Terkatz S (2011) Pflegeheim Rating Report 2011. Boom ohne Arbeitskräfte? Executive Summary. Essen. Online verfügbar unter: http://www.rwi-essen.de/media/content/pages/publikationen/rwi-materialien/M_68_PRR-2011_ExecSum.pdf. Zugriff: 30.06.2015

Badura B, Ducki A, Schröder H, Klose J (2016) Fehlzeiten-Report 2016. Schwerpunkt: Neue Wege für mehr Gesundheit – Qualitätsstandards für ein zielgruppenspezifisches Gesundheitsmanagement. Springer, Berlin

Baumgärtner T (2011) Alter und Sucht. Zusammenfassung der Ergebnisse der Fachkräftebefragung zum Fortbildungsbedarf in den Systemen der Hamburger Suchtkranken- und Altenhilfe zur Unterstützung von älteren Menschen mit Suchtproblemen. Hamburg. Online verfügbar unter: www.sucht-hamburg.de/uploads/docs/137.pdf. Zugriff: 30.05.2016

Bundesagentur für Arbeit (2014) Der Arbeitsmarkt in Deutschland – Fachkräfteengpassanalyse Dezember 2014. Nürnberg. Online verfügbar unter: http://statistik.arbeitsagentur.de/Statischer-Content/Arbeitsmarktberichte/Fachkraeftebedarf-Stellen/Fachkraefte/BA-FK-Engpassanalyse-2014-12.pdf. Zugriff: 02.06.2016

Deutsches Netzwerk zur Qualitätsentwicklung in der Pflege (DNQP) (2016) Laufende und bisherige Projekte. Online verfügbar unter: https://www.dnqp.de/de/informationen/#c251965. Zugriff: 30.05.2016

Ehrentraut O, Hackmann T, Krämer L, Schmutz S (2015) Zukunft der Pflegepolitik – Perspektiven, Handlungsoptionen und Politikempfehlungen. Bonn, Friedrich Ebert Stiftung. Online verfügbar unter: http://library.fes.de/pdf-files/wiso/12140.pdf. Zugriff: 02.06.2016

Farin E, Glattacker M, Jäckel WH (2011) Leitlinien und Leitlinienforschung. Übersicht und Stand der Leitlinienimplementierung in der medizinischen Rehabilitation. Bundesgesundheitsblatt, Gesundheitsforschung, Gesundheitsschutz 54(4): 429–435

Flick U, Röhnsch G (2011) Vulnerable Bevölkerungsgruppen. In: Schaeffer D, Wingenfeld K (Hrsg.) Handbuch Pflegewissenschaft. Juventa, Weinheim. S. 447–468

Geyer D (2009) Spezifische Ansätze der Rehabilitation älterer Suchtkranker. In: Adler G, Gutzmann H, Haupt M, Kortus R, Wolter D (Hrsg.) Seelische Gesundheit und Lebensqualität im Alter. Kohlhammer, Stuttgart. S. 340–353

Görres S. et al (2010) Imagekampagne für Pflegeberufe auf der Grundlage empirisch gesicherter Daten. Einstellungen

von Schüler/innen zur möglichen Ergreifung eines Pfle-
geberufes. Ergebnisbericht. Bremen, Institut für Public
Health und Pflegeforschung. Online verfügbar unter:
http://www.public-health.uni-bremen.de/veroeffentli-
chungen/ipp-schriften/. Zugriff: 01.06.2016

Isfort, M, Rottländer R, Weidner F, Tucman D, Gehlen D, Hylla
J (2016) Pflege-Thermometer 2016. Eine bundesweite
Befragung von Leitungskräften zur Situation der Pflege
und Patientenversorgung in der ambulanten Pflege.
Hrsg.: Deutsches Institut für angewandte Pflegefor-
schung e. V. (dip), Köln. Online verfügbar unter: http://
www.dip.de/fileadmin/data/pdf/projekte/Endbericht_
Pflege-Thermometer_2016-MI-2.pdf. Zugriff: 01.06.2016

Jonas I (1999) Suchttherapie speziell für Ältere in der Fachklinik Fredeburg. „Die Welt wieder mit anderen Augen
sehen". Pro Alter 32:1, 13–16

Kämper B (2009) Drogenabhängigkeit und ambulante Pflege
– Eine Falldarstellung. Suchttherapie 10: 25–27

Keller K, Hoff T, Isfort M, Kuhn U, Färber N (2015) Systematisierte Pflegehandlungsempfehlung für die Mitarbeitenden
von Altenpflegeeinrichtungen (vorrangig teil-/vollstatio-
när) zum Umgang mit und zur Reduzierung des Konsums
von legalen Suchtmitteln (Alkohol, Medikamente, Nikotin). KatHO NRW, Köln. Online verfügbar unter: http://
www.sanopsa.de/internet/projektergebnisse/. Zugriff:
01.06.2016

Köller V (2015) Psychisch krank in der Pflege – Psychische
Belastungen durch den Beruf, Möglichkeiten zu Prävention und Rehabilitation. Analysen und Konzepte zur
Wirtschafts- und Sozialpolitik. Köln, Friedrich Ebert Stiftung 03, 1–4. Online verfügbar unter: http://library.fes.de/
pdf-files/wiso/11244.pdf. Zugriff: 01.06.2016

Kopp I (2010) Leitlinien der Wissenschaftlichen Medizinischen
Fachgesellschaften in der AWMF. In: Lauterbach K (Hrsg.)
Gesundheitsökonomie, Management und Evidence-based Medicine. Handbuch für Praxis, Politik und Studium.
3. Aufl. Schattauer, Stuttgart. S. 504–512

Kuhn S, Haasen, C (2009) Repräsentative Erhebung zum
Umgang mit suchtmittelabhängigen älteren Menschen
in stationären und ambulanten Pflegeeinrichtungen.
Abschlussbericht. Hamburg, Zentrum für Interdisziplinäre Suchtforschung an der Universitätsklinik Hamburg.
Online verfügbar unter: http://www.zis-hamburg.de/
uploads/tx_userzis/Kuhn_Haasen_2009_Abschlussbe-
richt_Sucht_im_Alter.pdf. Zugriff: 01.06.2016

Medizinischer Dienst des Spitzenverbandes Bund der Krankenkassen e. V. (2009) Grundlagen der MDK-Qualitätsprü-
fungen in der stationären Pflege, Essen

MGEPA (2014) Ministerium für Gesundheit, Emanzipation,
Pflege und Alter des Landes Nordrhein-Westfalen. Lan-
desberichterstattung Gesundheitsberufe NRW 2013.
Düsseldorf. Online verfügbar unter: https://broschueren.
nordrheinwestfalendirekt.de/herunterladen/der/datei/
landesberichterstattung-pdf/von/landesberichterstat-
tung-gesundheitsberufe-nordrhein-westfalen-2013/
vom/mgepa/1708. Zugriff: 02.06.2016

Oer S (2000) Auf Spurensuche. Die Sucht von Heimbewohnern
erkennen und richtig reagieren. Heim + Pflege 8: 298–301

Ostwald DA, Ehrhard T, Bruntsch F, Schmidt H, Friedl C (2011)
Fachkräftemangel. Stationärer und ambulanter Bereich
bis zum Jahr 2030. Frankfurt. Online verfügbar unter:
http://www.forum-gesundheitspolitik.de, Zugriff:
22.06.2011

Rothgang H, Müller R, Unger R (2012) Themenreport „Pflege
2030". Was ist zu erwarten – was ist zu tun? Gütersloh,
Bertelsmann Stiftung. Online verfügbar unter: https://
www.bertelsmann-stiftung.de/de/publikationen/
publikation/did/themenreport-pflege-2030/. Zugriff:
02.06.2016

Schäufele M, Weyerer S, Hendlmeier I, Köhler L (2009) Alkoholbezogene Störungen bei Menschen in Einrichtungen der
stationären Altenhilfe: eine bundesweite repräsentative
Studie. Sucht 55(5): 292–302

Schiemann D, Moers M (2004) Expertenstandard und Audit-
Instrument auf dem Prüfstand- Erkenntnisse und Schluss-
folgerungen aus dem Pilotprojekt. In: DNQP (Hrsg.)
Expertenstandard Dekubitusprophylaxe in der Pflege.
Entwicklung – Konsentierung – Implementierung. 2. Aufl.
DNQP, Osnabrück

Schmitz F, König D (2007) Alkohol und Tabletten im Pflegeheim – was tun? Die Schwester/Der Pfleger 46(7):
586–590

Schulz M, Reif K (2002) Evidence-based Nursing – ein Modell
für Deutschland? Die Schwester/Der Pfleger 41, 322–326

Statistische Ämter des Bundes und der Länder (2001) Pflege-
statistik 1999. Pflege im Rahmen der Pflegeversicherung
– Deutschlandergebnisse. Bonn

Statistische Ämter des Bundes und der Länder (2003) Pflege-
statistik 2001. Pflege im Rahmen der Pflegeversicherung
– Deutschlandergebnisse. Bonn

Statistische Ämter des Bundes und der Länder (2005) Pflege-
statistik 2003. Pflege im Rahmen der Pflegeversicherung
– Deutschlandergebnisse. Bonn

Statistische Ämter des Bundes und der Länder (2007) Pflege-
statistik 2005. Pflege im Rahmen der Pflegeversicherung
– Deutschlandergebnisse. Bonn

Statistische Ämter des Bundes und der Länder (2008) Pflege-
statistik 2007. Pflege im Rahmen der Pflegeversicherung
– Deutschlandergebnisse. Wiesbaden

Statistische Ämter des Bundes und der Länder (2010a) Auswirkungen auf Krankenhausbehandlungen und Pflegebedürftige im Bund und in den Ländern. Wiesbaden

Statistische Ämter des Bundes und der Länder (2010b) Pflege-
statistik 2009. Pflege im Rahmen der Pflegeversicherung
– Deutschlandergebnisse. Wiesbaden

Statistische Ämter des Bundes und der Länder (2015) Pflege-
statistik 2013. Pflege im Rahmen der Pflegeversicherung
– Deutschlandergebnisse. Wiesbaden

Werner S (2011) Alkohol- und Medikamentenabhängigkeit im
Pflegeheim – oft fehlen die richtigen Konzepte. Pflege-
zeitschrift 64(2): 70–73

Wieland R (2010) Barmer GEK Gesundheitsreport 2010. Berlin.
Online verfügbar unter: http://www.barmer-gek.de.
Zugriff: 13.07.2011

Medikamentenabhängigkeit im Alter – Handlungsleitlinien zum pflegerischen Umgang

Rüdiger Holzbach

© Springer-Verlag GmbH Deutschland 2017
T. Hoff, U. Kuhn, S. Kuhn, M. Isfort (Hrsg.), *Sucht im Alter – Maßnahmen und Konzepte für die Pflege*,
DOI 10.1007/978-3-662-53214-0_3

3.1   Einleitung

Mit steigendem Alter steigt das Risiko für körperliche und psychische Erkrankungen. Entsprechend nehmen ältere Menschen oft eine Vielzahl an Medikamenten ein. 6–8% aller Medikamente haben ein Abhängigkeitsrisiko. Relevant sind hierbei einerseits die große Gruppe der Schlaf- und Beruhigungsmittel sowie andererseits opiathaltige Schmerzmittel. Amphetamine, also Medikamente zur Erhöhung der Wachheit bzw. Aufmerksamkeit, haben im Alter keine Bedeutung mehr.

Dieser Beitrag legt seinen Schwerpunkt auf das Thema der Schlaf- und Beruhigungsmittel. Dazu gehören die Gruppe der Benzodiazepine und die sog. Z-Drugs oder »Non-Benzodiazepine« Zaleplon, Zolpidem und Zopiclon (vgl. ❏ Tab. 3.3). Ein kürzerer Abschnitt (▶ Abschn. 3.9) ist dem Aspekt Schmerzmittel im Alter gewidmet.

3.2   Wissenswertes zu Benzodiazepinen und Z-Drugs

Benzodiazepine und Z-Drugs werden häufig in der Akutbehandlung psychischer Störungen eingesetzt, da sie initial in der Regel sehr gut vertragen werden und die meisten psychischen Leiden mildern. So wirken sie nicht nur gegen Schlafstörungen, sondern helfen auch bei Ängsten, Unruhe, depressiven Zuständen bis hin zu schweren suizidalen Krisen sowie Erregungszuständen.

Jeweils etwa ein Drittel aller Verschreibungen gehen an Menschen unter 50 Jahren, an 50- bis 70-Jährige und an über 70-Jährige (❏ Tab. 3.1; Holzbach et al. 2010). Also erhalten vor allem ältere Menschen häufig diese Art von Medikamenten. So bekommen rund 13% aller Personen ab 70 Jahren Benzodiazepine (Helmchen et al. 1996). In Alten- und Pflegeheimen ist die Prävalenz noch höher: 15,6% der zu Pflegenden nehmen Benzodiazepine ein, zwei Drittel davon bereits seit 6 Monaten täglich (Weyerer et al. 1997). In Deutschland gibt es ca. 1,2–1,4 Mio. Langzeitanwender von Benzodiazepinen oder Z-Drugs. Auch hier sind ältere Menschen überrepräsentiert (❏ Tab. 3.1).

Obwohl Benzodiazepine und Z-Drugs zu Beginn der Behandlung sehr gut wirken und vertragen werden, empfehlen die Leitlinien der Fachgesellschaften zu den diversen Einsatzgebieten der Substanzen, diese nur für kurze Zeit einzusetzen. Grund ist die rasche Gewöhnung an die Substanzen und das damit einhergehende Abhängigkeitsrisiko.

> ❯ **Wegen rascher Gewöhnung Benzodiazepine und Z-Drugs nur kurze Zeit geben!**

Um diesen **raschen Gewöhnungseffekt** zu verstehen, sind Benzodiazepine mit langer Halbwertszeit besonders geeignete Beispiele: Diazepam, einer der bekanntesten Vertreter aus der Gruppe der Benzodiazepine, wird über die ebenfalls als Benzodiazepine wirksamen Abbauprodukte Nordazepam und Oxazepam verstoffwechselt. Der Körper braucht rund 150 Stunden, um so aus einer ganzen Tablette eine halbe Tablette zu machen.

Werden jeden Abend z. B. 5 mg Diazepam zum Schlafen genommen, also in einem Dosierabstand von 24 Stunden, dann ist am 2., 3., 4. und 5. Tag nach der Einnahme der ersten Tablette diese noch nicht zur Hälfte abgebaut. Die Konzentration des Wirkstoffs steigt im Körper nach 2–3 Wochen auf ca. 45 mg an, sie kumuliert. Würde man diese Dosis von 45 mg einem »ungeübten« Menschen geben, so würde er vermutlich mehr als 24 Stunden lang schlafen. Durch die rasche Gewöhnung stehen aber selbst ältere Menschen mit verlangsamter Verstoffwechselung am nächsten Morgen wieder auf und verlangen am nächsten Abend wiederum nach ihrer Schlafmedikation.

Randbemerkung: Dadurch, dass der Körper, je höher die Konzentration eines Benzodiazepin ist, umso mehr ausscheiden kann, steigt die Konzentration nicht immer weiter an (Fließgleichgewicht zwischen aufgenommener und ausgeschiedener Menge).

3.3   Nebenwirkungen erkennen

Grundsätzlich kommt pflegenden Berufen eine hohe Verantwortung bei der Überwachung medizinischer Maßnahmen zu.

> ❯ **Die Krankenbeobachtung ist eine zentrale pflegerische Aufgabe.**

◻ Tab. 3.1 Epidemiologie der Verschreibung von Benzodiazepinen und Z-Drugs (Holzbach et al. 2010)

	Durchschnitts-alter (Jahre)	Anteil (%)		
		bis 50 Jahre	50–70 Jahre	über 70 Jahre
Gemäß Leitlinie	56,2	82,5	65,6	50,6
Zeitlich zu lange niedrige Dosis	67,7	7,9	16,3	25,1
Zeitlich zu lange mittlere Dosis	67,6	3,5	7,5	11,3
Zeitlich zu lange höhere Dosis	65,0	6,1	10,6	13,1
Gesamt	59,8	100	100	100
Anteil am Gesamtkollektiv aller Patienten	–	31,6	35,1	33,4

Durch ihre hohe Präsenzzeit beim Patienten können Pflegende Veränderungen jeglicher Art in der Regel schneller und besser erkennen als der behandelnde Arzt, der die Betroffenen häufig nur in großen Abständen und für kurze Zeit sieht. Dabei bestehen aber 2 Probleme:

- Die einzelnen beobachteten Symptome können nur dann richtig bewertet werden, wenn sie in ihrer Summe einer entsprechenden Störung bzw. einem Krankheitsbild zugeordnet werden können (eine Frage des pflegerischen Fachwissens).
- Diese Information muss so an den Arzt weitervermittelt werden, dass er auch Konsequenzen für die Behandlung zumindest erwägt bzw. einleitet (eine Frage der Kommunikation und des ärztlichen Fachwissens).

Gerade beim zweiten Punkt haben wir beim Thema Langzeitgebrauch von Benzodiazepinen und Z-Drugs eine Besonderheit: Häufig fehlt hierzu Ärzten das notwendige Wissen. Insoweit kann bei diesen Themenfeld auf die pflegenden Berufe nicht nur die Aufgabe zukommen, die entsprechende Krankenbeobachtung an den Arzt weiterzugeben, sondern dieses auch mit dem entsprechenden Fachwissen – »typische Nebenwirkung von Benzodiazepinen« – zu verknüpfen.

Leider wurde über viele Jahrzehnte beim Thema Langzeitgebrauch von Schlaf- und Beruhigungsmitteln einseitig auf das Thema der Abhängigkeit fokussiert. Viele der Langzeitanwender, insbesondere ältere Menschen, erfüllen aber nicht die Kriterien der

Abhängigkeit. Eine solche liegt vor, wenn mindestens 3 der Kriterien in der folgenden Übersicht innerhalb eines Jahres erfüllt sind (Dilling et al. 1999). Es macht deshalb wesentlich mehr Sinn, von »Nebenwirkungen« zu sprechen, die im Verlauf der Langzeiteinnahme auftreten können.

Kriterien der Abhängigkeit gemäß ICD-10 (International Statistical Classification of Diseases and Related Health Problems)

- Wunsch/Zwang Substanz zu konsumieren
- Verminderte Kontrollfähigkeit bezüglich Beginn, Beendigung und Menge
- Körperliche Entzugssymptome
- Toleranz/Dosissteigerung
- Erhöhter Zeitaufwand für Beschaffung und Erholung von der Substanz, Vernachlässigung anderer Interessen
- Fortgesetzter Konsum trotz Folgeschäden

Eine Abhängigkeit liegt vor, wenn mindestens 3 Kriterien innerhalb eines Jahres erfüllt sind (Dilling et al. 1999).

Weil die Abhängigkeitskriterien häufig nicht erfüllt sind, man das Thema aber im Bereich von Sucht- und Abhängigkeit einordnete, wurde in der Fachliteratur der Begriff der Niedrigdosisabhängigkeit (low-dose dependency) eingeführt. Dies ist der Tatsache geschuldet, dass viele Patienten über z. T. Jahrzehnte die Dosis nicht steigern, die Kriterien einer Abhängigkeit nicht erfüllt sind, sie andererseits aber beim Absetzen Entzugserscheinungen entwickeln.

Der eher verharmlosend wirkende Begriff der Niedrigdosisabhängigkeit führt bei Betroffenen, aber auch bei behandelnden Ärzten dazu, dass erst eine Dosissteigerung als Problem und Anlass für eine Intervention gesehen wird. Wesentlich günstiger erscheint das von Holzbach (2009) entwickelte Modell eines 3-Phasen-Verlaufs der Nebenwirkungen, das mittlerweile zu einem 5-stufigen System fortgeschrieben wurde.

3.4 5-Phasen-Modell des Benzodiazepin-Langzeitgebrauchs

Das Phasenmodell (Holzbach 2016) bietet mehrere Vorteile:

- Weitgehende Vermeidung der Begriffe Abhängigkeit oder Sucht, mit denen sich ein Großteil der älteren Patienten (zu Recht) nicht richtig eingestuft fühlt.
- Darstellung des phasenhaften Verlaufs der Nebenwirkungen.
- Die Betroffenen können z. B. mit dem Lippstädter Benzo-Check (▶ Abschn. 3.11) selbst überprüfen, ob und wie stark bei ihnen mögliche Nebenwirkungen der Langzeiteinnahme ausgeprägt sind.

> **Praxistipp**
>
> Mit den 12 Fragen des Lippstädter Benzo-Check (▶ Abschn. 3.11) können Betroffene oder Pflegende rasch überprüfen, ob Nebenwirkungen durch die Langzeiteinnahme von Benzodiazepinen oder Z-Drugs vorliegen.

Nicht jede längere Einnahme von Benzodiazepinen oder Z-Drugs führt zu Nebenwirkungen. Auch wenn die nachfolgend beschriebenen Nebenwirkungen auftreten, muss immer eine Abwägung der Vor- und Nachteile der Behandlung erfolgen. Dabei sind die Betroffenen so weit wie möglich einzubeziehen.

Das Ausmaß von Nebenwirkungen ist dosisabhängig. Dabei darf nicht allein die aktuell eingenommene Dosis betrachtet werden, sondern der je nach Halbwertszeit (HWZ) der Substanz unter Umständen **kumulierte Wirkspiegel**. Um die Dosis der verschiedenen Präparate vergleichbar zu machen, wird die sog. **Äquivalenzdosis** bezogen auf Diazepam berechnet (◘ Tab. 3.2).

Die so errechnete **kumulierte Diazepam-Äquivalenzdosis** kann zur Orientierung innerhalb des Phasenmodells dienen. Dazu 2 Beispiele:

- 15 mg Zopiclon entspräche etwa 10 mg Diazepam unter Berücksichtigung der Halbwertszeit und des (hier nicht vorhandenen) Kumulationseffekts.
- 2 mg Flunitrazepam würden so zu rund 53 mg Diazepam-Äquivalent.

3.4.1 Beschreibung der 5 Phasen der Langzeiteinnahme von Benzodiazepinen

1. Prodromalphase:	≤ 10 mg kumulierte Diazepam-Äquivalenzdosis
2. Wirkumkehrphase:	10–20 mg
3. Apathiephase:	20–30 mg
4. Suchtphase:	30–60 mg
5. Intoxikationsphase:	> 60 mg

1. Die **Prodromalphase** reicht bis zu einem Dosisbereich von 10 mg kumulierter Diazepam-Äquivalenzdosis. In dieser Phase können, müssen aber keine Nebenwirkungen auftreten. Die Überprüfung im Hinblick auf Nebenwirkungen ist mittels Benzo-Check möglich (▶ Abschn. 3.11).

2. Die **Wirkumkehrphase**, ist gekennzeichnet durch Entzugserscheinungen aufgrund einer „relativen Unterdosierung": Betroffene bräuchten aufgrund der Gewöhnung an das Medikament eine höhere Dosierung, als sie derzeit einnehmen, und sind durch diese Unterdosierung entzügig. Vereinfacht kann man sich dies wie bei einem Auto vorstellen, bei dem auf die Bremse gedrückt wird

◻ Tab. 3.2 Berechnung der kumulierten Dosis in Diazepam-Äquivalenzdosis

Substanz	HWZ inkl. aktiven Metaboliten (in h)	Faktor für kumulierte Dosis[1]	Faktor für Äquivalenzdosis	Gesamtfaktor[2]
Alprazolam	22–30	2	6,66	13,32
Bromazepam	10–20	1	1,66	1,66
Brotizolam	6–16	1	20	20
Chlordiazepoxid	90–300	10	0,2	5
Clobazam	60–160	7	0,5	3,5
Clonazepam	30–40	2	5	10
Clotiazepam	20–35	2	2	4
Diazepam	65–260	9	1	9
Dikaliumclorazepat	45–220	8	0,5	4
Flunitrazepam	16–35	2	13,33	26,66
Flurazepam	40–250	8	0,33	2,64
Loprazolam	6–12	1	6,66	6,66
Lorazepam	8–24	1	5	5
Lormetazepam	20–40	2	6,66	13,32
Midazolam	3–5	1	1,33	1,33
Nitrazepam	15–38	1	2	2
Nordazepam	45–220	7	0,5	3,5
Oxazepam	10–20	1	0,33	0,33
Prazepam	45–220	9	0,5	4,5
Temazepam	5–14	1	0,5	0,5
Tetrazepam	8–22	1	0,2	0,2
Triazolam	2,5	1	20	20
Zopiclon	4–6	1	0,66	0,66
Zolpidem	1–3	1	0,5	0,5
Zaleplon	1	1	0,5	0,5

[1] Die Menge in mg des eingenommenen Präparates mal dem *Faktor für die kumulierte Dosis* ergibt die kumulierte Dosis des Präparats.
[2] Die Menge in mg des eingenommenen Präparats mal dem *Gesamtfaktor* ergibt die kumulierte Dosis als Diazepam-Äquivalenzdosis (durch die Umrechnung auf die Wirkstärke von Diazepam werden unterschiedliche Präparate in ihrer Wirkstärke vergleichbar).

(Medikamentenwirkungen) und diese Verlangsamung dadurch ausgeglichen wird, dass auf das Gaspedal getreten wird (Gegenregulation). Je stärker der Körper sich daran gewöhnt hat, je mehr Gas er also gibt, umso mehr überwiegt die Gegenregulation.

Über diesen Effekt lassen sich auch Entzugserscheinungen erklären: Im Entzug wird mit dem Ausschleichen der Medikamente im übertragenen Sinne weniger Druck auf das Bremspedal ausgeübt, sodass die Gegenregulation – das Gasgeben – überwiegt und somit

Entzugserscheinungen auftreten. Entsprechend zeigen sich in Phase 2 der Langzeiteinnahme Symptome wie (wiederauftretende) Schlafstörungen, Ängstlichkeit, Unruhe, Stimmungsschwankungen, vermehrte Reizbarkeit, Dünnhäutigkeit bzw. geringe Belastbarkeit sowie körperliche Missempfindungen. Die kumulierte Diazepam-Äquivalenzdosis liegt bei 10–20 mg.

„Relative Entzugserscheinungen" können auch parallel zu Symptomen der Phasen 3 und 4 auftreten, wenn Betroffene ihre Dosis in diesen Phasen über einen längeren Zeitraum konstant halten.

3. Wird die Dosis weiter gesteigert – in den Bereich von 20–30 mg kumulierter Diazepam-Äquivalenzdosis – so treten typische Symptome der **Apathiephase** auf. Diese ist gekennzeichnet durch eine Trias aus emotionaler Abstumpfung, kognitiv-mnestischen Defiziten und fehlender körperlicher Energie:
   - Die Betroffenen können sich aufgrund der emotionalen Abstumpfung nicht mehr richtig freuen, empfinden aber auch keine tiefer gehende Traurigkeit.
   - Die kognitiv-mnestischen Defizite zeigen sich in herabgesetzter Konzentrations- und Merkfähigkeit, Gedächtnisproblemen sowie in der Schwierigkeit, sich auf neue Situationen einzustellen.
   - Die fehlende körperliche Energie kann einerseits als körperliche Schwäche, andererseits als fehlender Antrieb erscheinen.
   Diese Symptomtrias weist einen weiten Überlappungsbereich mit depressiven und demenziellen Syndromen auf. Insoweit ist insbesondere im Bereich der Altenpflege die Differenzialdiagnostik schwierig. Vielfach wird eine klare diagnostische Zuordnung nicht möglich sein. Dann ist unbedingt ein Ausschleichversuch zu erwägen, da darüber eine eindeutige Klärung möglich ist. In einzelnen Fällen werden Betroffener und behandelnder Arzt, gerade weil der Betroffene entsprechend der oben beschriebenen Symptome als instabil und behandlungsbedürftig erscheint, sich nicht

trauen, Benzodiazepin oder Z-Substanz auszuschleichen. In diesen Fällen ist ein stationärer Entzug zu erwägen.

4. Erst wenn die Dosis in den Bereich von 30–60 mg kumulative Diazepam-Äquivalenzdosis gesteigert wird, sind regelhaft mehrere Kriterien einer Suchterkrankung erfüllt (**Suchtphase**). Bei solchen Dosierungen erfolgt die Verschreibung der Medikamente meist nicht mehr durch nur *einen* Arzt, sondern mehrere Ärzte stellen „die Versorgung" sicher oder es folgt die Beschaffung über Dritte bzw. illegale Wege. Dieses „Beschaffungsverhalten" wird bei älteren Menschen nur sehr selten beobachtet.

5. In der **Intoxikationsphase** liegt die eingenommene Dosierung über 60 mg kumulativer Diazepam-Äquivalenzdosis. Am auffälligsten bei diesen Patienten ist der aufgehobene Tag-Nacht-Rhythmus: Einerseits sind die Betroffenen ständig schläfrig, schlafen z. T. auch während eines Gesprächs (kurz) ein, erreichen jedoch keine längeren Schlafphasen am Stück. So können Intoxikierte unter Umständen in einem Gespräch, indem sie gerade für kurze Zeit eingeschlafen sind, sagen, dass sie überhaupt nicht mehr schlafen können und deshalb eine höhere Dosierung brauchen. Weitere Symptome sind massive Konzentrations- und Merkfähigkeitsstörungen, reduzierter Antrieb, Distanzlosigkeit sowie fehlende Selbstkritik. Die eingenommenen Dosierungen sind in der Regel nur illegal zu beschaffen. Entsprechend ist die Intoxikationsphase in der Altenhilfe, wenn überhaupt, bei (ehemaligen) Drogenpatienten anzutreffen.

3.5   Ansprache von Arzt und Betroffenen

Außer durch tägliche Beobachtung entsprechender Veränderungen bei Langzeiteinnahme von Benzodiazepinen und Z-Drugs können die Symptome auch mittels Lippstädter Benzo-Check (LBC) erfasst werden (▶ Abschn. 3.11). Der LBC ist dabei eher Motivationsmittel als Diagnostikinstrument. (Nicht Fragebögen stellen Diagnosen, sondern Ärzte und Psychologen.) Denn Betroffene können selbst anhand 12 einfacher Fragen überprüfen, ob bei ihnen bestimmte Veränderungen aufgetreten sind, und darüber den Hinweis erhalten, dass diese Beschwerden Folgen der Langzeiteinnahme der Medikamente sind.

Der Bogen ist so aufgebaut, dass unspezifische Symptome wie z. B. Schlafstörungen weniger Punkte ergeben als typische Veränderungen, z. B. „Einnahme aus anderen Gründen als ursprünglich". Entsprechend erfolgt die Rückmeldung in 3 Stufen: Symptome sind „möglicherweise", „wahrscheinlich" oder aber „mit hoher Wahrscheinlichkeit" Folgen der Langzeiteinnahme von Benzodiazepinen oder Z-Drugs.

Verstehen Betroffene, dass ihre Beschwerden Folgen der Medikamenteneinnahme sind, erwächst hieraus die Motivation für einen Ausschleichversuch. Negativ besetzte Begriffe wie Abhängigkeit oder Sucht, die nur Widerstände hervorrufen, werden so vermieden. Auch das Erklären von Begrifflichkeiten wie Niedrigdosisabhängigkeit entfällt. Der Lippstädter Benzo-Check kann darüber hinaus als Verlaufsinstrument eingesetzt werden, um Verschlechterungen bei fortgesetzter Entnahme zu objektivieren. Er kann online kostenlos heruntergeladen werden unter: www.lwl-kurzlink.de/benzo-check.

> **Praxistipp**
>
> Vermeiden Sie im Gespräch mit Betroffenen und Ärzten die negativ besetzten Begriffe Abhängigkeit und Sucht, da diese nur Widerstände, Schuldgefühle oder Diskussionen auslösen.

Um die Patienten über die Nebenwirkungen der Langzeiteinnahme von Benzodiazepinen und Z-Drugs aufzuklären, kann man kostenlose Informationsmaterialien über die Internetseiten der Deutschen Hauptstelle für Suchtfragen (www.dhs.de) beziehen oder den Flyer aus der Serie „Fragen an den Suchtdoktor" zum Langzeitgebrauch von Schlaf- und Beruhigungsmitteln lesen (www.lwl-kurzlink.de/sd9). Informationsbroschüren ersetzen natürlich nicht das persönliche Gespräch. Sie unterstützen das pflegerische Gespräch aber im Sinne einer Vor- oder Nachbereitung. Auch zur zeitsparenden Information von Angehörigen sind sie sehr nützlich.

Um dem behandelnden Arzt nicht nur die beobachteten Symptome mitzuteilen, die auf mögliche Nebenwirkungen hinweisen, sondern auch die Vermutung, dass dies Folge der Langzeiteinnahme ist, muss nochmals darauf hingewiesen werden, dass die meisten Ärzte diese Zusammenhänge nicht kennen. Die Schwierigkeit besteht folglich darin, nicht besserwisserisch oder gar kränkend-belehrend auf den möglichen Zusammenhang mit der Medikamenteneinnahme hinzuweisen. Hinzu kommt, dass der Arzt in der Regel der bisher Verschreibende ist und sich deshalb mit dem Verdacht „Nebenwirkungen durch die Langzeitverschreibung" zusätzlich angegriffen fühlen könnte.

Während ein Arzt dankbar auf solche Hinweise reagiert, reagiert ein anderer abweisend oder gar ärgerlich. Ist mit einer negativen Reaktion zu rechnen, sollte überlegt werden, wer vom Team oder aus der Leitungsebene die Beobachtung und den vermuteten Zusammenhang am besten zur Sprache bringen kann. Im Interesse der Patienten sollte das Gespräch immer gesucht werden. Ein solches Pflege-Arzt-Gespräch sollte auch vor dem Gespräch und der Aufklärung des Patienten erfolgen. Je nach Konstellation ist zudem zu entscheiden, ob man Angehörige der Patienten einbezieht.

3.6 Begleitung im Entzug

Nach der Entscheidung, Benzodiazepine bzw. Non-Benzodiazepine auszuschleichen, ist es wichtig, dass einerseits das richtige pharmakologische Vorgehen gewählt wird und andererseits die Information des Patienten zum Entzug und seine Begleitung angemessen erfolgt. Auf das pharmakologische Vorgehen hat naturgemäß das Pflegepersonal nur geringen Einfluss. Trotzdem wird nachfolgend die Vorgehensweise ausführlich beschrieben, um das Vorgehen des Arztes zu verstehen und gegebenenfalls durch entsprechende Hinweise ungünstige Strategien zu korrigieren.

Am Anfang steht die Ermittlung der bisher regelmäßig eingenommenen Dosis. Wurde die Medikation bisher vom Pflegepersonal gestellt, ist dies nicht schwierig. Hat der Betroffene die Medikation eigenständig eingenommen, wird sehr genau nachgefragt, denn es gilt:

❗ Cave

Aus falscher Scham werden manchmal zu niedrige Dosierungen genannt: Deshalb genau nachfragen.

Es empfiehlt sich, zur Abdosierung auf Oxazepam oder Clonazepam umzusteigen, da sie sich aufgrund ihrer Halbwertszeit und der günstigen Tablettenstückelung bzw. der Tropfenform besonders für kleine Reduktionsschritten eignen:

— Bei Oxazepam gibt es im Handel Tabletten mit 50 mg (für hohe Dosierung) oder 10 mg, die sich vierteln lassen, sodass sehr kleine Dosierungen à 2,5 mg dargestellt werden können.

— Clonazepam hat eine etwas längere Halbwertszeit als Oxazepam, ohne dass es zu gravierenden Kumulationseffekten kommt, und ist in Tropfenform erhältlich. Dies ermöglicht insbesondere das Ausschleichen sehr niedriger Dosierungen in mehreren kleinen Teilschritten.

Für die Umstellung reicht eine einfache Äquivalenztabelle (**❏** Tab. 3.3).

Die Umstellung erfolgt von einem Tag auf den anderen. Idealerweise wird die bisherige Dosis auf 4 Gaben am Tag verteilt, mindestens aber auf 2 Gaben. Dadurch wird der Medikamentenspiegel über 24 Stunden möglichst konstant gehalten. Fällt der Medikamentenspiegel unter einen bestimmten Schwellenwert („Entzugsschwelle"), beginnen Entzugserscheinungen (**❏** Abb. 3.1).

❯ Die Dosis des Medikaments über den Tag verteilen, damit Konzentrationsschwankungen keine unnötigen Entzugserscheinungen im Körper auslösen können.

Bei höheren Dosierungen ist Oxazepam günstiger (kein zeitaufwändiges und fehleranfälliges Tropfenzählen), bei niedrigeren Dosierungen sind die Tropfen günstiger (kleinere Reduktionsschritte als bei Tabletten). Die Reduktionsschritte und die Zeit zwischen ihnen sollten so gewählt sein, dass sich der Entzug nicht zu lange hinzieht. Als

❏ Tab. 3.3 Äquivalenztabelle zur Umrechnung auf Oxazepam bzw. Clonazepam

Wirkstoff	Menge des Wirkstoffs (in mg), die 30 mg Oxazepam bzw. 2 mg (20 Trpf.) Clonazepam entspricht
Brotizolam, Triazolam	0,5
Flunitrazepam	0,75
Alprazolam, Loprazolam, Lormetazepam	1,5
Lorazepam	2
Clotiazepam, Nitrazepam	5
Bromazepam	6
Midazolam	7,5
Diazepam	10
Zopiclon	15
Flurazepam	30
Clobazam, Dikaliumclorazepat, Medazepam, Nordazepam, Prazepam, Temazepam, Zolpidem	20
Chlordiazepoxid, Tetrazepam	50

Zeitintervalle bei älteren Menschen haben sich 5–7 Tage bewährt. Die Gesamtdauer sollte zwischen 3 Wochen und 3 Monaten liegen. Anfangs können die Reduktionsschritte größer sein, später niedriger.

Für Oxazepam kann folgendes Muster übernommen werden:

— über 100 mg Oxazepam   50-mg-Schritte
— ab 100 mg Oxazepam   30-mg-Schritte
— ab 40 mg Oxazepam   10-mg-Schritte
— ab 20 mg Oxazepam   5-mg-Schritte
— ab 10 mg Oxazepam   2,5-mg-Schritte

Nachfolgend dazu ein Beispiel für die Abdosierung einer kleinen eingenommenen Dosierung (bisher 3,75 mg Zopiclon – dies entspricht 5 Tropfen):

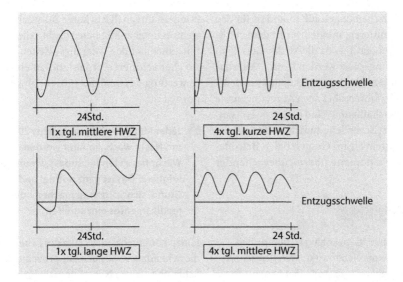

☐ Abb. 3.1   Dosisverlauf über den Tag (HWZ: Halbwertzeit)

Tag	Tropfen Clonazepam (2 mg/ml)
1–5	1 – 0 – 0 – 4
6–10	1 – 0 – 0 – 3
11–15	1 – 0 – 0 – 2
16–20	1 – 0 – 0 – 1
21–25	0 – 0 – 0 – 1
26	0! Geschafft!!!

Die eigentliche Aufgabe für die Pflegekräfte ist die Begleitung und Unterstützung im Entzug. Vielfach ist zu lesen, der Entzug von Benzodiazepinen sei „schlimmer als ein Heroinentzug". Dies trifft so nicht zu, insbesondere wenn er pharmakologisch fachgerecht wie oben skizziert angegangen wird.

Die häufigsten **Entzugserscheinungen** sind Schlafstörungen und eine Labilisierung der Stimmung. Dabei kann die Stimmung im Tagesverlauf mehrmals „rauf- und runtergehen". Auch gereizte Verstimmungen sind möglich. Ferner können alle Arten von körperlichen Missempfindungen auftreten, z. B. Taubheitsgefühle perioral oder an den Extremitäten, veränderte Wahrnehmung eigener Bewegungen oder Überempfindlichkeit gegen Berührungen. Manche Patienten leiden im Entzug an Überempfindlichkeit gegenüber Geräuschen, Gerüchen und Licht. Licht ist dann z. B. schnell grell und blendend, Gerüche sind unangenehm oder das Umfeld ist „einfach zu laut". Manche Patienten beklagen im Entzug Kopf- oder Muskelschmerzen. Vegetative Symptome wie Schwitzen, Puls- und Blutdruckanstieg sind kaum zu beobachten.

Das Risiko für Delir oder epileptische Anfälle ist bei schrittweiser Abdosierung sehr gering. Allerdings sollten entsprechende Risikopatienten (Epilepsieerkrankung, gehäuft Epilepsie in der Familie, schwere Schädel-Hirn-Verletzung in der Vorgeschichte) möglichst nur unter Krankenhausbedingungen entzogen werden.

Patienten sollten im Vorfeld über die möglichen Beschwerden im Entzug informiert werden. Dabei sollte weder verharmlost noch dramatisiert werden. Gerade bei älteren Menschen hat der Schlaf einen hohen Stellenwert. Dies gilt umso mehr für Menschen, die begonnen hatten, Benzodiazepine bzw. Non-Benzodiazepine wegen Schlafstörung zu nehmen. Deshalb ist die schlafhygienische Beratung ein zentraler Punkt in der Begleitung des Entzugs. Hier kommt Pflegekräften durch den engen Kontakt, gerade in der Nacht, besondere Bedeutung zu. Deshalb wird diesem Thema ein eigener Abschnitt gewidmet (▶ Abschn. 3.7).

❯ Schlafhygienische Beratung muss den Entzug begleiten.

Treten Entzugserscheinungen auf, so sind sie für den Arzt zu dokumentieren, möglichst mit dem zeitlichen Verlauf über den Tag, da die Medikation dann gegebenenfalls angepasst werden kann. „Alternative" Behandlungsmethoden wie Akupunktur, Reiki, Entspannungsverfahren, aber auch Anregungen wie „Ablenkung/Beschäftigung" sind mögliche Hilfsangebote von pflegerischer Seite zur Unterstützung des Entzugs. Vermitteln Sie im Gespräch den Betroffenen, dass die Phänomene nur vorübergehender Natur sind.

Praxistipp

Es lohnt sich bereits im Entzug zu überprüfen, ob Symptome der Nebenwirkungen sich schon mehr oder weniger zurückgebildet haben – dies kann ein wichtiger Motivationsschub sein!

3.7 Schlafhygienische Beratung

Um Menschen mit Schlafstörungen beraten zu können, muss man zunächst einiges über den gesunden, natürlichen Schlaf im Verlauf der Nacht, aber auch im Verlauf des Lebens wissen. Warum schlafen wir überhaupt? Der Schlaf dient einerseits der körperlichen Erholung, andererseits der Verarbeitung des tagsüber Erlebten. Hierunter ist vor allem das Abspeichern von Erinnerungen und Lernprozessen zu verstehen.

3.7.1 Normaler, natürlicher Schlafverlauf

Innerhalb einer geschlafenen Nacht durchlaufen wir verschiedene Schlafphasen. Neben sog. Tiefschlafphasen, in denen wir nur sehr schwer zu wecken sind, und Phasen, in denen wir träumen, gibt es Phasen mit sehr „leichtem" Schlaf, bei dem wir durch Störungen schnell wach werden. In einer Nacht durchlaufen wir mehrmals diese verschiedenen Phasen. Der Tiefschlaf dient der körperlichen Erholung, in den Traumphasen werden Gelerntes und Erlebtes „abgespeichert". Jeder Mensch mit gesundem Schlaf wird jede Nacht mindestens 20-mal kurz wach! Wir erinnern uns an dieses kurze Aufwachen aber nicht, wenn es unter 2–3 Minuten bleibt. Allerdings werden mit zunehmenden Alter diese Zeiten länger, sodass sie eher erinnert werden und zu einer negativen Bewertung des Schlafes führen, obwohl dies ganz normal ist.

> **Jeder Mensch wird mindestens 20-mal pro Nacht wach. Im Alter werden diese Wachphasen länger, sodass wir uns eher erinnern. Das ist ganz normal und kein Grund, sich Sorgen zu machen oder medikamentös einzugreifen.**

Hinzu kommt, dass im Laufe des Lebens sich sowohl die Schlafdauer wie auch der prozentuale Anteil der Schlafphasen pro Nacht (negativ für die Schlafqualität) verändern: Neugeborene schlafen 16 Stunden und länger, 20-Jährige im Schnitt 7–9 Stunden und 40-Jährige 6–8 Stunden. Mit 70 Jahren beträgt die Schlafdauer dann – körperliche Gesundheit vorausgesetzt – nochmals eine halbe bis ganze Stunde weniger.

Dabei gibt es keine allgemein „richtige" Schlafdauer. Da die Schlafdauer individuell sehr verschieden ist – bei Kurzschläfern weniger als 6 Stunden, Langschläfer brauchen mehr als 9 Stunden – muss bei Schlafstörungen im Alter zunächst erfragt werden, wie viele Stunden der Betroffene in jungen Jahren geschlafen hat, um die naturgemäße aktuell notwendige Schlafdauer zu ermitteln (entsprechend dem altersabhängigen Rückgang). Gesunde ältere Menschen brauchen nur noch wenig Schlaf. Andererseits können körperlich belastende Erkrankungen wie z. B. Herz-, Lungen- oder Tumorerkrankungen zu einem erhöhten Ruhebedürfnis bzw. zu einer verlängerten Schlafdauer führen.

Im nächsten Schritt muss zunächst eine realistische Zubettgehzeit erarbeitet werden: Braucht der Patient z. B. 6 Stunden Schlaf und geht bereits um 21:30 Uhr zu Bett, dann lässt sich leicht errechnen, dass er gegen 3:30 oder 4:00 Uhr wach wird und den Rest der Nacht nur noch döst. Hier stoßen wir auf eine zentrale Problematik älterer Menschen: Sie gehen früh zu Bett, weil ihnen langweilig ist, sie nichts mehr zu erledigen haben und sich in den Schlaf flüchten wollen.

Hierzu gibt es keine Patentlösung. Es ist einerseits eine gesellschaftliche Frage – wie gehen wir als

Gesellschaft mit älteren Menschen um – und es ist eine Frage, die jeder ältere Mensch für sich beantworten muss: Wie strukturiere ich meinen Tag, wie arrangiere ich mich mit eventuell vorhandenen Einschränkungen, wie beschäftige ich mich sinnvoll, damit mein Leben mehr Freude bereitet? Es ist auch eine Herausforderung für Pflegende von älteren Menschen, sie auf diesem Weg zu unterstützen und zu begleiten. Dies ist sicherlich auch eine Frage finanzieller Ressourcen, aber nicht ausschließlich.

Der Schlaf älterer Menschen ist nicht nur kürzer, sondern auch weniger erholsam. Ein Mensch verbringt mit 20 Jahren in einer geschlafenen Nacht 20–25% im körperlich erholsamen Tiefschlaf, ab 40 Jahren aber nur noch maximal 5%. Somit ist der Schlaf im Alter flacher und weniger erholsam.

Viele Menschen mit Schlafstörungen haben Angst, dass sie durch zu wenig Schlaf krank würden, aber der Körper holt sich den Schlaf, den er braucht! Zunächst muss man dazu wissen und Betroffene entsprechend informieren, dass die **Mindestschlafzeit** von 2–3 Stunden in 24 Stunden nur mit „Gewalt" verhindert werden kann. Bei diesen 2–3 Stunden ist es egal, ob am Stück oder in mehreren Etappen geschlafen wird.

Leider haben wir, sobald wir schlafen, keinen Zeitsinn. Das heißt, nur durch äußere Umstände, insbesondere über eine Uhr, können wir abschätzen, ob wir nur für Sekunden oder mehrere Stunden geschlafen haben. Entsprechend schätzen Menschen mit Schlafstörungen grundsätzlich ihre Schlafdauer zu niedrig ein.

3.7.2 Indikatoren für und der Umgang mit Schlafstörungen

Ein zentraler Indikator für Schlafstörungen ist, dass durch den gestörten Schlaf auch tagsüber Beeinträchtigungen entstehen, wie Müdigkeit, Konzentrationsstörungen und Gereiztheit. Ist dies nicht der Fall, liegt keine Schlafstörung im engeren Sinn vor und es besteht keine gesundheitliche Gefährdung. Das längere nächtliche Wachliegen ist „nur" störend oder ärgerlich.

Leider verselbstständigen sich Schlafstörungen schnell. Hat man eine oder mehrere Nächte in Folge schlecht geschlafen, ist es nicht verwunderlich,

wenn Betroffene abends, wenn sie ins Bett gehen, den Gedanken haben: „Hoffentlich kann ich heute Nacht wenigstens etwas besser schlafen." Diese Sorge aktiviert das Stresshormon Adrenalin. Je ausgeprägter die Sorge ist, desto mehr Adrenalin und Stress und desto wahrscheinlicher ist es, dass das Einschlafen nicht gelingt, denn Adrenalin ist unser „Hellwachhormon" (weil wir in Stresssituationen „hellwach" sein müssen). Das Einschlafen wird dadurch erheblich erschwert und es bedarf sehr viel Müdigkeit und Erschöpfung, um trotz des erhöhten Adrenalinspiegels einzuschlafen.

3.7.2.1 Störquellen

Da aber auch jeder gesunde Schläfer mehrmals in der Nacht kurz wach wird, besteht die Gefahr, mit dem Gedanken wach zu werden, mit dem man eingeschlafen ist: „Hoffentlich kann ich besser (durch) schlafen." Die Reaktion der meisten Menschen ist dann der Blick auf den Wecker, um zu prüfen, ob sie genug geschlafen haben. Was dann passiert ist klar: Die wach gewordene Person ärgert sich, dass sie schon wieder mitten in der Nacht wach wird, der Körper setzt entsprechend Adrenalin frei. Je nachdem wie stark jemand sich geärgert hat, dauert der Abbau des Adrenalins wenige bis 20 Minuten. Schaut man in dieser Zeit wieder auf die Uhr, wird dadurch erneut Stress ausgelöst und Adrenalin ausgeschüttet, das wiederum das Einschlafen verhindert. Häufig schlafen Betroffene dann erst in den frühen Morgenstunden ein. Ein Teufelskreislauf ist in Gang gesetzt worden.

Würden Betroffene in der Nacht wach und hätten bei dem Blick auf die Uhr den Gedanken: „Ach wie schön – erst 2 Uhr, da kann ich ja noch ein paar Stunden schlafen", dann hätten sie eine große Chance, rasch wieder einzuschlafen.

> ⊘ **Cave**
> **Solange Menschen mit Schlafstörungen nachts auf die Uhr schauen, werden sie keine erholsame Nacht durchleben.**

Alkohol und verschreibungspflichtige Schlafmittel verbessern das Einschlafen und verlängern in der Regel die Schlafdauer, führen aber zu einer Verschlechterung der Schlafqualität und zu weniger

Erholung durch den Schlaf. Fragen Sie deshalb Ihre Patienten, wie sie mit dem gestörten Schlaf umgehen und ob sie beim Einschlafen oder dem nächtlichen Aufwachen auf den Wecker schauen. Vereinbaren Sie mit ihnen die Verbannung des Weckers aus dem Blickfeld. Haben Betroffene dann Angst zu verschlafen, können zusätzliche Hilfen wie das Wecken durch das Pflegepersonal (z. B. per Anruf) vereinbart werden.

Eine weitere wichtige Aufgabe für die Pflegekräfte ist die Identifikation anderer Störquellen:

- ▬ Achten Sie darauf, dass der Schlafraum kühl und dunkel ist.
- ▬ Keine körperlichen Anstrengungen vor dem Schlafengehen.
- ▬ Keine aufputschenden Getränke abends – eventuell bereits nachmittags weglassen.
- ▬ Keine schweren Mahlzeiten am Abend.

Eine echte Herausforderung ist das Thema „Nicht tagsüber schlafen". Je nachdem ob Langeweile oder Ruhebedürfnis bei körperlicher Erkrankung die Triebfeder ist, muss mit dem Thema anders umgegangen werden. Grundsätzlich gilt:

> **Schlaf wird nicht nachgeholt, sondern vorweggenommen.**

Das heißt, die Zeit, die tagsüber geschlafen wird, fehlt an Schlafzeit in der nächsten Nacht. Deshalb sollte Schlaf aus Langeweile tagsüber möglichst verhindert werden. Bei Erkrankungen, die ein erhöhtes Ruhebedürfnis verursachen, sollte die Schlafdauer tagsüber, gegebenenfalls auch mehrmals täglich, möglichst unter einer halben Stunde liegen. Idealerweise geschieht dies auch nicht im Liegen, sondern im bequemen Ruhesessel. Dauert der **Mittagsschlaf** länger als eine halbe Stunde, fängt der Körper an, alle körperlichen Vorgänge auf „Nachtbetrieb" herunterzufahren (unter anderem Körpertemperatur, Herzfrequenz, Stoffwechsel). Wird man nach einem solchen längeren Mittagsschlaf wieder wach, fühlen sich die Betroffenen meist nicht ausgeruht, weil der Körper sich erst wieder auf „Tagesbetrieb" umstellen muss. Daraus resultiert die Bewertung der Betroffenen zu glauben, kaum oder gar nicht geschlafen zu haben oder ein hohes Schlafdefizit zu haben – was beides falsch wäre, aber die Fixierung auf den Schlaf noch verfestigt.

Der Schlaf ist Teil der 24-Stunden-Rhythmik unseres Körpers. Bei Schlafstörungen ist es wichtig, dass der Schlaf wieder in den 24-Stunden-Rhythmus kommt. Deshalb ist es auch wichtig, dass tagsüber nicht geschlafen wird, da sonst „an der inneren Uhr gedreht wird". Der Körper weiß nicht, ob jetzt Nacht oder Tag ist. Dazu gehört auch, morgens zu einer festen Zeit aufzustehen. Nach einer schlecht geschlafenen Nacht ist es verlockend, morgens länger zu schlafen, dies bedeutet aber wieder eine Verschiebung der inneren Uhr.

Wer nachts wach wird, sollte unbedingt im Bett liegen bleiben. Auch das bloße Liegen im Bett stellt eine körperliche Erholung dar. Sie wissen ja: „Der Körper holt sich den Schlaf, den er braucht." Aufstehen, Licht anmachen und rauchen oder etwas essen und trinken – all das würde die innere Uhr wieder stören – „der Körper weiß nicht, ist nun schon Morgen oder noch Nacht." Wer nachts Wasser trinken will, sollte es griffbereit ans Bett stellen. Wer auf die Toilette gehen muss, sollte nur so viel Licht anschalten, wie zum sicheren Gang zur Toilette nötig ist (helles Licht signalisiert dem Körper: „es ist morgen") und sich gleich wieder hinlegen.

Praxistipp
Diese und weitere Informationen können für Betroffene auch über den Flyer Nr. 2 aus der Serie „Fragen an den Suchtdoktor", „Umgang mit Schlafstörungen ohne Suchtmittel", zugänglich gemacht werden (www.lwl-kurzlink.de/sd2).

3.8   Was sonst noch zu beachten ist

Alkohol und Benzodiazepine sowie die Z-Drugs greifen alle im Gehirn am GABA-Rezeptor an. Vereinfacht ausgedrückt bedeutet dies, dass diese Substanzen untereinander austauschbar sind. Deshalb muss beim Entzug und in der Zeit danach sehr darauf geachtet werden, dass nicht über Alkohol Entzugserscheinungen ausgeglichen werden.

Ähnlich wie bei einem Alkoholabhängigen gilt auch beim Thema Benzodiazepine: Nach dem Entzug ist lebenslange Abstinenz anzustreben.

Erfahrungsgemäß ist es aber kein Problem, wenn Betroffene nach einem Benzodiazepinentzug ab und zu mal ein Gläschen Alkohol trinken oder vor einer Operation ein Benzodiazepin einnehmen. Eine Regelmäßigkeit beim Alkohol sollte aber genauso vermieden werden wie eine mehrtägige Einnahme eines Schlaf- oder Beruhigungsmittels.

Häufig hört man, dass man älteren Menschen, die ihr Schlafmittel z. T. seit Jahrzehnten ohne Dosissteigerung nehmen, nicht mehr mit einem Entzug belasten sollte. Diese Haltung kann nur dann vertreten werden, wenn es keinen Hinweis auf Nebenwirkungen durch die Langzeiteinnahme gibt. Gerade weil sich bei älteren Menschen diese Nebenwirkung und altersbedingte Schwächen addieren, ist es so wichtig, ihnen durch den Entzug wieder mehr geistige Klarheit, größere Selbstsicherheit und mehr Energie zu geben. Die niedrige Rückfallrate bei dieser Patientengruppe bestätigt dies.

> **Praxistipp**
>
> Fragen Sie auch nach dem Alkoholkonsum.

3.9 Schmerzmittel

In einem Beitrag über Medikamentenabhängigkeit im Alter soll nicht unerwähnt bleiben, dass opiathaltige Schmerzmittel gerade bei älteren Menschen nicht nur einen Segen darstellen. Viele der in diesem Kapitel bislang genannten Nebenwirkungen treffen auch auf die Opiate zu. Insbesondere die unspezifische Dämpfung und die zunehmende Teilnahmslosigkeit können eine altersbedingte Leistungsminderung ungünstig verstärken.

Bei den folgenden Überlegungen geht es wohlgemerkt nicht um Schwerstkranke in den letzten Tagen oder Monaten ihres Lebens. Es geht um junge Alte, die opiathaltige Schmerzmittel bekommen, ohne dass dafür eine Indikation besteht, oder diese höher dosiert erhalten als notwendig.

❯ **Bei Schwerstkranken und Sterbenden sind Opiate ein Segen und sollten nicht infrage gestellt werden.**

3.9.1 Opiathaltige Schmerzmittel

Opiate spielen in unserem Körper in mehrfacher Hinsicht einer Rolle. Sie können euphorisierend, dämpfend und schmerzsenkend wirken sowie in der Peripherie die Darm- und Blasenmuskulatur hemmen. Bei höheren Dosierungen kann es zu einer Atemlähmung kommen.

Vielfach wird bei der Bekämpfung von Schmerzen übersehen, dass zugleich auch eine hohe psychische Belastung besteht. So führt z. B. orthopädisch bedingt chronische Bewegungseinschränkung auch zu einem Verlust von Lebensqualität und -freude. Gewohnte, lieb gewonnene Aktivitäten sind nicht mehr möglich, der eigene Körper erscheint (vielleicht erstmals) angreifbar und verletzlich. Opiate führen in solchen Situationen nicht nur zu einer Linderung der Schmerzen, sondern durch ihre euphorisierende und dämpfende Wirkung (im Sinne einer „angenehmen" Gleichgültigkeit) auch dazu, dass sich Betroffene mit dieser Situation nicht auseinandersetzen müssen.

Eine besondere Rolle spielen die Opioide Tramadol und Tilidin, die bei höheren Dosierungen auch das Risiko für epileptische Anfälle erhöhen. In Tropfenform werden sie rasch aufgenommen und fluten dadurch schnell im Gehirn an, sodass es zu einer leichten Euphorie, „angenehmer Gleichgültigkeit" und „innerer Wärme" kommt.

Die Kehrseite der Dämpfung unter Opiaten ist die Antriebs- und Interessenminderung, die meist mit einem sozialen Rückzug einhergeht, da auch das Interesse an sozialen Kontakten leidet. Auch hier ist es schwer zu unterscheiden, was die Folge der (körperlichen) Grunderkrankung sowie des Umgangs mit ihr ist und was eine mögliche Nebenwirkung der Medikation ist.

Der 1. Schritt ist hier ebenfalls, dass die Pflegenden diese Beeinträchtigungen wahrnehmen und die Symptome mit der Medikation in Zusammenhang bringen. Analog zum Vorgehen bei den Benzodiazepinen ist der nächste Schritt das Gespräch mit dem Arzt. Anhand der jeweiligen Beobachtungen kann der Arzt die Indikation und Dosis der Medikation nochmals überprüfen.

Kommt es zum Entzug der Schmerzmittel, sollte auf eine retardierte Darreichungsform zurückgegriffen werden, wenn dies noch nicht der Fall ist. Außerhalb eines Krankenhauses hat es sich als günstig erwiesen, den Entzug mit dem bisherigen Präparat durchzuführen. Anfangs werden die

Reduktionsschritte auch hier größer gewählt, am Schluss kleiner. Der Zeitrahmen wird ebenfalls analog zu den Benzodiazepinen gewählt.

> ❯ **Die pflegerische Begleitung eines Opiatentzugs stellt eine besondere Herausforderung dar.**

Entzugssymptome wie „Opiathunger", Schmerzen, Muskelziehen und Unruhe in den Beinen lassen sich von außen nur schwer beobachten und objektivieren. Es liegt somit an der Mitteilungsfähigkeit des Patienten, diese Symptome zu beschreiben. Zugleich muss aber abgeschätzt werden, inwieweit die Beschwerden bagatellisiert oder aggraviert werden.

Ärztlicherseits muss entschieden werden, ob alternative Medikamente zum Einsatz kommen. Hier empfehlen sich insbesondere verschiedene Antidepressiva oder Antikonvulsiva, die nicht nur eine stimmungsaufhellende Wirkung haben, sondern auch zu einer „Schmerzdistanzierung" führen. Beim Entzug ist es günstig, das gesamte Spektrum nichtmedikamentöser schmerztherapeutischer Verfahren anzuwenden, wie physikalische Maßnahmen, Krankengymnastik, Akupunktur, Entspannungsverfahren und ausreichende Beschäftigung (Ablenkung). Gegebenenfalls ist der Einsatz nichtsteroidaler Schmerzmittel zu erwägen, denen bei der Mehrzahl der Indikationen gemäß der Leitlinie für chronische nichttumorbedingte Schmerzen sowieso der Vorzug vor opiathaltigen Schmerzmitteln gegeben wird.

3.9.2 Apothekenpflichtige, rezeptfreie Schmerzmittel

Häufig unterschätzt wird das Problem der nicht verschreibungspflichtigen Schmerzmittel. Werden diese zu häufig eingesetzt, das heißt an mehr als 15 Tagen im Monat, oder in höheren Dosierungen als empfohlen, steigt das Risiko für den „analgetikainduzierten Kopfschmerz". Dieser ist gekennzeichnet durch bereits beim Aufwachen bestehenden dumpfen, drückenden Schmerz, der sich bei körperlicher Anstrengung verstärkt. Diese Art von Kopfschmerz besteht an mehr als der Hälfte der Tage eines Monats.

Insbesondere bei Patienten, bei denen rezeptfreie Medikamente wie Acetylsalicylsäure, Paracetamol,

Ibuprofen oder Diclofenac „herumliegen" oder die deren Gebrauch eher verheimlichen, sollte von pflegerischer Seite das Einnahmemuster und die Form der Kopfschmerzen erfragt werden. Ergibt sich das Bild eines analgetikainduzierten Kopfschmerzes, sollten die Patienten entsprechend aufgeklärt und beraten werden.

Beim Entzug dieser Art von Medikamente erfolgt ein abruptes Absetzen. Häufige Folgen sind bis zu mehrere Tage anhaltende verstärkte Kopfschmerzen. Diese können durch Bettruhe, Einreibungen der Schläfen mit etherischen Ölen, Wärme- oder Kältebehandlung gemildert werden. Auch Entspannungsverfahren und Bewegung an der frischen Luft können hilfreich sein. Besonders wichtig ist es, darauf zu achten, dass die Patienten in dieser Phase ausreichend viel trinken.

Im günstigsten Fall treten nach dem Entzug keine Kopfschmerzen mehr auf. Wenn im weiteren Verlauf doch wieder Kopfschmerzen auftreten, so kann nach 3–4 Wochen Pause wieder ein rezeptfreies Schmerzmittel genommen werden, wobei die Frequenz bzw. Dosis so gewählt werden muss, dass pro Monat nicht mehr als 10 Tabletten eingenommen werden.

Zur Vorbeugung gegen das Wiederauftreten der Kopfschmerzen hilft:
- Regelmäßiger Tagesablauf
- Bewegung/Sport
- Ausreichend trinken
- Regelmäßige Pausen
- Entspannungsverfahren
- Gesunde, ausgewogene Ernährung
- Konflikte/Belastungen angehen

> **Praxistipp**
>
> Bei häufigen, schon morgens beim Aufwachen bestehenden Kopfschmerzen an analgetikainduzierten Kopfschmerz denken und nach Häufigkeit und Menge der eingenommenen Schmerzmittel fragen.

3.10 Zusammenfassung

Pflegekräften kommt beim Thema Medikamenten-Langzeitgebrauch im Alter eine zentrale Rolle zu. Am Anfang stehen dabei die sorgfältige

■ **Tab. 3.4** Fragen zu im Verlauf der Einnahme aufgetretenen oder verschlechterten Symptomen; zu jeder Antwort ist die zugehörige Punktzahl angegeben

Veränderungen und Symptome	Gar nicht	Ein wenig	Ziemlich	Stark	Sehr stark
Neue Einnahmegründe – z. B. das Schlafmedikament tagsüber einnehmen	⓪	②	④	⑥	⑧
Gefühlsminderung – Sie erleben eine Minderung Ihrer Gefühle bis hin zu einer depressiven Symptomatik	⓪	①	②	③	④
Konzentrations- und/oder Merkfähigkeitsstörung	⓪	①	②	③	④
Fehlende körperliche Energie	⓪	①	②	③	④
Schlafstörung	⓪	①	②	③	④
Ängste	⓪	①	②	③	④
Gefühlsschwankungen innerhalb eines Tages	⓪	①	②	③	④
Überempfindlichkeit gegenüber Sinnesreizen (Licht blendet, Geräusche werden rasch als Lärm empfunden)	⓪	②	④	⑥	⑧
Sturzneigung/Stürze	⓪	②	④	⑥	⑧
Heimlichkeiten/Meidung: Nutzen zusätzlicher Quellen zur Beschaffung des Medikaments (andere Ärzte, Dritte, Internet etc.) und/oder Meiden des Themas Medikamenteneinnahme und/oder heimliche Einnahme und/oder Bagatellisieren der eingenommenen Menge	⓪	②	④	⑥	⑧
Wirkverlust/Dosissteigerung – die Dosis wurde von Ihnen allein oder in Absprache mit dem Arzt erhöht	⓪	①	②	③	④
Fixierung auf das Medikament: Sie verlassen das Haus nicht mehr ohne das Medikament und/oder Sie stehen einer Reduktion oder dem Absetzen des Medikaments skeptisch gegenüber	⓪	②	④	⑥	⑧

Krankenbeobachtung und die Zuordnung unterschiedlicher Auffälligkeiten zum Störungsbild. Ein schwieriger Schritt kann dann die Ansprache des Arztes sein, der die Medikation in der bisherigen Form verordnet hat. Je nach Interaktionsstil des Arztes können entsprechende Hinweise dankbar oder ablehnend aufgenommen werden. Die Begleitung im Entzug erfordert das Wissen um die Entzugssymptome sowie Zeit und Einfühlungsvermögen. Auch das Thema Schmerzmittel darf dabei nicht außen vor bleiben.

3.11 Anhang

3.11.1 Lippstädter Benzo-Check für Patienten (LBC P)

■ **Einleitung**

Benzodiazepine und Non-Benzodiazepine (Zolpidem, Zopiclon, Zaleplon) sind gut wirksame Medikamente, die sich zur medikamentösen Behandlung psychischer Krisen sehr gut eignen. In der Regel werden diese Medikamente zu Beginn der

◘ Tab. 3.5 Auswertung der Antworten aus ◘ Tab. 3.4

Punkte	Kommentar
0–12	Noch keine sicheren, typischen Folgeerscheinungen. Sie sollten die Gefahren der Langzeiteinnahme (die in den Fragen angesprochenen Veränderungen) kennen und sich über alternative Behandlungen informieren. Entscheiden Sie dann mit Ihrem Arzt, wie weiter vorzugehen ist.
13–24	Die Summe der Veränderungen kommt wahrscheinlich von der Einnahme der Benzodiazepine bzw. Non-Benzodiazepine. Die Fortführung der Einnahme ist problematisch. Das Absetzen der Medikamente ist angeraten, auf jeden Fall sollte die Weiterverschreibung befristet werden. Sprechen Sie mit Ihrem Arzt. Setzen Sie die Medikamente nicht eigenständig und niemals schlagartig ab.
≥ 25	Die Veränderungen kommen mit hoher Wahrscheinlichkeit von der Langzeiteinnahme der Benzodiazepine bzw. Non-Benzodiazepine. Ein ambulanter oder stationärer Entzug ist Ihnen dringend anzuraten. Sprechen Sie mit Ihrem Arzt. Setzen Sie die Medikamente nicht eigenständig und niemals schlagartig ab.

Behandlung gut vertragen. Mit einer Einnahmedauer über 8 Wochen hinaus wächst das Risiko für unerwünschte Begleiterscheinungen. Die Medikamente verlieren im Verlauf ihre Wirkung und es kann zu einer Wirkumkehr kommen, das heißt, die Symptome, gegen die das Medikament wirken sollen, werden von dem Medikament verstärkt.

Der Lippstädter Benzo-Check dient als Orientierung, ob und wie ausgeprägt mögliche unerwünschte Wirkungen bereits aufgetreten sind.

▪ **Anleitung**

Die Fragen in ◘ Tab. 3.4 beziehen sich auf **im Verlauf der Einnahme aufgetretene oder verschlechterte** Symptome. Dabei spielt es keine Rolle, ob die Symptome auch durch eine andere Erkrankung zu erklären sind. Eine sichere Beurteilung kann nur durch weiterführende Gespräche mit dem Arzt erfolgen. Niemals dürfen Benzodiazepine und Non-Benzodiazepine (Zolpidem, Zopiclon, Zaleplon) schlagartig abgesetzt werden. Sprechen Sie vorher immer mit Ihrem Arzt.

Kreuzen Sie jeweils die für Sie zutreffende Antwort an und zählen Sie nach Beantwortung aller Fragen die Punktzahl zusammen.

▪ **Auswertung (◘ Tab. 3.5)**

Literatur

Dilling H, Freyberger HJ (1999) Taschenführer zur ICD-10-Klassifikation psychischer Störungen. Hans Huber, Göttingen

Helmchen H, Baltes MM, Geiselmann B, Kanowski B, Linden M, Reischies FM, Wagner M, Wernicke T, Wilms H-U (1996) Psychische Erkrankungen im Alter. In: Mayer KU, Baltes PB (Hrsg.) Die Berliner Altersstudie. Akademie Verlag, Berlin, S. 185–219

Holzbach R (2009) Jahrelange Einnahme von Benzodiazepinen. Wann ein Entzug notwendig ist und wie er gelingt. MMW Fortschr Med 21: 36–39

Holzbach R, Martens M, Kalke J, Raschke P (2010) Zusammenhang zwischen Verschreibungsverhalten der Ärzte und Medikamentenabhängigkeit ihrer Patienten. Bundesgesundheitsblatt 53: 319–325

Holzbach R (2016) The 5-phase-model of benzodiazepine long-term-use (submitted)

Weyerer S, El-Barrawy R, König S, Zimber A (1996) Epidemiologie des Gebrauchs von Psychopharmaka in Altenheimen. Gesundheitswesen 58: 201–206

Erkennen und Handeln bei riskantem bis abhängigem Alkohol- und Medikamentengebrauch in der ambulanten Altenpflege

Thomas Hodel, Christine Hodel

© Springer-Verlag GmbH Deutschland 2017
T. Hoff, U. Kuhn, S. Kuhn, M. Isfort (Hrsg.), *Sucht im Alter – Maßnahmen und Konzepte für die Pflege*,
DOI 10.1007/978-3-662-53214-0_4

4.1 Ausgangslage

Von 2013 bis 2015 beteiligten sich die Suchtberatung Freiburg und die Kirchliche Sozialstation Dreisamtal am Projekt „SANOPSA" (▶ Kap. 8) der Katholischen Hochschule NRW, Abteilung Köln, und entwickelten in diesem Rahmen gemeinsam ein Konzept zur Erkennung und Intervention bei riskantem bis abhängigem Alkohol- und Medikamentengebrauch in der ambulanten Altenpflege.

Die Suchtberatung (SB) Freiburg in Trägerschaft des AGJ Fachverbands für Prävention und Rehabilitation in der Erzdiözese Freiburg e. V. ist eine psychosoziale Beratungs- und Behandlungsstelle für Menschen mit Problemen vorwiegend im Bereich legale Suchtmittel sowie für Angehörige.

Bereits 2010 bis 2013 beteiligte sich die SB Freiburg am Projekt „Sucht im Alter" der Baden-Württemberg Stiftung. Das Projekt der Beratungsstelle beinhaltete unter dem Titel „ULA – Un-Abhängigkeit und Lebensqualität im Alter" die Bausteine „Öffentlichkeitsarbeit", „Wissenstransfer Suchthilfe – Altenhilfe" sowie „zielgruppenspezifische Angebote".

Im Projektbaustein „Wissenstransfer" suchte die Beratungsstelle Kontakt zu Altenhilfeeinrichtungen. Im Austausch mit den Einrichtungen wurden Schulungen für Mitarbeiter von Altenhilfeeinrichtungen entwickelt und durchgeführt.

Die Kirchliche Sozialstation Dreisamtal gGmbH ist ein ambulanter Pflegedienst mit einem umfassenden Angebot von Grundpflege, Ausführung ärztlich verordneter Krankenpflege, Hauswirtschaft, Betreuung und Begleitung, Hausnotruf und Essen auf Rädern. Das Einzugsgebiet der Sozialstation (SST) umfasst ca. 25.000 Einwohner. Die Kunden sind vorwiegend ältere Menschen, ca. 75% der versorgten Menschen sind zwischen 70 und 99 Jahre alt.

Bei den Einsätzen in den Haushalten der Kunden werden die Mitarbeitenden der SST immer wieder mit für sie belastenden Situationen durch übermäßigen Gebrauch von Alkohol und/oder Medikamenten seitens der Kunden konfrontiert, z. B. mit vermehrten Stürzen, Stuhl- und Harninkontinenz, Verwahrlosung, Aggressivität und Distanzlosigkeit oder mangelnder Compliance.

4.2 Schulungen

Im Rahmen des Projekts „ULA" führte die Beratungsstelle in der Sozialstation Schulungen durch. Die erste Schulung richtete sich zunächst an die gesamte Mitarbeiterschaft – ein Vortrag zu den Themen „Entwicklung und Folgen von risikoarmem bis abhängigem Konsum von Alkohol und Medikamenten" sowie „spezifische Besonderheiten bei Älteren". Er stieß bei den Mitarbeitenden der SST auf großes Interesse, aber auch auf Vorbehalte. In der täglichen Arbeit sorgte er jedoch für keine nennenswerten Veränderungen.

Für umfassender interessierte Mitarbeiter wurde eine weitere, 4 Termine umfassende Schulung angeboten: Die 1. Einheit wiederholte und vertiefte Inhalte des Vortrags. Die 2. und 3. Einheit beinhaltete Grundlagen der motivierenden Gesprächsführung. Thema der 4. Einheit war die Burnout-Prophylaxe. Aus dieser Gruppe erklärten sich 2 Mitarbeitende bereit, als Ansprechpartner für alle Mitarbeitenden der SST bei entsprechenden Problemlagen in der Funktion einer *Kontaktperson Sucht* zur Verfügung zu stehen.

Nach den Schulungen in der Mitarbeiterschaft der SST blieben unterschiedliche Haltungen zum Umgang mit gefährdeten Kunden bestehen:

— Ein Teil der Mitarbeitenden war dankbar dafür, dass sie theoretisches und praktisches Rüstzeug für den Umgang mit Kunden mit Suchtmittelproblematik erhalten hatten.

— Der andere Teil blieb dem Thema gegenüber weiterhin ablehnend. Dies wurde deutlich anhand von Aussagen wie: „Das ist nicht unsere Aufgabe.", „Das überfordert uns.", „Dann nimmt man dem alten Menschen die einzige Freude, die er noch hat."

Es bedurfte also eines Konzepts, in das die Schulungen eingebettet werden, um ein einheitliches Vorgehen zu gewährleisten und um eine einheitliche Haltung in der Einrichtung zu entwickeln.

4.3 Entwicklung der Konzeption anhand von Leitfragen

Im Rahmen der Mitwirkung beider Einrichtungen beim Projekt „SANOPSA" und unter Zuhilfenahme vorgegebener Leitfragen (nachfolgend auszugsweise aufgeführt aus Keller et al. 2015) wurde das Konzept entwickelt:

> **Vorgegebene Leitfragen zur Konzeptentwicklung**
> - Was ist das übergeordnete Konzeptziel, was sind Teilziele?
> - An wen richtet sich das Konzept?
> - Wer führt das Konzept durch?
> - Konzeptionelle Maßnahmen zur Erkennung von Suchtproblemen
> - Konzeptionelle Vorgehensweise bei Verdachtsmoment
> - Differenzierung der Maßnahmen nach unterschiedlichen Suchtstörungen
> - Konzeptionelle Maßnahmen im Umgang mit Alkohol- und Tabakkonsum
> - Konzeptioneller Umgang mit abhängig-keitserzeugenden Medikamenten
> - Umgang mit suchtassoziierten Verhaltensweisen und Entzugserscheinungen
> - Vorgesehene Methoden der Suchthilfe im Konzept (z. B. Screenings, motivierende Gesprächsführung)
> - Selbstkontrollmethoden des Konsums
> - Wie und durch wen werden ältere Menschen mit riskantem oder abhängigem Suchtmittelkonsum beraten?
> - Konzeptionelle Maßnahmen zur Prävention/Vorbeugung und Verhinderung von Suchtproblemen im Alter
> - Als notwendig bewertete Kooperationen im Konzept mit z. B. Hausarztpraxen, Suchthilfeeinrichtungen

Anhand der Leitfragen wurden zunächst folgende Ziele (Z) und Teilziele (TZ) formuliert:

> **Ziele (Z) und Teilziele (TZ) der Konzeptentwicklung**
> Z 1   Prävention von Suchtproblemen bei Kunden
> Z 2   Verbesserung bei bestehenden Suchtproblemen
> Z 3   Entlastung der Mitarbeitenden
> TZ 1   Erkennung der Gefährdung, des Missbrauchs bzw. der Abhängigkeit
> TZ 2   Sensibilisierung der Kunden, gegebenenfalls auch ihrer Umgebung
> TZ 3   Entwicklung einer Veränderungsmotivation
> TZ 4   Inanspruchnahme professioneller Hilfe
> TZ 5   Erweiterung der fachlichen Kompetenz der Mitarbeitenden

4.4 Konzeptionelle Vorgehensweise

Die formulierten Ziele bildeten die Grundlage für die nachfolgend beschriebene Vorgehensweise.

Anhand eines standardisierten Vordrucks werden alle von den einzelnen Kunden eingenommenen Medikamente erfasst. Werden dabei psychoaktive Substanzen genannt, wird zusätzlich ein Screeningbogen zur Identifizierung einer eventuell vorliegenden Suchtmittelproblematik eingesetzt.

Unabhängig davon kommt bei allen Kunden ein Screeningbogen zum Alkoholkonsum zur Anwendung.

Die Erhebungen finden immer beim Erst- und Folgebesuch sowie anlassbezogen bei Veränderungen und Auffälligkeiten bei Kunden statt. Kommt es zu uneindeutigen Ergebnissen, erfolgt eine Wiederholungsbefragung nach 6 Wochen.

Alle Screeningbögen werden von der Pflegedienstleitung gesichtet, auffällige Ergebnisse werden den Kontaktpersonen Sucht mitgeteilt und in der regelmäßig stattfindenden **Fallbesprechung** erörtert. Darüber hinaus werden in den Fallbesprechungen auch Kunden vorgestellt, bei denen eine Suchtmittelproblematik bereits ohne Screeningbögen zutage tritt oder ein akuter Handlungsbedarf besteht.

Die Fallbesprechungen finden unter Beteiligung der Pflegedienstleitung, der „Kontaktpersonen Sucht" und der Suchtberatung Freiburg statt. Zu den einzelnen Kunden werden im Bedarfsfall Interventionen vereinbart. Außerdem werden Verläufe aus vorhergehenden Fallbesprechungen diskutiert und auch hier gegebenenfalls weitere Interventionen veranlasst. Es wird immer geklärt, welcher Mitarbeitende die Intervention durchführt. Diese Mitarbeitenden werden gemäß den in der Fallbesprechung getroffenen Entscheidungen inhaltlich und bezüglich der Vorgehensweise durch die Pflegedienstleitung oder eine der „Kontaktpersonen Sucht" instruiert. Die Mitarbeitenden erhalten nach erfolgter Intervention zeitnah Rückmeldung von der Pflegedienstleitung, ob aufgrund der Intervention Reaktionen, z. B. bei den Kunden, den Ärzten oder anderen Akteuren zu erkennen sind.

Auch die anderen Mitarbeitenden der SST, die die jeweiligen Kunden versorgen, werden teils persönlich, teils im Rahmen von Dienstbesprechungen über die vereinbarten Interventionen und deren Ergebnisse informiert.

Beispiele für Interventionen

1. Zielgruppe: Kunden/Angehörige/Betreuer
- Schaffen eines Problembewusstseins durch Ansprache
- Verstärkung von Änderungsmotivation
- Angebotsvorschläge unterstützender Aktivitäten wie z. B. Besuch einer Seniorengruppe
- Anpassung der Leistungen der Sozialstation, z. B. Einkaufen (kein Alkohol)
- Kontaktvermittlung zur Suchtberatung

2. Zielgruppe: Haus-/Fachärzte
- Einfordern aktueller Medikamentenpläne (Überprüfung der Kundenangaben)
- Erfragung von Indikationen und Diagnosen
- Rückmeldung an die Ärzte bezüglich Beobachtungen und Vorgehensweise
- Absprache mit den Ärzten bezüglich der Vorgehensweise

3. Zielgruppe: Mitarbeitende
- Auftrag zur Krankenbeobachtung bezüglich suchtmittelspezifischer Symptome wie z. B. Gangunsicherheit, Vernachlässigung, Müdigkeit und Antriebslosigkeit
- Ansprache von Kunden und Informationsvermittlung
- Überprüfung der Wirksamkeit vereinbarter Maßnahmen

4.5 Screeningbögen

Im Verlauf der Konzeptentwicklung wurden verschiedene Screeninginstrumente gesichtet. Die Auswahl der eingesetzten Bögen erfolgte an Hand von Praktikabilität und Akzeptanz seitens der Mitarbeitenden. Die Screeningbögen zur Medikamenteneinnahme und zum Alkoholkonsum (AUDIT-C: Alcohol Use Disorders Identification Test – Consumption) finden sich in ▶ Abschn. 4.11.

Um die fachliche Kompetenz im Hinblick auf die Identifizierung psychoaktiver Substanzen zu erweitern, wurden alle Mitarbeitenden der SST aus Pflege und Hauswirtschaft durch eine Fachärztin für Psychiatrie zum Thema Psychopharmaka geschult.

4.6 Fallbeispiele

Aus Gründen des Datenschutzes wurden Angaben zu Personen in nachfolgenden Beispielen verändert.

Fallbeispiel 1

Der allein lebende Herr M. hat ein Nephrostoma, das chronische Schmerzen verursacht. Herr M. befindet sich in haus- und fachärztlicher Behandlung und erhält eine Schmerzmedikation (Tilidin). Das Medikament wird einmal wöchentlich von der SST für die ganze Woche gerichtet, die tägliche Einnahme übernimmt Herr M. selbstständig und zuverlässig. Zusätzlich nimmt Herr M. in missbräuchlicher Weise frei verkäufliche Schmerzmittel (z. B. Paracetamol) ein, die er in der Apotheke vor Ort bestellt und geliefert bekommt.

In der Fallbesprechung werden mehrere Maßnahmen vereinbart. Zunächst wird Herr M. von der SST gefragt, warum er zusätzlich Schmerzmittel einnimmt. Herr M. erläutert, dass die vom Hausarzt verschriebene Dosis nicht ausreiche. Daraufhin wird Herr M. von der SST ermutigt, seinem Hausarzt das wahre Ausmaß seiner Schmerzen anzugeben.
Der Hausarzt wird von der SST über den Beikonsum und die erste Maßnahme der SST informiert. Er zeigt sich über den hohen, unkontrollierten und dadurch schädlichen Schmerzmittelkonsum überrascht und besorgt. Es wird verabredet, dass die Apotheke nur noch die über Rezept verordneten Medikamente an Herrn M. abgibt. Der Hausarzt überprüft die aktuelle Dosierung des von ihm verordneten Schmerzmittels und passt sie dem Bedarf an.

Fallbeispiel 2

Frau Z. lebt allein und trinkt täglich, morgens beginnend, 2–3 Flaschen Wein und eine Flasche Gin. Es kommt immer wieder zu Stürzen, sie bleibt häufig stundenlang auf dem Boden in ihren Exkrementen liegen, bis die Mitarbeitenden der SST zum nächsten Hausbesuch kommen. Direkte Ansprachen der Sozialstation sind erfolglos.
In einem Gespräch mit dem gesetzlichen Betreuer und dem Hausarzt erzielt man Einigkeit darüber, dass im Gegensatz zu einer Alkoholabstinenz die Reduzierung des Konsums für Frau Z. ein angemessenes und erreichbares Ziel ist. Dazu wird vom gesetzlichen Betreuer die Verfügbarkeit von Bargeld eingeschränkt. Außerdem bestimmt er, dass der Einkauf und die kontrollierte Abgabe von Alkoholika von einem Dienst übernommen werden.
Da Frau Z. bislang in allen Gesprächen zu ihrem missbräuchlichen Konsum keine Einsicht zeigt, wird sie in diese Entscheidungen nicht eingebunden. Dies erfolgt im Sinne der Fürsorge für Frau Z. und die Mitarbeitenden der SST. Tatsächlich wird eine deutliche Konsumreduzierung erreicht und die oben genannten Auswirkungen treten nicht mehr auf.

Fallbeispiel 3

Frau S. lebt allein. Sie ist inkontinent. Die Hausbewohner beschweren sich über das Aufkommen von leeren Flaschen und die nächtlichen Ausflüge von Frau S. in den Keller, die die anderen Hausbewohner in ihrer Nachtruhe stören. Aus der SST unbekannten Gründen verordnet der Hausarzt Frau S. Lyrica und Obipramol. Dazu beobachten die Mitarbeitenden der SST im Spätdienst, dass Frau S. die Medikamente immer wieder mit einem Glas Rotwein einnimmt. In der Fallbesprechung werden folgende Maßnahmen vereinbart:

- Die Pflegekraft befragt Frau S. nach dem Grund der Medikamentenverordnung. Die Kundin gibt an, dass die Verordnung vor einem Jahr nach dem Tod ihres Ehemannes erfolgte. Sie behauptet, sie wolle „die Medikamente eigentlich gar nicht nehmen".
- Die Pflegekraft informiert Frau S. über die Wechselwirkung und Schädlichkeit der gemeinsamen Einnahme von Medikamenten mit Alkohol und über die Schädlichkeit der alleinigen Einnahme von Alkohol. Als mögliche Ziele der Reduzierung des Suchtmittelkonsums werden die Besserung der Inkontinenz und eine Entschärfung des Konflikts mit den Hausbewohnern genannt.
- Der Hausarzt wird über die Situation informiert. Im nächsten Medikamentenplan ist die Medikation vom Hausarzt verändert, Lyrica und Obipramol sind abgesetzt.
- Auch die in München lebende Tochter, die telefonisch engen Kontakt zu Frau S. hält, wird über die Situation, den Alkoholkonsum und die Folgen informiert. Mit ihr wird die Intensivierung der Betreuung durch die SST besprochen, verstärkt längere Anwesenheiten bei Frau S. werden geplant sowie die Belieferung durch „Essen auf Rädern", um dem von Frau S. häufig geäußerten Gefühl der Einsamkeit entgegenzuwirken. Die Tochter nimmt das Angebot einer telefonischen Angehörigenberatung durch die Suchtberatung Freiburg wahr.

Fallbeispiel 4

Herr X. lebt zusammen mit seiner Ehefrau. Sie kümmert sich um ihn, da bei Herrn X. erste Anzeichen einer beginnenden demenziellen Entwicklung zu beobachten sind. Der Screeningbogen für Medikamente und der für Alkohol zeigen auffällige Ergebnisse. Herr X. gibt an, dass er den Alkohol, den er täglich regelmäßig zu sich nimmt, von seiner Frau bekommt, die dann gemeinsam mit ihm trinkt.

Es wird vereinbart, dass die Pflegekraft der SST die Indikation der Schmerzmittelverordnung (Lyrica, Novalgin, Sevredol, Schmerzpflaster) beim Hausarzt erfragt. Sie spricht die Ehefrau von Herrn X. an und fragt nach, ob Herr X. Alkohol konsumiert. Bestätigt die Ehefrau den Alkoholkonsum, händigt die Pflegekraft ihr eine entsprechende Broschüre und weiteres Informationsmaterial aus.

Die Pflegekraft meldet nach Anfrage beim Hausarzt zurück, dass die Schmerzmedikation über den Schmerztherapeuten abgesichert ist. Es steht die Frage im Raum, ob nicht auch die Ehefrau suchtgefährdet ist. Das Aushändigen der Informationsmaterialien hat deshalb beide Ehepartner im Blick.

4.7   Erfahrungen

❯❯ Wie die bisherigen Erfahrungen zeigen, sind Früherkennung und Frühintervention – im Sinne von frühzeitig in der Entwicklung einer Suchtkarriere – auch im hohen Alter möglich und sinnvoll.

Ambulante Einrichtungen der Altenpflege brauchen ein Konzept, da Schulungen zum Thema „Sucht im Alter" allein keine nachhaltigen Auswirkungen auf den Pflegealltag haben. Auch bei Vorliegen eines Konzepts müssen die Schulungen für die Mitarbeitenden regelmäßig wiederholt werden.

❯❯ Unbedingt erforderlich sind die Unterstützung durch die Einrichtungsleitung (z. B. Geschäftsführung, Vorstand) sowie die Einbindung der Pflegedienstleitung in den gesamten Prozess.

Zu Beginn entsteht durch Schulungen, Wiederholungsschulungen und Besprechungen erhöhter Zeitaufwand. Im Laufe der Zeit stellt sich eine Routine mit angemessenem Zeitaufwand ein.

Zur Unterstützung der Mitarbeitenden vor Ort haben sich regelmäßige Fallbesprechungen als unabdingbar erwiesen. In der Praxis stellt sich heraus, dass sie den Kern des Konzepts bilden. Die Mitwirkung der Suchtberatung ist dabei zwingend notwendig.

Zu Beginn ist ein hohes Maß an Überzeugungsarbeit bei den Mitarbeitenden und Verantwortlichen in der Einrichtung zu leisten, da der Nutzen nicht sofort ersichtlich wird und nicht unbedingt in Zahlen messbar ist. Kontinuierliche und zeitnahe Rückmeldungen an die Mitarbeitenden, welche Interventionen aufgrund ihrer Informationen erfolgen und wie sich bei den Kunden der Verlauf infolge der Intervention darstellt, erhöhen die Akzeptanz des Pflegepersonals.

Die Durchführung der Screenings zum Medikamentengebrauch und Alkoholkonsum löst bei den Kunden keinerlei Befremden oder gar Widerstände aus.

In den Fallbesprechungen zeigt sich, dass einige auffällige Screeningergebnisse für die Praxis keine weitere Relevanz haben, da entweder die Indikation der Medikamentenverordnung durch den Arzt gegeben ist und damit kein missbräuchlicher Medikamentenkonsum vorliegt oder Interventionen bei manchen Kunden aufgrund der Gesamtsituation keine Aussicht auf Erfolg haben.

Interventionen können durch Vorliegen einer demenziellen Erkrankung erschwert sein. Bei diesen Kunden sollten die Interventionen von Beginn an mit den Angehörigen und/oder Betreuern abgesprochen werden.

Insgesamt sollten die Ziele nicht zu hoch gesteckt werden, da manche Interventionen wirkungslos verpuffen. Andere zeigen deutlich positive Effekte.

In den Fallbesprechungen finden häufig Kunden Beachtung, bei denen sich die Kombination von Alkohol- und Medikamentenkonsum als problematisch darstellt.

Es empfiehlt sich, bei den Fallbesprechungen fortlaufend Protokolle zu erstellen sowie die Ergebnisse der Interventionen zu dokumentieren. Damit sind die tatsächliche Durchführung der Interventionen und deren Effekte besser nachvollziehbar.

Nach unserer Beobachtung scheint bei Älteren Einsamkeit häufig ein auslösender Faktor für eine Suchtentwicklung zu sein.

Die öffentliche Erwähnung (z. B. Presseartikel) des Themas „Sucht im Alter" als einen Schwerpunkt der SST hat zu keinerlei negativen Reaktionen geführt.

Im nächsten Pflegeumfeld der Kunden treffen die Mitarbeitenden der SST immer wieder auf suchtgefährdete Angehörige. Interventionen in dieser Gruppe sollten ebenfalls in den Blick genommen werden.

Zu Beginn der Konzeptumsetzung wurden auch Screenings zum Nikotinkonsum durchgeführt. Der missbräuchliche Konsum von Nikotin spielt allerdings bei den Kunden der SST eine so untergeordnete Rolle, dass inzwischen auf ein grundsätzliches Screening verzichtet wird und der Fokus auf dem Erkennen und Handeln bei riskantem bis abhängigem Alkohol- und Medikamentengebrauch liegt. Die wenigen Kunden, die Nikotin gebrauchen, tun dies in der Regel bereits seit langen Jahren und sind zu keiner Änderung bereit. Fälle, die die Mitarbeitenden als belastend empfinden, eventuell auch für ihre eigene Gesundheit, werden bei Bedarf individuell in die Fallbesprechung eingebracht.

4.8   Stolpersteine

Bei der Entwicklung und Umsetzung eines Konzepts „Sucht im Alter" innerhalb eines ambulanten Pflegedienstes sind folgende Stolpersteine möglich:

- Akzeptanz und Problembewusstsein sind in Arztpraxen und Apotheken wenig bis gar nicht vorhanden.
- Die leitenden Mitarbeitenden stehen nicht ausreichend hinter dem Konzept.
- In der täglichen Arbeit hat das Thema bei den Mitarbeitenden mit Kundenkontakt einen untergeordneten Stellenwert.
- Die Mitarbeitenden erkennen den Sinn und Wert (noch) nicht ausreichend.
- Die Akzeptanz der Mitarbeitenden muss mühsam erarbeitet werden.
- Das Erleben im privaten Bereich der Mitarbeitenden kann hemmend wirken.
- Der Nutzen ist nicht sofort sichtbar und nicht messbar.
- Das Wissen über psychoaktive Medikamente (Um welche Wirkstoffe geht es? Wie heißen die Präparate?) ist unzureichend.
- Die Screeningbögen werden unvollständig ausgefüllt.

- Die Zeit zwischen Erhebung und Fallbesprechung ist bei Kurzeinsätzen zu lang.
- Verlaufskontrollen sind nicht ausreichend organisiert.
- Die Beobachtung von Veränderungen bei Kunden sowie die Weitergabe an die Pflegedienstleitung bzw. „Kontaktperson Sucht" ist nicht sichergestellt.
- Die Einrichtung hat nicht genügend „Kontaktpersonen Sucht".

4.9   Gewinn für die Kunden

Die Reduzierung des übermäßigen Konsums von Alkohol und die Korrektur von Überdosierungen bei psychoaktiven Medikamenten führen zu einer erheblichen Verbesserung der Lebensqualität. Suchtentwicklungen können so verhindert und bereits bestehende Suchtproblematiken verbessert werden. Damit einhergehend verringern sich Verletzungsrisiken und Krankenhausaufenthalte werden seltener. Der allgemeine Gesundheitszustand verbessert sich, die Kunden nehmen ihre Umgebung klarer wahr. Eine Verbesserung sozialer Kontakte wird so (wieder) möglich.

4.10   Gewinn für die Einrichtung

Bei Vorliegen und Umsetzung eines Konzepts für den Umgang mit suchtgefährdeten Kunden erhöhen das in den Schulungen erworbene Wissen und die Informationen über die in den Fallbesprechungen entwickelten Interventionen die Professionalität der Mitarbeitenden. Wie in den Fallbeispielen dargestellt, kann es durch erfolgreiche Interventionen zur Entspannung von Pflegesituationen und dadurch zu deutlichen Entlastungen der Mitarbeitenden in ihrem Pflegealltag kommen:

- Die Verringerung von Pflegehemmnissen wie z. B. Sturzgefahr, Verlangsamung, Antriebslosigkeit der Kunden führt zu einer Zeitersparnis bei der Pflegehandlung.
- Durch die Mitwirkung der Pflegedienstleitung in der Fallbesprechung kann sie Situationen vor Ort und die daraus resultierenden Rückmeldungen der Mitarbeitenden besser einschätzen und gezielter handeln.

▬ Die ernsthafte Würdigung der von den Mitarbeitenden rückgemeldeten Problematik und Belastung sowie die durch das Konzept entstandene Sicherheit im Umgang mit Kunden mit Suchtproblematik führt zu höherer Mitarbeiterzufriedenheit.

(◘ Tab. 4.2) nur stellen, wenn in ◘ Tab. 4.1 psychoaktive Medikamente genannt wurden! Bitte setzen Sie in ◘ Tab. 4.1 ein Kreuz vor den Namen des oder der betreffenden Medikamente, um das oder die es sich hier handelt.

4.11 Anhang

4.11.1 Erfassungsbogen für eingenommene Medikamente (◘ Tab. 4.1) und Screeningfragen zu Beruhigungs-, Schlaf- und Schmerzmitteln (◘ Tab. 4.2)

Weitere Fragen zum Thema längerfristiger Gebrauch von Beruhigungs-, Schlaf- oder Schmerzmitteln

4.11.2 AUDIT-C (Alcohol Use Disorders Identification Test – Consumption)

Der Audit C ist eine Kurzversion des AUDIT. Der AUDIT (Babor et al. 1992, Babor et al. 2001) ist ein im Auftrag der WHO entwickelter Fragebogen für das Screenig alkoholbezogener Störungen.

Bitte jeweils hinter der entsprechenden Punktzahl ankreuzen und unten die Summe eintragen!

◘ **Tab. 4.1** Medikamente – Übersicht über eingenommene Arzneimittel

	Name des Medikamentes	Grund der Verordnung bzw. der Einnahme	Verordnet durch	Dosierung/ Häufigkeit	Einnahme seit	Beobachtete Nebenwirkungen

Modifiziert nach Kopiervorlage 3.1, DHS-Broschüre, Substanzbezogene Störungen im Alter, 2006

4

> ▣ **Tab. 4.1 Fortsetzung**

Weitere Fragen nur stellen, wenn oben psychoaktive Medikamente genannt wurden!

(Beruhigungs-, Schlaf-, Schmerzmittel), Fragen zum längerfristigen (mehrere Wochen) Gebrauch

- Beunruhigt Sie die Vorstellung, mehrere Tage oder sogar Wochen auf „Ihr" Medikament verzichten zu müssen? **(Um welche/s Medikament/e handelt es sich, bitte oben ein Kreuz vor die Zeile machen).**

  Ja ▢   Nein ▢

- Haben Sie sich zur Sicherheit einen Vorrat dieses Medikamentes angelegt?

  Ja ▢   Nein ▢

- Haben Sie über die Zeit der Einnahme hinweg die Dosis gesteigert, da die Wirkung des Medikamentes nachließ und die Beschwerden trotz Einnahme des Medikamentes wiederkamen?

  Ja ▢   Nein ▢

- Verbergen Sie vor Anderen, dass Sie dieses Medikament einnehmen bzw. wie häufig und in welcher Dosis Sie dieses Medikament einnehmen?

  Ja ▢   Nein ▢

Auswertung

Wenn eine dieser Fragen mit „Ja" beantwortet wird, kann das ein Hinweis auf ein Medikamentenproblem und eine eventuelle Abhängigkeit sein.

Modifiziert nach DHS-Broschüre „Medikamente – Informationen und Hilfen für ältere Menschen"

Kunde: **Datum Erfassung, Kürzel** _____

> ▣ **Tab. 4.2** AUDIT-C (Alcohol Use Disorders Identification Test-Consumption)

Bitte jeweils hinter der entsprechenden Punktzahl ankreuzen und unten die Summe eintragen!

1. **Wie oft nehmen Sie alkoholische Getränke zu sich?**

   Nie .... 0 Punkte   ▢

   1 x im Monat oder weniger.................................... 1 Punkt   ▢

   2 – 4 x im Monat .... 2 Punkte   ▢

   2 – 4 x in der Woche.. 3 Punkte   ▢

   4 x oder mehr in der Woche .... 4 Punkte   ▢

◘ **Tab. 4.2 Fortsetzung**

2. **Wenn Sie alkoholische Getränke zu sich nehmen, wie viel trinken Sie dann typischerweise an einem Tag?**

Ein alkoholisches Getränk (=Standardgetränk) entspricht z. B. ca. 3 dl Bier (5 Vol.%), 1 dl Wein oder Sekt (12,5 Vol.%), 2 cl Schnaps (55 Vol.%) oder 4 cl Likör (30 Vol.%).

1 oder 2	0 Punkte	☐
3 oder 4	1 Punkt	☐
5 oder 6	2 Punkte	☐
7 – 9	3 Punkte	☐
10 oder mehr	4 Punkte	☐

3. **Wie oft trinken Sie sechs (6) oder mehr Gläser Alkohol (=Standardgetränk) bei einer Gelegenheit?**

Nie...	0 Punkte	☐
Weniger als einmal im Monat	1 Punkt	☐
Einmal im Monat	2 Punkte	☐
Einmal in der Woche	3 Punkte	☐
Täglich oder fast täglich	4 Punkte	☐

Total Punkte: ☐

Bei einem Gesamtpunktwert von **4 und mehr bei Männern** und **3 bei Frauen** ist der Test positiv im Sinn eines erhöhten Risikos für alkohobezogene Störungen (problematischer oder abhängiger Alkoholkonsum) und spricht für die Notwendigkeit zu weiterem Handeln.

Der Audit C ist eine Kurzversion des Audit. Der Audit (Barbor et al. 1993, Barbor et al. 2001) ist ein Fragebogen für das Screenig alkoholbezogener Störungen. Er wurde im Auftrag der WHO entwickelt.

Kunde: **Datum Erfassung, Kürzel** _____

Literatur

Babor TF, de la Fuente JR, Saunders J, Grant M (1992) The Alcohol Use Disorders Identification Test: Guidelines for use in primary health care. World Health Organisation, Geneva

Babor TF, Higgins-Biddle JC, Saunders JB, Monteiro MG (2001) AUDIT The Alcohol Use Disorders Identification Test. Guidelines for use in primary care. World Health Organisation WHO, Geneva

Deutsche Hauptstelle für Suchtfragen (DHS) e. V. (2006) Substanzbezogene Störungen im Alter, Informationen und Praxishilfen, Hamm

Deutsche Hauptstelle für Suchtfragen (DHS) e. V. (2010) Medikamente – Sicher und sinnvoll gebrauchen. Informationen und Hilfen für ältere Menschen, Hamm

Keller K, Monke S, Hoff T, Isfort M (2015) Kriterien zur Beschreibung und Diskussion von Konzepten zur Pflege bei Sucht im Alter. Online verfügbar: http://www.sanopsa.de/index.php?eID=tx_nawsecuredl&u=0&g=0&t=1476876530&hash=274f7fc047f4d1568e84b51fb093a28c1a695c0b&file=fileadmin/data/dateien/pdf/SANOPSA_Kriterien_zur_Beschreibung_und_Diskussion_von_Konzepten_zur_Pflege_bei_Sucht_im_Alter.pdf. Zugriff am 18.10.2016

Kutschke A (2006) Sucht – Alter – Pflege, Hans Huber, Hogrefe Bern

Miller WR, Rollnick S (2015) Motivierende Gesprächsführung, Lambertus-Verlag, Freiburg i. Br.

Ältere Abhängige illegaler Drogen in einer Krankenwohnung

Peter Schiffer

© Springer-Verlag GmbH Deutschland 2017
T. Hoff, U. Kuhn, S. Kuhn, M. Isfort (Hrsg.), *Sucht im Alter – Maßnahmen und Konzepte für die Pflege*,
DOI 10.1007/978-3-662-53214-0_5

5.1   Einleitung und Hintergrund

Die Krankheits- und Pflegebedürftigkeitssituationen älterer, wohnungsloser und von illegalen Drogen abhängiger Menschen sind vielschichtig (Multiproblemlagen) und von verschiedensten Faktoren geprägt, die in der Regel für nichtabhängige Menschen mit festem Wohnsitz nicht zutreffen.

Obdachlose Abhängige illegaler Drogen müssen täglich neu die existenziellen Dinge ihres Überlebens organisieren. Hierzu zählt unter anderem, einen geschützten Schlafplatz zu finden sowie Essen zu organisieren und Waschmöglichkeiten aufzusuchen. Aber auch die Organisation von Geld für den Erwerb der Suchtmittel, die Organisation des Suchtmittels selbst und dessen Konsum sind täglich neu und variabel zu organisieren. Hinzu kommt, dass die Inanspruchnahme möglicher Versorgungsangebote (z. B. Arzt, Ämter, Suchtambulanz, Tafel etc.), die häufig nur Teilbereiche abdecken und dezentral sowie zeitlich terminiert sind, eine hohe Mobilität erfordern.

Mit diesen Lebenserfahrungen treffen die Personen auf unsere Einrichtungen der Sucht-, Alten- und Gesundheitshilfe.

> **Bei Abhängigkeit von illegalen Drogen und Obdachlosigkeit sind die Bedingungen für die Behandlung und Pflege im Falle von Krankheit eine Herausforderung. Für das Auskurieren von deren Folgen fehlt es häufig an Ruhe und einem geeigneten Ort.**

Wohnungslose haben kein Zuhause, kein Bett und keine Ruhe zum Gesundwerden, da sie gezwungen sind, mobil zu bleiben, um zu verschiedensten Versorgungs- und Hilfeeinrichtungen zu gelangen und ihren Überlebens- und Suchtgeschäften nachzukommen. So werden Krankheitsprozesse und Pflegebedürftigkeit häufig ignoriert und im Extremfall mit Drogen betäubt.

Krankheit bzw. die Ausheilung von Krankheitsprozessen und Pflegebedürftigkeit erfordern jedoch oft, so kein Krankenhausaufenthalt notwendig erscheint, eine partielle Immobilität wie z. B. bei einer Knochenfraktur des Unterschenkels, die mit einem Gipsverband behandelt wird. Ein berufstätiger Arbeitnehmer mit Wohnsitz wird in den meisten Fällen einer Erkrankung von seinem Recht Gebrauch machen, im Sinne einer Arbeitsunfähigkeit (AU) krank zu sein, um zu Hause im Bett dem Körper, hier als Leib-Seele-Einheit gedacht, Ruhe zu gönnen und die Erkrankung auszukurieren.

Diese Möglichkeit hat der ältere, kranke, obdachlose Abhängige illegaler Drogen in den seltensten Fällen. Die (leib-seelischen) Krankheitssignale werden überhört, Pflegebedürftigkeit wird ignoriert und die Reserven des Körpers werden mobilisiert. Hinzu kommt, dass der Kranke in dieser Situation unter Umständen zusätzlich schutzlos den Witterungsbedingungen und personaler wie institutionaler Gewalt ausgesetzt ist.

Die „(Straßen-)Drogenszene" oder „offene Szene" ist dabei als konträr zur „integrierten Szene" in der Mehrheitsgesellschaft zu verstehen:

- In der **integrierten Gesellschaft** (und Szene) können sich die Konsumenten aufgrund ihrer vielfachen Ressourcen einen weitestgehend sicheren, risikoarmen, verfolgungsfreien und genussvollen Konsum von Drogen sowie Entzug und Therapie leisten.
- Dagegen finden auf der **(Straßen-)Drogenszene** bzw. **offenen Szene** die zentralen Handlungen wie Beschaffung und Konsum sowie das drogenbezogene und -zentrierte Leben unter dem Aspekt der Obdachlosigkeit statt. „Offene Szene" oder „(Straßen-)Drogenszene" bezeichnet auch ein mehr oder weniger loses soziales Netzwerk meist sozial vielfach benachteiligter Konsumenten illegaler Drogen, deren drogenbezogener und -zentrierter Lebensmittelpunkt weitestgehend im öffentlichen Raum sowie den Einrichtungen der niedrigschwelligen Drogenhilfe liegt.

Kennzeichen von Lebenslagen älterer Abhängiger illegaler Drogen der (Straßen-)Drogenszene bzw. der offenen Szene im Gegensatz zur integrierten Szene
- Krankheit in multimorbider Form versus Chancengleichheit mit Gesunden

- Obdachlosigkeit, Leben auf der Straße versus Chancengleichheit mit Obdachhabenden
- Unterschlupf in Notschlafstellen finden versus schlafen unter freiem Himmel
- „Platte machen" bzw. Lebensunterhalt auf der Straße verdienen versus Angestelltsein in Betrieben
- Finanzierung der Sucht, Beschaffung durch deviantes (abweichendes) Handeln versus regulärer, selbstständiger oder abhängig beschäftigender Arbeit
- Drogenkonsum im Sinne: sich 2- bis 3-mal täglich „gesund machen" (Vermeidung von Entzugssymptomen) in sozialer Not versus Konsum als sich 2- bis 3-mal täglich einen „Knaller setzen" (genussorientierter Konsum) in sicheren, integrierten Verhältnissen

Diese Ausgangssituation war handlungsleitend für die Planung einer spezifischen (basis)therapeutischen Einrichtung für sozial nichtintegrierte, obdachlose Drogenabhängige, die nicht krankenhauspflichtig und zum Teil im Drogenhilfesystem (Überlebenshilfe) eingebunden sind.

Durch die Initiative von Mitarbeitern und dem Träger des „Notel", einer Notschlafstelle für obdachlose und drogenabhängige Menschen mit 12 Plätzen in Köln, wurde im November 2008 in interprofessioneller Zusammenarbeit mit ehrenamtlich Tätigen nach längerer Planungsphase die **Krankenwohnung** (KrWo) „Kosmidion" eingerichtet. Diese besteht aus 5 Betten und stellt eine Ergänzung des ambulanten Drogenhilfesystems in Köln dar.

Da die Krankenwohnung auch ein soziales Interventionsprogramm ist, wurden eine formative Evaluation mit Dokumentation und Bedingungsanalyse von Veränderungsprozessen sowie eine summative Evaluation mit Wirksamkeitseinschätzung und Nutzungserfassung (Stockmann 2006) der Intervention durchgeführt. Die Ergebnisse (Schiffer 2014) sind Grundlage dieses Kapitels.

5.2 Ausgewählte Evaluationsergebnisse

Die Hauptnutzergruppe der Krankenwohnung im Evaluationszeitraum (11/2008–12/2011) waren mit 71,36% Männer $\geq$ 36 Jahre und mit 56,57% Frauen $\geq$ 36 Jahre (◘ Abb. 5.1). Dies bestätigt für Köln die allgemeine Zunahme älterer Drogenabhängiger mit behandlungswürdigen bzw. -pflichtigen Erkrankungen.

Eine verlängerte Lebenserwartung der heute $\leq$ 40-jährigen Drogenabhängigen ist aufgrund des veränderten Drogenhilfekontextes im Vergleich zur vorherigen Generation anzunehmen. Bei älteren Drogenabhängigen ist eine Kumulation von erhöhten körperlichen und psychischen Erkrankungen, Komorbidität und Multimorbidität über dem altersentsprechenden Bevölkerungsdurchschnitt anzunehmen. Vor allem im Bereich des sozial nichtintegrierten Konsums sind ältere Menschen, die von illegalen Drogen abhängig sind, oft von einer beschleunigten Voralterung sowie einer verringerten Gesamtlebenserwartung betroffen.

Haupterkrankungen (nach Version 2011 des weltweit anerkannten von der WHO herausgegebenen Diagnoseklassifikationssystems ICD-10 [International Statistical Classification of Diseases and Related Health Problems]), die zur Einweisung in die Krankenwohnung führten, waren:
- Krankheiten der Haut und Unterhaut (132) 27%
- Krankheiten des Atemsystems (117) 24%,
- Krankheiten des Muskel-Skelett-Systems und des Bindegewebes (62) 13%
- und Krankheiten des Verdauungssystems (38) 8%.

Im Vergleich mit der gesichteten Studienlage sind diese Daten nicht ungewöhnlich und für die Stadt Köln im Beobachtungszeitraum repräsentativ. Sie entziehen sich aber aufgrund der unterschiedlichen Populationen, Studienjahre und Kontexte in den vorliegenden verglichenen älteren Studien einem direkten Vergleich und damit konkreterer Interpretation.

Die Krankheitsdaten der psychischen Störungen der Kranken aus der Krankenwohnung können unter den Merkmalen „wohnungslos, drogenabhängig und nicht krankenhauspflichtig krank" für die Stadt Köln

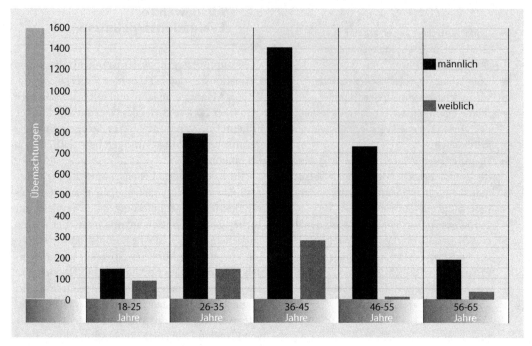

● **Abb. 5.1**   Übernachtungen nach Geschlecht und Alter

als nichtrepräsentativ angesehen werden, da kein systematisches psychiatrisches Assessment aufgrund der Lebenslage und des Kontextes gegeben und möglich war. 19 Diagnosen und Personen gesamt (10%) mit dokumentierter psychiatrischer Erkrankung lagen vor. Die subjektive Einschätzung im Vergleich mit der Literatur lässt diese Daten als nicht ungewöhnlich erscheinen. Es lässt sich für die Krankenwohnung in Köln im Beobachtungszeitraum ein Anteil von mindestens 20% an psychiatrischer Komorbidität als wahrscheinlich annehmen. An dieser Stelle sei nochmals darauf hingewiesen, dass die dargestellten Befunde die ärztlich dokumentierte psychiatrische Komorbidität umfasst und nicht die tatsächlich Gegebene.

Die Anzahl der erfassten psychischen Störungen und Verhaltensstörungen durch psychotrope Substanzen (ICD-10-GM, Version 2011) und der psychiatrischen Komorbidität bildet somit nicht die tatsächliche Prävalenz in der Nutzergruppe der Krankenwohnung ab, weil das intensive psychiatrische Assessment der psychiatrischen Arztpraxen oder Psychiatrien für die Überlebenshilfe nicht erreichbar und umsetzbar ist. Dabei sind Untersuchungen zur psychiatrischen Komorbidität bei Drogenkonsum, insbesondere bei Personen in prekären

und exkludierten Lebenslagen, mit Depressionen, posttraumatischen Belastungsstörungen, Schizophrenie und Borderlinesyndromen als ein Forschungsdesideratum anzusehen.

Die erhobenen Daten selbst sind als eine punktuelle Erfassung zu werten. Durch die stetigen Veränderungen im Drogen- und Drogenhilfesystem sowie die annähernd flächendeckenden Substitutionsprogramme, die medizinischen, pflegerischen, sozialarbeiterischen, wirtschaftlichen und politischen Entwicklungen in Deutschland sind weitere Veränderungen und Herausforderungen absehbar.

Nicht erreicht wurden im Evaluationszeitraum der Krankenwohnung jene, die keinen Kontakt zum Drogenhilfesystem haben, haben können oder haben wollten. Zu dieser Gruppe gehören z. B. obdachlose Abhängige mit Tieren wie z. B. einem Hund, einer (Haus-)Ratte und einer Schlange. Auch die obdachlosen Drogenanhängigen mit akuter Psychose (Brück 2015) wurden vielfach nicht erreicht bzw. konnten aufgrund akuter psychotischer Situation nicht in die Krankenwohnung aufgenommen werden.

Viele Nutzer der Krankenwohnung waren Polytoxikomane / polyvalente Gebraucher mit einem Schwerpunkt auf dämpfenden Stoffen (Heroin,

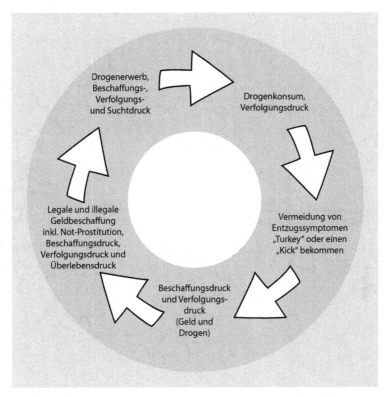

Abb. 5.2 Kleiner Straßendrogenkreislauf

Benzodiazepine etc.). Von den 190 Nutzern waren im Beobachtungszeitraum ca. 60% Substituierte mit Beikonsum, ca. 25% aktiv Konsumierende und ca. 15% Substituierte ohne Beikonsum.

Es konnten 2 zentrale Kreisläufe identifiziert werden: kleiner und großer Straßendrogenkreislauf in der Krankenwohnung. Diese beiden Kreisläufe bilden in einer eher generellen Form eine Rahmenstruktur ab, die das gelebte Leben in der benannten Lebenslage der Nutzer der Krankenwohnung umfassen. Vornehmlich für die Kranken in der Krankenwohnung ist es ein akutes, kurzfristiges und mittelfristiges Ziel, zu einer gewissen „Normalität" und Verbesserung in den Lebensvollzügen, auch mit Drogen, zurückzukommen.

Dies entspricht einigen zentralen Ergebnissen aus der Forschung zu Verlauf und Bewältigung von chronischer Krankheit aus anderen Kontextualitäten. Denn die Alltagsvollzüge eines durch Drogen mitbestimmten Lebens auf der Straße gehen unter den veränderten und zum Teil verschärften Bedingungen von nichtkrankenhauspflichtiger, akuter/chronischer

Erkrankung oder akut gewordener chronischer Erkrankung mehrfach erschwert weiter. Dieses Ziel der Kranken, zu einer „Normalität" des Funktionierens in den eingespielten Lebensvollzügen zu gelangen, so wie es sich der einzelne Kranke vorstellt, ist für sie vielfach handlungsleitend.

Elemente des kleinen Straßendrogenkreislaufs (▢ Abb. 5.2)
- Drogenkonsum mit Verfolgungsdruck
- Entzugssymptome („Turkey") vermeiden oder einen „Kick" bekommen
- Beschaffungsdruck und Verfolgungsdruck (Geld und Drogen)
- Legale und illegale Geldbeschaffung (inkl. Notprostitution) mit Beschaffungs-, Verfolgungs- und Überlebensdruck
- Drogenerwerb mit Beschaffungs-, Verfolgungs- und Suchtdruck und danach mögliche Weiterführung im Kreis

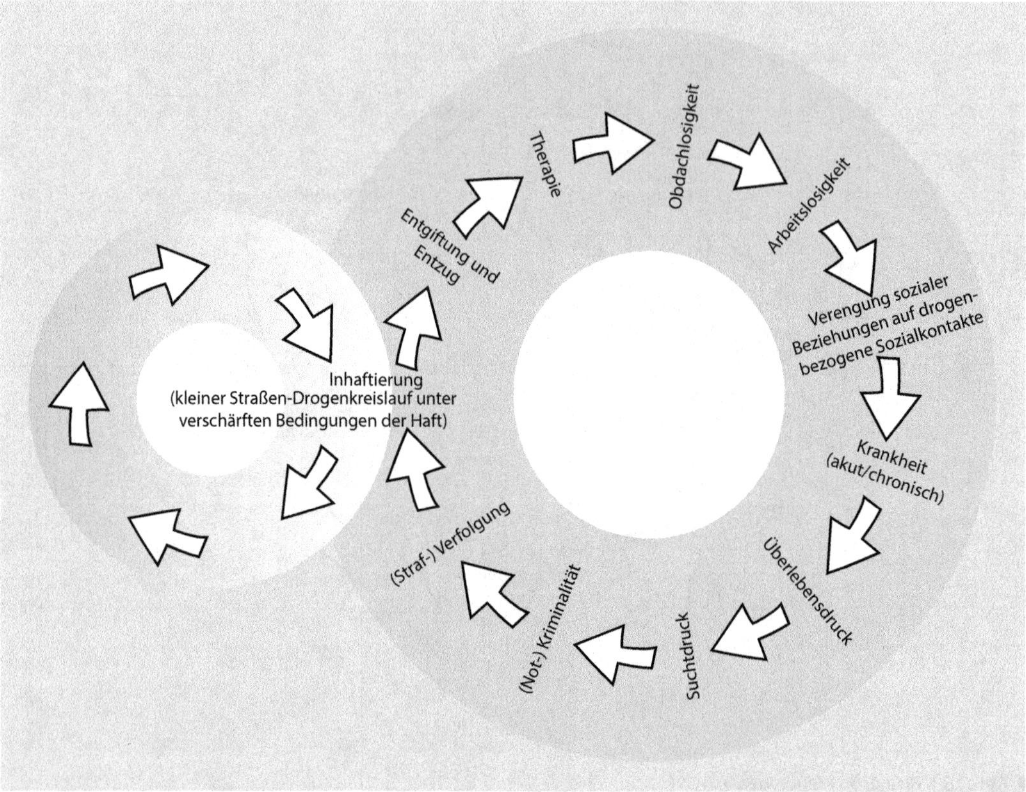

◘ Abb. 5.3   Großer Straßendrogenkreislauf

Der kleine Straßendrogenkreislauf konnte in der Krankenwohnung täglich einmalig oder mehrfach durchlaufen werden oder mit längeren Intervallen von Tagen und Wochen erfolgen, je nach Ressourcen und Situation. Für die meisten Kranken in der Krankenwohnung ohne Substitution oder Substitution mit Beikonsum ist es eine täglich zu beobachtende Routine.

- (Straf-)Verfolgung
- Inhaftierung, [kleiner Kreislauf unter verschärften Bedingungen der Haft!]
- Entgiftung und Entzug
- Therapie und danach mögliche Weiterführung wieder im Kreislauf

Elemente des großen Straßendrogenkreislaufs (◘ Abb. 5.3)
- Obdachlosigkeit
- Arbeitslosigkeit
- Verengung sozialer Beziehungen auf drogenbezogene Sozialkontakte
- Krankheit (akut/chronisch)
- Überlebensdruck
- Suchtdruck
- (Not-)Kriminalität

Die einzelnen Elemente müssen nicht zwingend chronologisch hintereinander folgen. Es zeigt sich, dass die beschriebenen Kreisläufe wirkmächtige Muster in der Straßenszene sind. Diese zum Teil jahrzehntelangen Routinen, Stigmatisierungen und Ausgrenzungen, wiederholende Phasen von kontrolliertem Konsum bis hin zu Eskalation von Konsum, prägen die Kranken in ihrem Sein auch im Sinne von Überlebensstrategien bei einer alle Lebensdimensionen überstrahlenden Suchterkrankung. Die Befriedigung der Sucht hat immer Priorität.

Im Evaluationszeitraum (11/2008–12/2011) der Krankenwohnung wurden aus der Reflexion der Erfahrungen in den Teambesprechungen und dem Umgang der Mitarbeitenden (einschließlich ehrenamtlich Tätigen) mit den Kranken Handlungsleitlinien entwickelt, die sich als hilfreich und sinnvoll unter dem gegebenen Kontextbedingungen erwiesen haben. Das Regelwerk umfasste bewährte Grundregeln aus der niedrigschwelligen, akzeptanzorientierten Überlebenshilfe: kein Konsum von und kein Handel mit Drogen, keine Androhung oder Ausübung von Gewalt, keine Hehlerei.

Im allgemeinen Hilfesystem vorzufindende Verhaltensmuster sind jedoch ein „Bedrängen" der Drogenabhängigen, um sie ins Hilfesystem zu bringen. Dies geht mitunter auch einher mit einer Verpflichtung der Mitarbeiter zur Anregung von Veränderung (Impulssetzung) beim Drogenabhängigen. Dies wurde sowohl in der Notschlafstelle als auch in der Krankenwohnung bewusst *nicht* eingesetzt.

Der Kontext sollte im Sinne einer „absichtslosen Hilfe" unterstützend wirken, ohne dabei auf Veränderung zu drängen. Wurden Veränderungswünsche durch die Kranken selbst geäußert, so wurden Hilfeangebote aufgezeigt und konkrete Hilfen angebahnt. Dies sind Unterschiede im Denken und verändern daher auch das Handeln. Im Vordergrund steht der Verzicht darauf, Menschen verändern/helfen zu wollen, der Respekt vor der Lebensleistung und der Verzicht auf eine Bewertung. Durch das Tun, was notwendig ist (Grundhilfen von Obdach, Nahrung, Möglichkeit zur Körperpflege und Ruhe-/Schlafbereich sowie Therapie und Pflege), soll wirklichkeitsverändernd eingewirkt werden.

Diese Handlungsleitlinien sind in Antizipation sowie als Reaktion auf die Überlebensstrategien und Handlungsmuster der Drogenabhängigen (von einem Leben auf der Straße) entstanden, um passgenau und lebensnah wirken zu können. Sie tragen dazu bei, in der Krankenwohnung für alle Beteiligten eine wechselseitig angemessene Atmosphäre zu gestalten, sodass Rekonvaleszenz und Heilungschancen wachsen. Hilfreiche Regeln im Umgang mit den Kranken in der Krankenwohnung „Notel-Kosmidion" listet die folgende Übersicht auf.

Hilfreiche Regeln im Umgang mit den Kranken in der Krankenwohnung „Notel-Kosmidion"

- Vereinbarte Regeln wie die Hausordnung den Kranken wiederholend erklären, folgerichtig anwenden und bei Regelbrüchen die Konsequenzen umsetzen.
- Ernstnehmen und Validieren von Wünschen, Verärgerungen, bei Spannungen, deeskalierend agieren.
- Die Kranken insbesondere bei der Rückkehr in die Krankenwohnung nach ihrem Befinden fragen, ob sie bei ihren Erledigungen erfolgreich waren, dabei situativ Gesprächsbereitschaft signalisieren und bei Bedarf auch ermöglichen.
- Eine Haltung der Zuwendung in Wohlwollen erfahrbar machen, aber gleichzeitig angemessen und konsequent in der Regelanwendung und Umsetzung sein.
- Grenzen rechtzeitig setzen, um einem „Austesten" klar und konsequent zu begegnen.
- Bei der Regelumsetzung eine Warnung nur aussprechen, wenn realistische Konsequenzen folgen können.
- Keine überlangen Diskussionen über die Regeln führen, klar, wohlwollend und kurz auf die gemeinsame unterschriebene Vereinbarung (Hausordnung) verweisen.
- Keine nichtbegründbaren Ausnahmen von den Regeln ermöglichen; falls doch, sollten die Gründe für alle Beteiligten, Kranke wie Mitarbeiter, nachvollziehbar sein.
- Hintergrunddienst informieren, im Übergabebuch verschriften, in der mündlichen Übergabe besprechen, damit alle Mitarbeiter auf den gleichen Informationsstand kommen und unisono reagieren können.
- Den Kranken sollte klar sein, dass eine Ausnahme eine Ausnahme bleibt und nicht zur Dauerregel wird.
- Umsetzung der Konsequenzen nach verobjektivierten und angemahnten Regelverstößen durch einen anderen

Mitarbeiter, z. B. den Hintergrunddienst, vornehmen lassen. (Verobjektivierend wird hier und im Weiteren verstanden als zielgerichtete Hin-, Zuleitung einer Thematik, Situation, Zustand, auf der Grundlage anerkannter und nachvollziehbarer Kriterien in Richtung des Idealziels einer Objektivität.)
- Eine ausbalancierte Nähe und Distanz zwischen Mitarbeitern und Kranken insbesondere in Bezug auf persönliche Angelegenheiten erscheint angezeigt, um nicht emotional erpressbar zu werden und die Gefahr zu verringern, dass das Team aktiv gespalten werden kann.

Aus den Erfahrungen resultiert, dass für die Pflege und Behandlung eines wohnungslosen, von illegalen Drogen abhängigen Menschen in der Regelversorgung des Gesundheitswesens bzw. Altenhilfe zumindest die beratende Anbindung an erfahrene Suchthilfeeinrichtungen sinnvoll erscheint. Ist der Kontakt mit dem Drogenabhängigen gegeben, Vertrauen im Sinne der wechselseitigen Kooperationsbereitschaft aufgebaut, Beziehung gepflegt, gehalten und sind die Grundbedürfnisse, einschließlich Substitution (Konsum), gedeckt, kann eine Pflege und Behandlung nach klaren Regeln und medizinisch-pflegerischen Handlungsleitlinien erfolgen und die an das Drogenhilfesystem bzw. die Altenhilfe angebundene Versorgung mit wechselseitigem Zutun gelingen.

Was können wir verbessern? Was wäre noch hilfreich? Dies waren unter anderem evaluative Fragen an die Nutzer der Krankenwohnung. Ihre emischen Antworten „mit den Augen eines Insiders" (emic view) gibt die folgende Übersicht wieder.

Verbesserungsvorschläge aus Sicht der Nutzer der Krankenwohnung
- Suchtmittelkontrolle vermeiden durch Konsumraum in der Einrichtung
- Sozialarbeit systematisch anbieten
- Aufenthaltszeit von derzeit maximal 4 Wochen deutlich verlängern

---

- Hausapotheke für das Wochenende vorhalten
- Gemeinsames Tun anregen
- Mahlzeiten qualitativ aufwerten
- Die Inblicknahme von Ruhe und Rücksichtnahme erwirken bei lauten und unruhigen Kranken

Neben diesen Aspekten einer potenziellen Verbesserung der Angebots- und Hilfestruktur sollten die gelingenden Faktoren identifiziert werden, die gegebenenfalls auf andere Einrichtungen oder Settings übertragbar sein können. Die betreuten Personen wurden auch zu diesem Aspekt befragt. Was machen wir gut? Was war hilfreich? Antworten listet die folgende Übersicht auf.

Positive und hilfreiche Aspekte der Krankenwohnung aus Sicht der Nutzer
- Respekt und gerechte Behandlung ohne Zwang.
- Es gibt Ansprechpartner und Gesprächsbereitschaft.
- Ehrliches Einlassen der Mitarbeiter auf die Perspektive der Kranken.
- Sauberkeit, Ordnung und qualitativ gute Möblierung, Ausstattung, frische Wäsche und Kleiderpflege sind hilfreich und fördern Rekonvaleszenz.

Insbesondere das Ehrenamt (systematisch ausgewählt, vorbereitet und begleitet), so wie es in der Krankenwohnung aufgestellt war, wurde positiv hervorgehoben. Ca. 25% der Mitarbeiter machten dabei das Freiwilligenengagement aus. Dies wurde einerseits sehr hoch bewertet und wertgeschätzt, gleichzeitig gab es jedoch auch eindeutige Hinweise für einen Fortbildungsbedarf bei den Ehrenamtlern vonseiten der Kranken. Die Durchbrechung von sozialräumlichen Trennungen und Stigmatisierungen durch die herzliche Arbeit der Ehrenamtler mit ihrer Gesprächsbereitschaft, Offenheit und kümmernden Sorge trug wesentlich zum Gelingen der Arbeit in der Krankenwohnung bei.

Die Krankenwohnung ist die sozialräumliche Möglichkeitseröffnung/-bedingung, um sich selbst als nichtkrankenhauspflichtiger kranker, obdachloser Abhängiger illegaler Drogen Ruhe in geschützter Umgebung geben zu können, einige Bedürfnisse und Bedarfe annähernd decken zu können, und die gesellschaftliche „Erlaubnis", ja die Bestätigung an die Kranken in ihrer Lebenssituation, sich ausruhen, auskurieren zu dürfen. Kurz: Sie dürfen in Ruhe krank sein.

Literatur

Brück C (2015) Die psychotische Parallelwelt. Zum Substanzkonsum und Leben von psychisch kranken wohnungslosen Männern. Schriftenreihe zur angewandten Suchtforschung, Bd. 1. LIT, Berlin/Münster

Darke S (2011) The life of the heroin user: Typical beginnings, trajectories and outcomes. International research monographs in the addictions (IRMA). Cambridge University Press, Cambridge, UK

Schiffer P (2014) In Ruhe krank sein dürfen. Obdachlose Abhängige illegaler Drogen in einer Krankenwohnung. Studien zur qualitativen Drogenforschung und akzeptierenden Drogenarbeit. Vol. 49. VWB, Berlin(kostenfreier Download der Anhänge dieses Buches unter: http://opus.bsz-bw.de/kidoks/frontdoor.php?source_opus=326&la=de)

Stockmann R (2006) Evaluation und Qualitätsentwicklung. Eine Grundlage für wirkungsorientiertes Qualitätsmanagement. Waxmann, Münster

Sucht im Alter – Modellprojekt in Essen

Klaus Sander, Susanne Gössling

© Springer-Verlag GmbH Deutschland 2017
T. Hoff, U. Kuhn, S. Kuhn, M. Isfort (Hrsg.), *Sucht im Alter – Maßnahmen und Konzepte für die Pflege*,
DOI 10.1007/978-3-662-53214-0_6

6.1   Ausgangslage

Im Laufe der Jahre zeigte uns die Praxis, dass die Krankheit „Sucht" zunehmend auch in unseren Facheinrichtungen für Gerontopsychiatrie ein ernstzunehmendes Thema wurde. Sie wurde sowohl als Primär- wie auch als Sekundärdiagnose gestellt und hat alle Beteiligten vor neue Herausforderungen gestellt. Durch die räumliche Nähe zu einer renommierten Suchtklinik gab es schon länger die Möglichkeit, Bewohner aus unserer Einrichtung in Behandlung zu begleiten.

Durch die Initiierung des Bundesprojekts „Sucht im Alter – Sensibilisierung und Qualifizierung in der Pflege" haben sich die Suchtklinik und unsere Facheinrichtung gemeinsam für den Zuschlag des Projekts beworben und diesen auch erhalten. Das Projekt dauerte von Oktober 2010 bis Oktober 2013. Die 1. Projektphase diente der Erhebung des Ist-Zustands im Umfeld, der Analyse der Problemlage und der Entwicklung von Qualifizierungsinstrumenten. Die 2. Projektphase diente der Verstetigung der Ergebnisse.

Zunächst wurde durch eine Befragung die Situation aller Senioreneinrichtungen (71) und ambulanter Dienste (68) in Essen erhoben. Die Rücklaufquote lag mit 50% bei den Einrichtungen und 30% bei den ambulanten Diensten im erwarteten Rahmen. Die Gesamtrücklaufquote von etwa 40% erlaubt eine Aussage über 5000 Bewohner von Altenhilfeeinrichtungen bzw. betreute Personen der ambulanten Pflegedienste in Essen. Dabei waren 80% der Betreuten über 70 Jahre und 10% zwischen 60 und 70 Jahre alt. Innerhalb der Befragung wurde versucht, die Thematik und damit den Auftrag für das Projekt näher zu erfassen.

Einige ausgewählte Ergebnisse, die sowohl den Umgang in den Senioreneinrichtungen mit dem Thema „Sucht im Alter" als auch die Bedarfe der Pflegekräfte betreffen, werden im Folgenden kurz vorgestellt. Eine Kernfrage lautet dabei: Wird ein problematischer Substanzkonsum der älteren Bewohner oder der zu Pflegenden überhaupt wahrgenommen?

Es wurde nach dem Anteil zu Pflegender mit Substanzproblemen in den jeweiligen Einrichtungen gefragt. Laut unserer Umfrage bestehen Probleme mit Alkohol bei 6,6% der Betreuten, wobei die Diagnose Abhängigkeit oder Missbrauch von

Alkohol bei 5,2% gestellt wurde. Ein zu hoher Medikamentenkonsum wurde bei 9,4% dieser Personengruppe durch Pflegeeinrichtungen festgestellt, wobei eine diesbezügliche Diagnose nur bei 4,2% gestellt wurde. In stationären Einrichtungen ist das Ausmaß dieser Probleme größer als in ambulanten Einrichtungen. Erstaunlicherweise wurde von ambulanten Einrichtungen eine mögliche Spielsucht (20%) als sehr bedeutsam angegeben.

Darüber hinaus wurde nach der Kompetenz der Pflegenden gefragt, alkoholbedingte Probleme zu erkennen. Die meisten Befragten schätzten sie als „geht so" bis „gut" ein. Offensichtlich besteht also ein Schulungsbedarf in diesem Bereich.

Der Fortbildungsbedarf erstreckt sich neben dem Erkennen von Sucht (Diagnoseinstrumente 47%, Krankheitsbild Sucht bei Älteren 78%) auch auf den weiteren Umgang mit dem Betroffenen. Neben Informationen und Handlungswissen zur persönlichen Unterstützung (Gesprächstechnik 69%, gemeinsame Fallberatung 38%, Erarbeitung von Leitlinien 49%) für die tägliche Arbeit fehlen auch die Informationen über die professionelle Suchthilfe. Dies wurde als Arbeitsauftrag für das Projekt gewertet.

- **Was passiert, wenn ein Betreuter als Suchtpatient erkannt wird?**

Häufig wird bei Suchtproblemen mit dem zu Pflegenden, den Angehörigen und mitbehandelnden Ärzten Kontakt aufgenommen, seltener jedoch suchtmedizinische Hilfe in Anspruch genommen (34%) oder mit dem Suchthilfesystem Kontakt aufgenommen (9%). Ein Konzept für den Umgang mit Pflegebedürftigen mit einer Suchtproblematik besteht bis zum Erhebungszeitraum nur in 20% der Einrichtungen.

Demgegenüber ist der Wunsch nach mehr Zusammenarbeit stark, was die Zusammenarbeit mit Fachärzten (69%), niedergelassenen Ärzten (57%), Suchtberatungsstellen (50%) und suchtmedizinischen Einrichtungen (43%) betrifft. Nur von 7% aller befragten Einrichtungen wurde die suchtbezogene Zusammenarbeit als ausreichend beurteilt.

- **Welche Probleme gibt es darüber hinaus?**

Zeitdruck ist in jedem Pflegebereich ein bekanntes Problem und es besteht nicht der Anspruch, dieses im Rahmen des Projekts zu lösen. Zu den

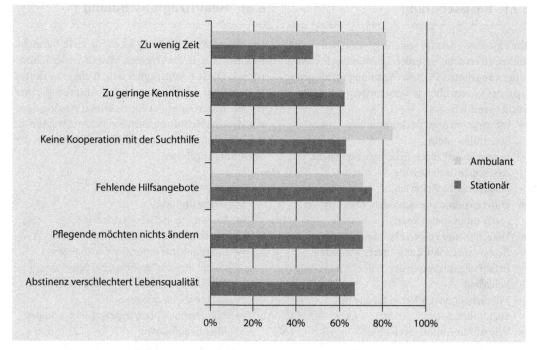

Ambulant

Stationär

□ Abb. 6.1   Gründe, die eine Beschäftigung mit dem Thema „Sucht in der Pflege" erschweren

mannigfaltigen Anforderungen an die Pflege gesellt sich nun das Phänomen „Sucht" hinzu. Es ist daher nicht verwunderlich, dass über 70% der Pflegenden angeben, an den Arbeitsabläufen nichts verändern zu wollen und zusätzliche Aufgaben, wie sich pflegerisch mit Suchtproblemen der zu Betreuenden auseinanderzusetzen, nicht übernehmen zu können. Ist der Wunsch dennoch vorhanden, verhindern zu geringe Kenntnisse und kaum vorhandene Kooperationsstrukturen mit dem Suchthilfesystem eine Änderung der Situation für den Betroffenen oder die Einrichtung (□ Abb. 6.1).

Die Befragung zeigte bezogen auf den Altenhilfebereich, dass Suchtprobleme deutlich häufiger bestehen als bei älteren Personen, die nicht in Altenhilfeeinrichtungen betreut werden. Die Ergebnisse machen zudem auch deutlich, dass Kooperationen und Netzwerkarbeit zwischen Sucht- und Altenhilfe bisher kaum bestehen. Dies bestätigt die Relevanz des Projekts. Konzepte für den Umgang mit Bewohnern mit einer Suchtproblematik sind bisher kaum vorhanden, sodass der Bedarf nach Fortbildungen zum Thema Sucht im Alter entsprechend hoch ist.

6.2   Schulungen

Die initiale Befragung ergab, dass in den meisten Einrichtungen der Altenhilfe ein Wissensdefizit zum Thema Sucht vorliegt. Im nordrhein-westfälischen Curriculum der Altenpflegeausbildung ist der Umgang mit Suchtkranken nicht Bestandteil des Ausbildungsplans.

Die Fachkräfte der Altenhilfe sind durch die begrenzten Ressourcen und die steigenden Qualitätsansprüche stark gefordert, sodass zunächst beim Thema Sucht Vorbehalte spürbar waren. Der Umgang mit Sucht schien vergleichbar mit dem Umgang mit Demenz in den 1980er Jahren. Damals gab es natürlich demenziell veränderte Menschen, aber kaum eine Altenhilfeeinrichtung ging professionell und offensiv mit der Erkrankung um.

Durch den Auftrag des Projekts („Sensibilisieren und Qualifizieren") sowie die Erkenntnisse der ersten Befragung des Altenhilfebereichs ergab sich der Schulungsbedarf der Mitarbeitenden der Pflege und Betreuung. Um diesen Bedarfen und unterschiedlichen Wissensständen zu begegnen, wurden unterschiedliche Schulungsmodule entwickelt:

6.2.1 Basisschulung

Um eine große Anzahl von Pflege- und Betreuungskräften zu erreichen, wurden 1,5-stündige Basisschulungen angeboten. In dieser Schulung wurde grundlegendes Wissen über die verschiedenen Aspekte der Sucht vermittelt:

- Information über das kommunale Suchthilfesystem
- Kenntnisse über das Erkennen von Sucht, Assessmentinstrumente
- Diagnostische Kriterien
- Differenzierung verschiedener Suchttypen (early onset – late onset)
- Ursachen und Folgen einer Sucht
- Besondere Gefährdung älterer Menschen
- Erfahrungsaustausch der Teilnehmer, Fallarbeit
- Möglichkeiten der Veränderung für Suchterkrankte
- Wie ist Motivation erreichbar?

Die Basisschulung wurde immer von aktiven älteren Menschen der Selbsthilfe begleitet, die aus ihrer eigenen Erfahrung eine anschauliche Brücke zwischen der Theorie und realen Lebensläufen bildeten. Die Basisschulungen wurden von mehr als 300 Teilnehmern besucht.

6.2.2 Gesprächsführung

Ergänzt wurden die Basisseminare durch Einheiten zum Thema Gesprächsführung, die von mehr als 100 Teilnehmern besucht wurden.

Schulungsinhalte
- Akzeptieren, Empathie zeigen und Selbstwert fördern
- Informationen vermitteln
- Zur Selbstbeobachtung auffordern
- Diskrepanz aufzeigen
- Nachfolgegespräche vereinbaren
- Zuversicht fördern
- Aufklärung über Behandlungsmöglichkeiten

6.2.3 Beauftragtenschulung

In Pflegeeinrichtungen gibt es für viele Bereiche Beauftrage, z. B. für Hygiene, Wunden oder Inkontinenz. Diese Beauftragten haben ein erweitertes Wissen über das Thema und sind Ansprechpartner für alle Mitarbeiter der Einrichtung. Analog dazu wurde eine Schulung zum Suchtbeauftragten in der Altenhilfe sowie zum Altenbeauftragten in der Suchthilfe angeboten.

Schulungsinhalte
- Einführung in die Fortbildung, gegenseitiges Kennenlernen
- Erfahrungsberichte über das Phänomen „Sucht im Alter" im Alltag der Alten- und Suchthilfe, notwendige konzeptionelle Rahmenbedingungen
- Aufgabenbeschreibung des Sucht- und des Altenbeauftragten
- Medikamenten- und Alkoholabhängigkeit im Alter: Symptome, Verbreitung, Folgen, Spezifika
- Medizinische, psychologische und gesellschaftliche Aspekte, Suchtentstehungsmodelle, Pharmakologie (Craving-Mittel etc.)
- Diagnostische Verfahren (CAGE, SMAST-G)
- Grundaspekte und -haltung in der Kommunikation mit älteren suchtbelasteten Patienten / zu Pflegenden (z. B. Suchtdynamik, Rückfälle)
- Rechtliche/ethische Aspekte
- Erwartungen an die Suchthilfe (von der Altenhilfe)
- Erwartungen an die Altenhilfe (von der Suchthilfe)
- Wechselseitige Erwartungen an die Vernetzung beider Bereiche
- Institutionen der Altenhilfe in Essen (Wohn-, Unterbringungs-, Pflegeformen)
- Institutionen der Suchthilfe in Essen
- Therapiemöglichkeiten, Finanzierungsaspekte, Maßnahmen
- Kooperations- und Ansprechpartner, Zugangswege, Suchtselbsthilfe

- Vernetzungsmöglichkeiten von Alten- und Suchthilfe
- Geriatrische Erkrankung im Kontext substanzbezogener Störungen (Demenz, Korsakow-Syndrom, Psychosen)
- Lebenswelten älterer Menschen, zu beachtende Aspekte in Therapie, Beratung und Pflege
- Angebote der Suchtambulanz des LVR-Klinikums
- Motivationale Gesprächsführung, Grundzüge der Kommunikation mit älteren Suchtkranken
- Fallbesprechung, Kommunikationsprobleme mit älteren Suchtkranken in der Praxis von Sucht- und Altenhilfe
- Praktische Übungen zu den Elementen der motivationalen Gesprächsführung in Beratungssituation und Therapie (Themen, Grenzen, Bedarfe)
- Umgang mit Suchtgefährdeten zu Pflegenden im Kontext des Pflegeteams

Hospitationen für die Mitarbeiter des Pflegebereichs wurden so gestaltet, dass der Beratungs- und Therapiealltag in mehreren Settings der Suchthilfe kennengelernt werden konnte (ambulant, stationär, Entgiftung, Entwöhnung). Für den Suchthilfebereich fand die Hospitation im ambulanten und stationären Pflegebereich statt, um die besonderen Aufgaben, Belastungen und Arbeitsweise des Pflegealltags kennenzulernen.

Dabei wurde deutlich: **Sucht- und Altenhilfe gehen unterschiedlich an Probleme heran.** Die gemeinsamen Schulungen haben zu einem verbesserten gegenseitigen Verständnis der Berufsfelder geführt. Auch die jeweiligen Hospitationen haben dazu deutlich beigetragen. Die Beauftragtenschulung wurde von mehr als 30 Teilnehmern besucht.

6.2.4 Ergänzende Maßnahmen

Über die Schulungen hinaus wurde eine Reihe von Seminaren und moderierten Fallgesprächen angeboten. Mithilfe kooperierender Fachseminare für Altenpflegekräfte wurden Unterrichtseinheiten sowie Exkursionen in der Fachklinik anberaumt und durchgeführt, damit angehende Altenpflegekräfte Fachwissen zum Thema erlangen.

Die Fachöffentlichkeit wurde zu mehreren Fachtagen eingeladen, die neben der Vermittlung und Diskussion zu diversen Themen auch Mut machende Ausblicke gaben. So wurden zum Thema „Grau ist bunt" Möglichkeiten der aktiven Gestaltung des Älterwerdens und im Rahmen von „Zehn Minuten Aktivierung" aufgezeigt, dass auch im höheren Alter ein schönes Leben möglich und erreichbar ist. Das Thema „Schmerz" wurde ebenfalls gesondert auf einer Fortbildung behandelt. Auch dem Genderaspekt wurde ein Fachtag gewidmet.

In den lokalen und überregionalen Medien wurde immer wieder durch Hörfunk- und Fernsehbeiträge sowie in den Printmedien berichtet, innerhalb der Kommune wurde das Projekt in der psychosozialen Arbeitsgemeinschaft und der kommunalen Pflegekonferenz vorgestellt, woraus eine stetige Erweiterung der Projektteilnehmer resultierte.

Alle Projektteilnehmer trafen sich regelmäßig zu Qualitätszirkeln, in denen neben dem Fachaustausch auch konkrete Fälle besprochen wurden, um gemeinsam Lösungsstrategien zu entwickeln. Diese führten zu konkreten Hilfen für die Betroffenen und die Einrichtungen, dienten aber auch dem exemplarischen Lernen.

6.3 Konzeptionelle Entwicklung

Aus dem Bereich der Altenhilfe gab es teilweise konzeptionelle Aussagen zum Thema „Sucht im Alter". Diese waren aber oft plakativ und nicht handlungsleitend für die Mitarbeiter. Wie zuvor erwähnt, hat die Sucht- und Altenhilfe unterschiedliche Arbeitsbedingungen und andere Herangehensweisen an Probleme. Die vorhandenen konzeptionellen Aussagen der Suchthilfe ließen sich nur bedingt auf die Altenhilfe übertragen. Die Projektmitglieder sahen sich demnach herausgefordert, konzeptionelle Unterstützung zu erstellen, die der Arbeitsweise und den Möglichkeiten der Altenhilfe entsprach.

Alle Beteiligten der Altenhilfe sind mit der Handhabe und Adaption der Expertenstandards des Deutschen Netzwerks für Qualitätsentwicklung in der

Pflege (DNQP) vertraut. Die Expertenstandards beschäftigen sich ausschließlich mit somatischen Defiziten und bieten neben wissenschaftlichem Material strukturelle Mindestrahmenbedingungen für die Erfüllung der Anforderung.

Den wissenschaftlichen Unterbau der Expertenstandards konnte und wollte das Projekt nicht leisten, es sollte vielmehr eine verständliche, fundierte und handlungsleitende Grundlage für eine konzeptionelle Entwicklung in den jeweiligen Einrichtungen sein. Der Aufbau der Handlungsempfehlung entsprach in weiten Zügen dem der Expertenstandards. Die Handlungsempfehlung war im weiteren Verlauf des Projekts die verbindliche Grundlage der **Kooperationsvereinbarung der beteiligten Projektteilnehmer**.

6.3.1   Sucht und Geriatrie

Mit zunehmendem Alter steigen statistisch die chronischen Erkrankungen, an denen ein alter Mensch erkrankt (Böhm et al. 2009, Nowossadeck 2012). Diese Erkrankungen sind meistens medikamentös gut behandelbar, sodass auch chronisch kranke Menschen älter werden. Die Zunahme chronischer Erkrankungen geht oft mit einer oft unkontrollierten Zunahme der Medikamentenverschreibung einher (Siegmund-Schultze 2012, Wetterling u. Schneider 2012). Die Gefahr erhöhter Medikamenteneinnahme soll hier nicht beschrieben werden (Glaeske 2013, Glaeske u. Schicktanz 2013, Holzbach et al. 2010, Verthein et al. 2013). Bei zusätzlich missbräuchlichem Konsum von Alkohol kann sich die Problematik des Betroffenen deutlich verschlechtern. Eine sehr gute Übersicht zum Thema Sucht im Alter findet sich bei Wolter (2011).

Kommt zu dieser Entwicklung eine demenzielle Erkrankung hinzu, ist der Betroffene der Sucht schutzlos ausgeliefert. Es besteht möglicherweise das Problem, dass die betroffene Person die Suchtentwicklung nicht mehr reflektieren kann.

Die „narzisstische Kränkung" im Alter entsteht dadurch, dass der ältere Mensch viele sinnstiftende Aufgaben wie Beruf, Kindererziehung etc. verliert. Zudem können frühere Traumatisierungen im Alter wieder auftreten. Durch den Trend der Singularisierung des Alters leben immer mehr ältere Menschen allein. Diese Situation ergibt sich insbesondere dann, wenn der Partner verstirbt oder pflegebedürftig wird.

6.3.2   Behandlungsaussichten für Ältere

Die bekannten Behandlungselemente gelten grundsätzlich auch für ältere Suchtpatienten. Bei ihnen wird man häufiger eine stationäre Behandlungsmöglichkeit in Betracht ziehen, wenn körperliche Einschränkungen vorliegen. Entgiftung, Entwöhnung, Nachsorge, aber auch Selbsthilfe muss sich auf ältere Suchtkranke einstellen, die besondere Bedarfe haben und sich zum Teil von jüngeren Patienten unterscheiden.

Eine medizinische Rehabilitation der Sucht sollte für ältere Betroffene ebenso ermöglicht werden wie für jüngere Patienten, die noch im Erwerbsleben stehen. Gegebenenfalls ist ein Widerspruch zu einem ablehnenden Bescheid notwendig.

> **Praxistipp**
>
> Besonders wichtig ist die Einbindung in Selbsthilfegruppen, da ältere Personen stärker als andere von Vereinsamung bedroht sind. Es empfiehlt sich die besondere Beachtung von Themen älterer Betroffener, welche die Möglichkeit haben sollten, diese im Kreise älterer Mitpatienten zu besprechen. Hier ist die Implementierung von Indikationsgruppen zur „Sucht im Alter" sinnvoll.

In den wenigen Studien zu Behandlungsergebnissen bei älteren Suchtpatienten zeigt sich, dass die Ergebnisse keinesfalls schlechter sind als bei jüngeren Patienten. Insbesondere gilt dies beim „late onset" (späten Beginn), bei dem sie sogar besser sind. Eine weitere Steigerung des Behandlungsergebnisses scheint dadurch möglich zu sein, dass altersspezifisch mit einem besonderen Konzept auf die Bedürfnisse älterer Suchtpatienten eingegangen wird (Rumpf u. John 2009, Voßmann u. Geyer 2009).

6.3.3 Recht und Ethik

Die Situation für Pflegende ist häufig komplex. Neben eigenen Suchterlebnissen spielen auch Ansichten des Teams oder die Haltung in der Einrichtung oder im Umfeld eine wichtige Rolle.

Einstellungen im Team gegenüber dem Thema Sucht im Alter
- „Im Alter bringt doch eine Therapie nichts mehr, es entstehen nur Kosten."
- „Lasst ihn doch weitertrinken, er hat doch nichts anderes mehr."
- „In dem Alter sollte man es doch besser wissen und sich nicht so gehen lassen."

Diese Einstellungen können den professionellen Umgang mit der Sucht beeinflussen. Es muss, wie bei allen pflegerischen und betreuerischen Fragestellungen, eine gesunde Distanz zum aktuellen Problem gewahrt bleiben.

Es ist hilfreich, sich an den alten Leitgedanken von Thomas von Aquin zu erinnern: „Das Gute ist zu tun, das Böse zu unterlassen." Grundlage jeder Überlegung ist die Überzeugung, dass jeder Mensch Autonomie besitzt, also für sein Tun und Lassen selbst verantwortlich ist.

Häufig sind sich Betroffene ihrer Autonomie nicht bewusst. Dieses Bewusstsein gilt es zu fördern und zu stärken, denn ein möglicher Wunsch nach einem abstinenten Leben muss von den Betroffenen kommen und gewollt sein. Sie werden selbst zum Akteur.

Es gilt, Betroffene umfassend aufzuklären und zu informieren, gemeinsame Ziele zu formulieren, Vereinbarungen zu treffen (Vertragsmodell) und Konsequenzen für den Fall festzulegen, wenn Vereinbarungen nicht eingehalten werden. Die vereinbarten Ziele müssen im Sinne des Betroffenen, nicht der Betreuenden sein.

▪ Was ist aber zu tun, wenn der Betroffene nicht abstinent leben will?
Jeder Mensch hat das Recht auf Leben und körperliche Unversehrtheit. Die Freiheit der Person ist unverletzlich (Artikel 2 des Grundgesetzes der Bundesrepublik Deutschland). Jeder Mensch hat das Recht, ein Leben seiner Wahl zu führen. Dies schließt auch eine Lebensführung ein, die Risiken birgt, etwa Tabakkonsum. Somit darf auch jeder Mensch Alkohol konsumieren, selbst wenn er so viel trinkt, dass er Schaden nimmt. Dies trifft auch grundsätzlich für Bewohner einer Senioreneinrichtung zu.

Ist die Autonomie eingeschränkt, stehen die Betreuenden und Pflegenden in der Pflicht, einer Selbstschädigung entgegenzuwirken, genauso wie der Gastwirt in der Pflicht ist, seinem sichtlich betrunkenen Gast die Autoschlüssel abzunehmen, sollte dieser noch fahren wollen. Alle Gesundheitseinrichtungen stehen demnach in der Pflicht, Defizite im Autonomiebereich ihrer Bewohner durch geeignete Schutzmaßnahmen unter Ausschluss eines erkennbaren Gefahrenpotenzials sicher auszugleichen.

Beim Abwägen der erforderlichen Maßnahmen helfen die in ◻ Tab. 6.1 aufgeführten Überlegungen.

Die Auseinandersetzung mit diesen 4 Prinzipien hilft, gemeinsam mit allen Beteiligten sowie dem Betroffenen eine richtige Entscheidung zu treffen.

Praxistipp

Verlässt beispielsweise ein angetrunkener Bewohner in einem Rollstuhl die Einrichtung und ist augenscheinlich nicht in der Lage, sicher am Straßenverkehr teilzunehmen, gefährdet er sich und andere. Dieser Bewohner muss am Verlassen der Einrichtung gehindert werden.

▪ Auf welcher Rechtsgrundlage ist dieses möglich?
„Wer in einer gegenwärtigen, nicht anders abwendbaren Gefahr für Leben, Leib, Freiheit, Ehre, Eigentum oder ein sonstiges Rechtsgut eine Tat begeht, um die Gefahr von sich oder einem anderen abzuwenden, handelt nicht rechtswidrig, wenn bei Abwägung der widerstreitenden Interessen, namentlich der betroffenen Rechtsgüter und des Grades der ihnen drohenden Gefahren, das geschützte Interesse das beeinträchtigte wesentlich überwiegt. Dies gilt jedoch nur, soweit die Tat ein angemessenes Mittel ist, die Gefahr abzuwenden." (StGB § 34 Rechtfertigender Notstand).

◨ Tab. 6.1 Ethische Prinzipien

Prinzip	Erläuterung
Respekt vor der Autonomie der Bewohner	Das Autonomieprinzip gesteht jeder Person Entscheidungsfreiheit und das Recht auf Förderung der Entscheidungsfähigkeit zu. Es beinhaltet die Forderung des informierten Einverständnisses vor jeder diagnostischen und therapeutischen Maßnahme und die Berücksichtigung der Wünsche, Ziele und Wertvorstellungen des Patienten.
Nicht schaden	Das Prinzip der Schadensvermeidung fordert, schädliche Eingriffe zu unterlassen. Dies scheint zunächst selbstverständlich, kommt aber bei eingreifenden Therapien (z. B. Chemotherapie) häufig in Konflikt mit dem Prinzip der Fürsorge.
Fürsorge, Hilfeleistung	Das Prinzip der Fürsorge verpflichtet den Behandler zu aktivem Handeln, welches das Wohl des Patienten fördert und ihm nützt. Das Fürsorgeprinzip steht häufig im Konflikt mit dem Prinzip der Schadensvermeidung (s. o.). Hier ist eine sorgfältige Abwägung von Nutzen und Schaden einer Maßnahme unter Einbeziehung der Wünsche, Ziele und Wertvorstellungen des Patienten erforderlich.
Gleichheit und Gerechtigkeit	Das Prinzip der Gerechtigkeit fordert eine faire Verteilung von Gesundheitsleistungen. Gleiche Fälle sollten gleich behandelt werden, bei Ungleichbehandlung sollten moralisch relevante Kriterien konkretisiert werden.

Trinkt ein Bewohner täglich abends eine Flasche Wein, ist dies auf Dauer ungesund. Als Folge muss er beispielsweise morgendliche Kopfschmerzen ertragen. Dies ist kein Grund für ein Eingreifen seitens der Einrichtung. Vielmehr kann der Bewohner möglicherweise motiviert werden, sich bei der Reduktion seines Konsums helfen zu lassen.

❶ Cave

Wie steht es um die rechtliche Verantwortung, wenn zu Pflegende / Betreute durch übermäßigen Alkohol oder Medikamentengebrauch Gesundheitsschäden erleidet?

Grundsätzlich unterliegen vermeidbare Gesundheitsschäden durch Substanzmittelabusus der Prüfung straf- und zivilrechtlicher Haftung der therapeutischen Teamverantwortlichen. Es kommt darauf an, ob die Abhängigkeitserkrankung erkannt wird und dem Betroffenen nachweisbar Hilfestellung angeboten wurde. Das Anregen einer rechtlichen Betreuung beim Betreuungsgericht zählt auch dazu.

In haftungsrechtlicher Prüfung jedoch gilt:
- Das therapeutische Team schuldet dem Patienten lediglich das sorgfältige Bemühen um Hilfe und Heilung. (BGH VersR 1991, S. 310)
- Der Träger der pflegerischen und betreuerischen Leistung haftet grundsätzlich für Schäden, die durch seine Mitarbeiter verursacht werden. Ausgenommen sind Schäden, die durch grobe Fahrlässigkeit des Mitarbeiters entstanden sind.
- Schuldhaft im Sinne von zumindest „fahrlässig" handelt nur, „wer die im Verkehr erforderliche Sorgfalt außer Acht lässt." (§ 276 BGB)
- Der Patienten- und Bewohneranspruch auf eine sichere Versorgung nach den aktuellen Erkenntnissen der Wissenschaft ist stets zu gewährleisten.
- Dabei entspricht es der rechtlichen Verpflichtung, sich über neue Erkenntnisse bis zur Grenze des Zumutbaren fortzubilden.

Zu informieren sind:
- Betreuer und Bevollmächtigte
- Angehörige und Vertrauenspersonen

- Haus- und Fachärzte
- Örtliche Träger der Suchthilfe
- Gerichte

Die Dokumentation ordnungsgemäßen Handelns gilt in der Praxis als kaum zu erschütternder Nachweis sicherer Versorgung. Deshalb sind alle Schritte im Verlauf ordentlich zu dokumentieren.

Fallbeispiel

Herr F. (60 Jahre) war seit Jahrzehnten als Trinker aufgefallen, er hat von 1990 bis 2000 in Trinkerheimen gelebt, dort ging es ihm relativ gut. Er ist dann zu seiner Mutter gezogen, hat aber nach deren Tod erneut stark getrunken.

2003 ist er ins Haus St. Augustinus, Facheinrichtung für Gerontopsychiatrie, gezogen, verfügt durch den Betreuer. Mit dieser Einweisung war er nicht einverstanden. Dort hat er in der ersten Zeit „heimlich" am Kiosk in der Nähe täglich 2–3 Flaschen Bier getrunken, war aber immer sozial integriert. Er hat eine Frau im Heim kennengelernt, beide sind bis heute ein Paar.

2005 zog ein Bewohner neu ein, der auch alkoholabhängig war. Dieser hat zuvor in einer beschützten Einrichtung gelebt, dort unter Abstinenz seine Ressourcen wiederentdeckt, sodass ihm ein Leben in einer offenen Einrichtung wieder zugetraut wurde. Schnell fanden sich die „Brüder im Geiste", der Alkoholkonsum beider schnellte auf ein erhebliches Maß herauf. Der Alkohol wurde z. T. gestohlen, beide waren den gesamten Tag über erheblich betrunken.

Gespräche mit beiden waren nicht von Einsicht bzw. Erfolg geprägt. Es wurde die Möglichkeit der Alkoholtherapie angesprochen, davon wollten beide nichts wissen. Der Betreuer des anderen Bewohners verfügte nun über das Gericht eine erneute geschlossene Unterbringung. Herrn H. drohte das gleiche Schicksal, er zeigte zunächst keine Einsicht: „Therapie mache ich nicht, dann schließt mich halt weg." Da er aber im Haus eine Lebensgefährtin hatte (und hat), kam er doch zu der Überzeugung, dass es einen Versuch wert wäre.

Die Therapie fand 2006 in der Suchtklinik Kamillushaus statt. Seitdem ist er trocken, hält weiterhin seine Gesprächstermine ein. Er hat sich sehr gut mit seiner Lebenssituation arrangiert, übernimmt kleine Botendienste für die Mitbewohner. Er geht auch für diese einkaufen, ohne der Versuchung des Alkohols im Geschäft zu erliegen.

An diesem Beispiel wird deutlich, dass der eigene Wille das entscheidende Merkmal ist. Dass Herr F. den Absprung vom Alkohol gefunden hat, war seine Entscheidung. Seine Motivation war die Erkenntnis, dass er ohne Änderung seines Verhaltens die Beziehung zu seiner Lebensgefährtin aufs Spiel gesetzt hätte. Alles Bemühen um ihn hätte ohne seine Motivation zu keiner Verhaltensänderung geführt.

Anders bei dem anderen Beteiligten. Er zeigte keinerlei Einsicht in sein selbstschädigendes Verhalten. Dazu hat wahrscheinlich die schon weit fortgeschrittene alkoholbedingte Erkrankung seines Gehirns beigetragen. Er war nicht mehr in der Lage, eine wahrhaft autonome Entscheidung zu treffen. Alles Bemühen, sein Verhalten zu beeinflussen, ist gescheitert. Also hat der Betreuer gegen seinen Willen die erneute Unterbringung in einer geschützten Einrichtung erwirkt, da er sich und andere unter anderem im Straßenverkehr in einem Maß schädigte, die der Betreuer nicht mehr verantworten konnte.

6.3.4 Struktureller Rahmen

Die Projektgruppe hat sich auf eine Strukturempfehlung geeinigt. Der Aufbau dieser Handlungsempfehlung ist in der Altenhilfe sehr bekannt, da sich pflegerische Prozesse auf dem gleichen Weg abbilden lassen. Den möglichen Ablauf eines Verfahrens zeigt ◘ Abb. 6.2.

◘ Tab. 6.2 stellt die Voraussetzungen in der Einrichtung dar.

Durch die Entwicklung von Konzepten auf der Grundlage der Handlungsempfehlung für den Umgang mit Suchtpatienten gewinnt die Einrichtung. Die Mitarbeiter haben dadurch Handwerkszeug, ein Suchtproblem zu erkennen und zu beschreiben, mit allen Beteiligten in die Kommunikation zu gehen und gemeinsame Lösungen zu suchen.

6.4 Stolpersteine

Im Rahmen des Projekts ist es nicht gelungen, Selbsthilfegruppen dauerhaft an eine Senioreneinrichtung zu binden, obwohl sowohl die notwendigen Ressourcen vorhanden waren als auch Öffentlichkeitsarbeit betrieben wurde.

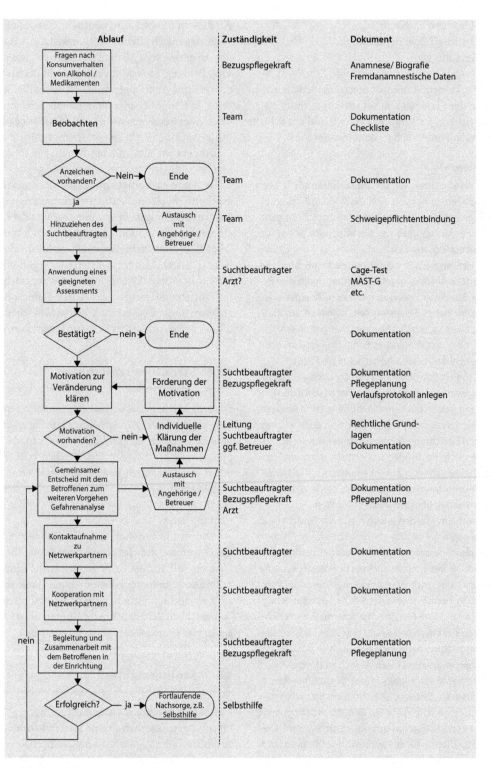

Ablauf	Zuständigkeit	Dokument
Fragen nach Konsumverhalten von Alkohol / Medikamenten	Bezugspflegekraft	Anamnese/ Biografie Fremdanamnestische Daten
Beobachten	Team	Dokumentation Checkliste
Anzeichen vorhanden? — Nein → Ende	Team	Dokumentation
ja		
Hinzuziehen des Suchtbeauftragten ← Austausch mit Angehörige / Betreuer	Team	Schweigepflichtentbindung
Anwendung eines geeigneten Assessments	Suchtbeauftragter Arzt?	Cage-Test MAST-G etc.
Bestätigt? — nein → Ende		Dokumentation
Motivation zur Veränderung klären ← Förderung der Motivation	Suchtbeauftragter Bezugspflegekraft	Dokumentation Pflegeplanung Verlaufsprotokoll anlegen
Motivation vorhanden? — nein → Individuelle Klärung der Maßnahmen	Leitung Suchtbeauftragter ggf. Betreuer	Rechtliche Grundlagen Dokumentation
Gemeinsamer Entscheid mit dem Betroffenen zum weiteren Vorgehen Gefahrenanalyse → Austausch mit Angehörige / Betreuer	Suchtbeauftragter Bezugspflegekraft Arzt	Dokumentation Pflegeplanung
Kontaktaufnahme zu Netzwerkpartnern	Suchtbeauftragter	Dokumentation
Kooperation mit Netzwerkpartnern	Suchtbeauftragter	Dokumentation
Begleitung und Zusammenarbeit mit dem Betroffenen in der Einrichtung	Suchtbeauftragter Bezugspflegekraft	Dokumentation Pflegeplanung
Erfolgreich? — ja → Fortlaufende Nachsorge, z.B. Selbsthilfe	Selbsthilfe	

nein

❏ **Abb. 6.2**   Ablaufschema Senioreneinrichtung

◻ Tab. 6.2 Handlungsempfehlung stationäre Altenhilfe

Struktur	Prozess	Ergebnis
S1 Die Einrichtung verfügt über eine Handlungsempfehlung als Teil ihres Qualitätsmanagements für den Umgang mit älteren Suchtpatienten	P1 Die im Betreuungsdienst Tätigen sind über die Handlungsempfehlungen unterrichtet und geschult	E1 Es gehört zur Betreuungskultur, Suchtpatienten zu erkennen und auf ihre Probleme anzusprechen
S2 Die Mitarbeiter der Einrichtung sind über die Problematik Sucht im Alter basismäßig geschult	P2 Im Rahmen der Pflegeprozessplanung werden bei der Anamneseerstellung Konsumverhalten und Suchthinweise erörtert	E2 Alle Mitarbeiter sind in der Lage, suchtgefährdete Bewohner zu erkennen
S3 Die Einrichtung verfügt über ein Erhebungsinstrument, um Bewohner mit einer Suchtproblematik zu erkennen (Screening, Beobachtungs- und Dokumentationsbögen)	P3 Die Fachkraft wendet das Instrument bei den Bewohnern an, bei denen eine Suchtproblematik nicht auszuschließen ist	E3 Screening/Assessment gewährleistet die Erkennung suchtgefährdeter Bewohner
S4 Die Einrichtung verfügt über – geschulte Fachkräfte für Sucht („Suchtbeauftragte") – geeignete Dokumentationsmöglichkeiten	P4 Der Suchtbeauftragte wird gezielt bei Bewohnern mit bekannter Suchtproblematik in die Pflegeplanung einbezogen	E4 Bewohner mit einer Suchtproblematik erfahren professionellen Umgang mit ihrer Erkrankung
S5 Die geschulten Fachkräfte sind in der Lage, motivationsfördernde Interventionen anzubieten bzw. dazu anzuleiten	P5 Motivationsförderung in Einzel- und Gruppengesprächen sowie pflegerisches Alltagsverhalten	E5 Der Suchtbeauftragte schätzt den Status der Motivation ein und dokumentiert ihn
S6 Die Einrichtung verfügt über Kooperationen und ist Teil eines Netzwerks, das bei Sucht im Alter über Hilfestrukturen verfügt	P6 Betroffenen Bewohnern wird professionelle Hilfe über das Netzwerk angeboten (Suchthilfe)	E6 Jedem betroffenen Bewohner werden individuelle Hilfsmöglichkeiten vorgeschlagen
S7 Die Einrichtung ist an steter Fortschreibung der Ziele des Netzwerks beteiligt	P7 Regelmäßige Treffen der Netzwerkpartner zur Evaluation der Ergebnisse und Methoden	E7 Die Erkenntnisse der Evaluation werden in der Einrichtung umgesetzt

Ein weiteres Phänomen ist die hohe Rückfallquote von Bewohnern, insbesondere von Menschen, die nach längerem Konsum in Altenhilfeeinrichtungen abstinent leben und sich regeneriert haben. Häufig ist zu beobachten, dass diese Menschen ihre Sucht bagatellisieren und in die Eigenständigkeit entlassen werden wollen. Kommt der Betreuer diesem Wunsch nach, ohne dass eine verpflichtende Nachsorge installiert wurde, ist ein Rückfall, der auch dramatisch verlaufen kann, wahrscheinlich.

Ebenso muss zur Kenntnis genommen werden, dass es sog. „unlösbare Fälle" gibt, also Menschen, die sämtliche Hilfsangebote ablehnen oder nur zum Schein annehmen und nichts an ihrer Situation ändern wollen. Dies kann in Einrichtungen der Altenhilfe zu großen Problemen führen, wenn diese Menschen den sozialen Frieden in der Einrichtung stören und eventuell Mitbewohner, die mit Mühe den Absprung vom Alkohol geschafft haben, immer wieder verführen.

6.5 Ergebnisse

Zum Abschluss des Projekts wurde auf der Grundlage der erarbeiteten Handlungsempfehlung eine Kooperation vereinbart. Dazu haben sich neben 15 stationären und 2 ambulanten Seniorenhilfeeinrichtungen, 6 Fachkliniken für Geriatrie, Psychiatrie und

Sucht, 9 Suchthilfeeinrichtungen auch 2 Fachseminare für Altenpflege verpflichtet.

Ziel der Kooperationsvereinbarung ist, neben der erklärten Bereitschaft, dem Thema „Sucht im Alter" in der jeweiligen Einrichtung besondere Beachtung zu geben, die Nachhaltigkeit des Projekts zu unterstützen. Die benannten Suchtbeauftragten der Einrichtungen treffen sich mehrmals im Jahr, reflektieren die Ergebnisse und bearbeiten neue Handlungsaufträge.

Eine zweite Untersuchung Ende 2012 konnte bereits deutlich positive Veränderungen belegen. So gab es in den befragten Einrichtungen einen Wissenszuwachs, was die Erkennung von Suchtproblemen bei zu Pflegenden anbelangt. Suchtbezogene Konzepte sind mittlerweile häufiger vorhanden und es findet öfters Kontakt mit der Suchtberatung statt.

Die parallel durchgeführte Untersuchung in Essener Suchthilfeeinrichtungen ergab, dass signifikant mehr Patienten über 60 Jahre im Vergleich zu 2010 behandelt wurden und die Erfolgsaussichten deutlich positiver eingeschätzt werden.

6.6   Ausblick

Durch die gelebte Kooperationsvereinbarung, die persönlichen Kontakte und das persönliche Engagement hat sich die Situation für suchtkranke ältere Menschen in Essen sowohl im ambulanten wie auch im stationären Bereich verbessert. Das Thema ist enttabuisiert, die pflegenden und betreuenden Mitarbeiter haben Methoden der Hilfestellung entwickelt und die Suchthilfe hat sich besser auf ältere Menschen eingestellt.

Literatur

Böhm K, Tesch-Römer C, Ziese T (2009) Gesundheit und Krankheit im Alter. Beiträge zur Gesundheitsberichterstattung des Bundes. Robert Koch-Institut, Berlin. Online verfügbar unter: http://kcgeriatrie.org/downloads/gbe-gesundheitundkrankheitimalter.pdf#page=106. Zugriff: 20.06.2016

Glaeske G (2013) Medikamente 2011 – Psychotrope und andere Arzneimittel mit Missbrauchs- und Abhängigkeitspotenzial. In: Deutsche Hauptstelle für Suchtfragen e. V. (Hrsg.) Jahrbuch Sucht. Pabst, Lengerich, S. 91–110

Glaeske G, Schicktanz C (2013) BARMER GEK Arzneimittelreport 2013. Auswertungsergebnisse der BARMER GEK Arzneimitteldaten aus den Jahren 2011 bis 2012. Berlin

Holzbach R, Martens M, Kalke J, Raschke P (2010) Zusammenhang zwischen Verschreibungsverhalten der Ärzte und Medikamentenabhängigkeit ihrer Patienten. Bundesgesundheitsblatt 53: 319–325

Nowossadeck E (2012) Demografische Alterung und stationäre Versorgung chronischer Krankheiten. Dtsch Arztebl Int 109 (9):151–157; DOI: 10.3238/arztebl.2012.0151

Rumpf HJ, John U (2009) Möglichkeiten der Intervention bei Alkoholproblemen im höheren Lebensalter. Sucht 55: 301–311

Siegmund-Schultze N (2012) Polypharmakotherapie im Alter: Weniger Medikamente sind oft mehr. Dtsch Arztebl; 109(9): A-418 / B-360 / C-356

Verthein U, Martens MS, Raschke P, Holzbach R (2013) Langzeitverschreibung von Benzodiazepinen – eine prospektive Analyse über 12 Monate. Gesundheitswesen 75: 430–437

Voßmann U, Geyer D (2006) Abhängigkeitserkrankungen im Alter. Therapeutische Erfahrungen mit älteren Patienten. GeroPsych 19: 221–228

Wetterling T, Schneider B (2012) Medikamentenmissbrauch bei älteren psychiatrischen Patienten. Psychiat Prax 39: 275–279

Wolter DK (2011) Sucht im Alter. Grundlagen, Klinik, Verlauf und Therapie. Kohlhammer, Stuttgart

Zum Wohl! pflegebedürftiger Menschen – Schulung und Qualifizierung von Mitarbeitenden im Bereich der Sucht- und Altenhilfe am Beispiel des Projekts „WATCH"

Sabine Jakob, Falk Zimmermann

© Springer-Verlag GmbH Deutschland 2017
T. Hoff, U. Kuhn, S. Kuhn, M. Isfort (Hrsg.), *Sucht im Alter – Maßnahmen und Konzepte für die Pflege*,
DOI 10.1007/978-3-662-53214-0_7

7.1　Einleitung

Sowohl in den Einrichtungen der stationären Altenhilfe des Diakonischen Werks Löbau-Zittau als auch in der Arbeit der Sozialtherapeutischen Wohnstätte des „come back" e. V. in Zittau zeigte sich in den letzten Jahren, dass der Pflege- und Betreuungsbedarf älterer Suchtkranker ansteigt. Zudem wurde die wachsende Unsicherheit mit der Problematik „Sucht im Alter" deutlich. In der stationären Altenhilfe zeichnete sich aufgrund des fehlenden Fachwissens eine fehlende Handlungsorientierung im Umgang mit älteren Suchtkranken ab. Pflegefachkräfte können Suchtpotenzialen und Suchterkrankungen in vielen Fällen nicht professionell begegnen und sind überfordert. Eine ähnliche Situation erwuchs in der Arbeit des „come back" e. V.: Der Anteil pflegebedürftiger suchtkranker Menschen bzw. Hilfesuchender, die bereits ein hohes Alter erreicht haben, steigt weiter an.

Um eine optimale Betreuung zu gewährleisten, ist eine entsprechende Weiterbildung der Fachkräfte notwendig. Es ist nach wie vor davon auszugehen, dass eine wesentlich höhere Anzahl betroffener älterer Menschen momentan keinen Zugang zu Beratungsdiensten oder Hilfeleistungen hat. Auch kann eine nachhaltigere Wirkung der präventiven Arbeit und damit eine Verbesserung der Lebenssituation älterer Menschen in Pflegeeinrichtungen nur durch eine enge Kooperation zwischen Alten- und Suchthilfe erreicht werden.

Vor diesem Hintergrund bewarb sich das Diakonische Werk Löbau-Zittau gemeinsam mit dem Verein „come back" in Zittau und der Diakonischen Akademie Moritzburg bei der Ausschreibung eines Bundesmodellprojekts zum Thema „Sucht im Alter – Sensibilisierung und Qualifizierung von Fachkräften in der Alten- und Suchthilfe" (2009). Der eingereichte Projektantrag wurde bewilligt und damit konnten im Rahmen des Bundesmodellprojekts im Zeitraum von 2011 bis 2014 Schulungen zum Thema „Sucht im höheren Lebensalter" durchgeführt werden.

Das Projekt „WATCH" (◘ Abb. 7.1) konzentrierte sich stark auf die Konzeption und Etablierung eines flächendeckenden Weiterbildungsangebots. Fachkräfte der Sucht- und Altenhilfe erarbeiteten in gemeinsamen Seminaren zur Problematik „Sucht im

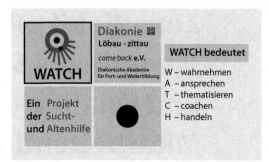

◘ Abb. 7.1　Schaubild WATCH

Alter" Lösungsansätze, die vor allem in regionalen Netzwerken umgesetzt werden sollten. Das Hauptaugenmerk richtete sich dabei auf den Pflegealltag in der stationären Altenhilfe und die Beratungs- und Interventionsmöglichkeiten für ältere Menschen mit einer Suchterkrankung.

WATCH wird in unserem Kooperationsprojekt so buchstabiert:

W – Wahrnehmen (Abhängigkeiten im Alter wahrnehmen)

A – Ansprechen (mit älteren/pflegebedürftigen Menschen ins Gespräch kommen)

T – Thematisieren (Sucht im Alter zum Thema werden lassen und enttabuisieren)

C – Coachen (Mitarbeiter schulen und befähigen, Abhängigkeit im Alter zu begegnen)

H – Handeln (ältere/pflegebedürftige Menschen auf ihrem Weg aus der Abhängigkeit begleiten)

7.2　Ziele, Erwartungen, Adressaten – „passgenaue" Schulungen zum Thema „Suchtkranke ältere Menschen"

Aufgrund unterschiedlicher Wahrnehmungen hinsichtlich suchtkranker Menschen in den beiden Systemen Altenhilfe und Suchthilfe (dargestellt in den paradigmatischen Modellen Altenhilfe und Suchthilfe: ◘ Abb. 7.2, ◘ Abb. 7.3) ergaben sich auch

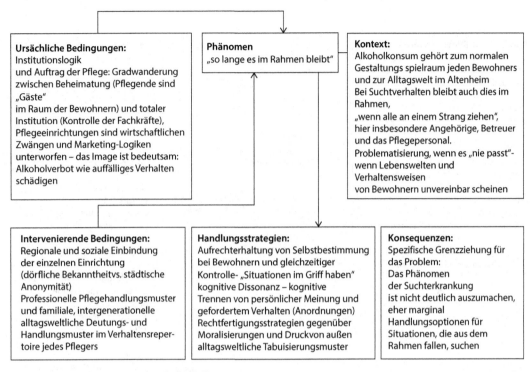

Abb. 7.2 Paradigmatisches Modell: Altenhilfe

unterschiedliche Erwartungen an die Schulungen zum Thema „Suchtkranke ältere Menschen".

Bereits in der 1. Phase des Austauschs zwischen den zukünftigen Projektpartnern zeigte sich die Heterogenität der Erwartungen hinsichtlich zukünftiger Schulungsinhalte und Formen der Umsetzung. Einigkeit bestand jedoch darin, dass eine gemeinsame Qualifizierung von Pflegepersonal und Suchtfachkräften eine große Chance bieten könnte, einen Wissenstransfer sowie Erfahrungsaustausch in beide Richtungen zu ermöglichen: von der Suchthilfe in die Altenhilfe und umgekehrt.

Gemeinsame Workshops, Netzwerkarbeit, interdisziplinäre Fallbesprechungen sowie Hospitationsgelegenheiten sollten dabei einen „Blick über den eigenen Tellerrand" und die Chance bieten, Hilfen zu bündeln sowie Leistungsangebote für die Zielgruppe zu optimieren. Die Projektpartner einigten sich schließlich darauf, folgende Weiterbildungsangebote zu etablieren:

- Basisschulungen für Mitarbeitende in Pflege und Suchthilfe

- Aufbauschulungen bzw. weiterführende Qualifizierung von Fachkräften der Sucht- und Altenhilfe
- Schulungen für Führungskräfte der Altenhilfe und der Suchthilfe

7.3 Basisseminare als Grundlage der Auseinandersetzung mit der Thematik „Sucht im Alter"

Diese Seminare wurden sowohl für Fach- als auch für Hilfskräfte in der Altenpflege sowie der Suchthilfe konzipiert. Auch weitere interessierte Personen, wie z. B. Seniorenräte, soziale Besuchsdienste für ältere Menschen, Ehrenamtliche in der Pflege, Verantwortliche in (Sucht-)Selbsthilfegruppen, Mitarbeiter in ambulanten Betreuungsdiensten (z. B. Seniorentagespflege) waren Adressaten der Einladung.

Die Inhalte der Seminare sollten am individuellen Bedarf der zu schulenden Personengruppen orientiert sein. Als geeignetes Setting hat sich die

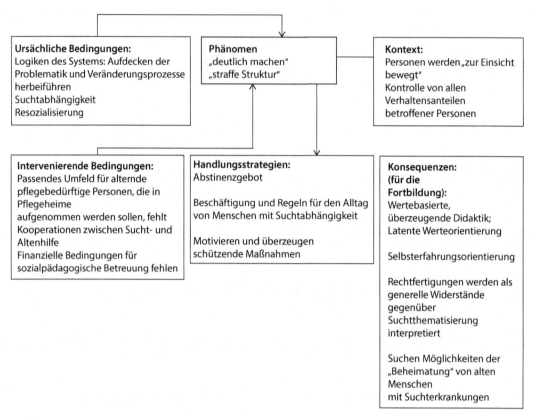

☐ Abb. 7.3   Paradigmatisches Modell: Suchtkrankenhilfe

Inhouse-Schulung erwiesen, da externe Tagesseminare für die Einrichtungen der Altenhilfe und der Suchthilfe oft schwierig zu realisieren sind. Gemeinsame Seminare von Mitarbeitenden in der Altenhilfe und der Suchthilfe sollten helfen, eigenes Wissen aufzubauen und zu vertiefen, miteinander in intensiven Erfahrungsaustausch zu treten und Netzwerkpartner für zielführende Hilfen zu gewinnen.

Damit sowohl Mitarbeiter der Altenhilfe als auch der Suchthilfe inhaltlich von den Seminaren profitieren und einen wirklichen Wissenszuwachs erzielen konnten, war bei der Konzeption ein wesentliches Ziel, auf die Ausgewogenheit der Themen zu achten. Hierbei wurden auch deutlich unterschiedliche Erwartungshaltungen der Seminarteilnehmer sichtbar, die gemeinsame Seminare zu einer Herausforderung werden ließen:

- Mitarbeiter aus der Suchthilfe erwarteten z. B. eher Erkenntnisse zum Altenpflegealltag, zu

pflegerischen Handlungen und biografischen Zugängen zum Alter.
- Mitarbeiter aus der Altenpflege erhofften sich erfahrungsgemäß oft Unterstützung bei konkreten Fragestellungen im Umgang mit „schwierigen" (suchtmittelauffälligen) Bewohnern bzw. Betreuten sowie konkrete Handlungsanleitungen, die z. B. in standardisierter Form in Pflegedokumentationen einfließen konnten.

Die Seminare bewegten sich dabei im Spannungsfeld unterschiedlicher Werte und innerer Haltungen der verschiedenen Professionen. Dies trug dazu bei, dass ein spannender Erfahrungsaustausch und ein Kennenlernen der unterschiedlichen Arbeitsfelder in der Sucht- bzw. Altenhilfe möglich wurden. In der Laufzeit des Bundesmodellprojekts kam es darüber hinaus auch zum Erfahrungsaustausch in Form von gegenseitigen Hospitationen und Fallvorstellungen.

Wichtig war uns in der Umsetzung der Seminare immer, dass die Referenten sowohl über praktische Erfahrung aus dem Bereich der Altenpflege verfügten als auch Handlungswissen aus dem Bereich der Suchthilfe einbringen konnten. Eine Referentin war als Qualitätsbeauftragte des Diakonischen Werks Löbau-Zittau beschäftigt und langjährig sowohl in der ambulanten als auch der stationären Pflege tätig. Die zweite Referentin verfügte über praktische Erfahrungen sowohl im Bereich der ambulanten Beratung suchtkranker Menschen als auch in der Arbeit mit chronisch mehrfachgeschädigten Abhängigkeitskranken in einer sozialtherapeutischen Wohnstätte.

7.4 Entwicklung des Curriculums für die Basisseminare, Inhalte und Schwerpunkte

Bei der Erarbeitung des Curriculums waren folgende **Schwerpunkte** wichtig:
- Vermittlungen von Grundinformationen und theoretischem Hintergrundwissen zu stoffgebundenen Süchten (insbesondere Alkohol, Medikamente und Tabak)
- Wissensvermittlung zur Spezifik von missbräuchlichem oder süchtigem Substanzkonsum im höheren Alter
- Vermittlung von Methoden für den Umgang mit riskantem, missbräuchlichem und abhängigem Konsum von Suchtmitteln (Handlungsempfehlungen)
- Reflexion des eigenen beruflichen Handelns, Werte und Normen in Bezug auf die Arbeit mit
- älteren suchtkranken Menschen

Im Erproben des Konzepts der Basisseminare wurde es immer wieder nötig Anpassungen und Veränderungen vorzunehmen. Dies betraf sowohl das äußere Setting (Rahmenbedingungen (Zeit, Ort), Gruppengröße, Raumgestaltung, verwendete Materialien und Medien) als auch die inhaltliche Gestaltung (mehr Zeit für Reflexion und Erfahrungsaustausch, weniger Informationsvermittlung).

Nachfolgend werden die Inhalte des Basisseminars und dessen Entwicklung in Übersichten dargestellt.

7.4.1 Basisseminar „Sucht im Alter" (2011–2013)

Eintägiges Blockseminar/Basisseminar „Sucht im Alter" (2011–2013)
- Kennenlernen der Seminarteilnehmer
- Vorstellungsrunde, eigene Erwartungen an das Thema benennen
- Ziele des Thementages vorstellen
- Literaturvorstellung, erste Fragen beantworten
- Brainstorming zu „Sucht" und „alte Menschen" (Gruppenarbeit mit Flipchart)
- Vortrag eines anonymisierten Fallbeispiels (Folie)
- Statistik zum Konsum von Alkohol, Medikamenten und Tabak bei Menschen ab dem 60. Lebensjahr (Informationsvermittlung)
- Brainstorming: „Warum lohnt es sich überhaupt, den eigenen Konsum von Alkohol und Tabak sowie Medikamentengebrauch zu überdenken, zu reduzieren oder zu beenden?" (Arbeit mit Flipchart)
- Vortrag: Besonderheiten des Alkoholstoffwechsels, Folgeschäden durch Tabakkonsum, Folgen aus Medikamentenabhängigkeit bei älteren Menschen

Pause
- Vortrag: „Die Vielfalt des Alters" (Einstieg mit dem Text: „Der Alte und die Kneipe")
- Zitate zum Thema „Alter" (Arbeitsblätter)
- Kleingruppenarbeit (3 Gruppen): Vor welchen Schwierigkeiten bzw. Herausforderungen stehen Menschen im Alter ab etwa 60 Jahren?
- Vorstellung und Diskussion im Plenum, Aussagen auf Flipcharttafel sammeln
- Kleingruppenarbeit (3 „gemischte" Gruppen): Woran erkennt man problematischen Alkohol-, Medikamenten- und Tabakkonsum?
- Zusammenfassung der Ergebnisse und Vorstellung im Plenum

- Darstellung der allmählichen Entwicklung einer Alkoholabhängigkeit
- Faktoren, die eine Abhängigkeitsentwicklung unterstützen
- ICD-10-Kriterien zur Alkoholabhängigkeit vorstellen (Folie)
- Folie Suchthilfesystem

Mittagspause
- Einführung Gesprächsführung: „Wie kann ich ein Suchtproblem ansprechen?"
- Modellvorstellung
- Beide Kursleiter tragen eine mögliche Gesprächssequenz vor.
- Rollenspiel in Zweiergruppen unter entsprechender Anleitung durchführen.
- Auswertung: „Wie ist es den Teilnehmern ergangen? Welche Fragen oder Unklarheiten sind entstanden"?

Pause
- Beispielgeschichte: Triangelspieler (alter Mensch) will, nachdem er seinen Teil zum Konzert (Pflichten im Leben) beigetragen hat, gehen. Was würde sein vorzeitiges Aufgeben/Verschwinden für ihn selbst und das Orchester bedeuten?
- Einzelarbeit: Fragebogen ausfüllen
  - Welche Lasten schleppen manche alte Menschen mit sich herum?
  - Woran würden Sie erkennen, wenn ein (alter) Mensch traurig ist oder Angst verspürt?
- Auswertung der Einzelarbeit im Plenum
- Kleingruppenarbeit: Durch welche Methoden kann ich in meinem beruflichen oder privaten Bereich positiven Einfluss nehmen, wenn ich bei alten Menschen Traurigkeit, Sorgen oder Angst feststelle?

Pause
- Wie kann eine Vernetzung zwischen Altenhilfe und Suchtkrankenhilfe gelingen?
- Vorstellung Handlungsempfehlungen
- Abschluss: Literaturhinweise
- Selbstreflexion: Wie geht es mir abschließend?

7.4.2 Basisseminar „Sucht im Alter", überarbeitete Version in Modulform (ab 2013)

Aufgrund der Rückmeldungen überarbeiteten wir die Basisseminare, um sie den Erwartungen und Fragestellungen der Teilnehmer anzupassen. Viele kritische Rückmeldungen kamen von Mitarbeitenden aus dem Bereich der Pflege, die sich vor allem klare Handlungsempfehlungen für ihren Arbeitsalltag wünschten.

Wir erarbeiteten auf diese Weise ein Basisseminar mit insgesamt 6 Modulen (à 1,5 h), deren Schwerpunkte die folgende Übersicht zeigt.

Basisseminar „Sucht im Alter", überarbeitete Version in Modulform (ab 2013)
Modul 1: Grundlagen und Einführung zum Thema „Sucht im höheren Lebensalter"
- Statistik zum Konsum von Suchtmitteln im höheren Lebensalter (bezogen auf Alkohol, Medikamente und Tabak) in Vortragsform
- Besonderheiten des Alkoholstoffwechsels, Folgeschäden des Tabakkonsums, Folgen aus Medikamentenabhängigkeit
- Anonymisierte Fallbeispiele aus ambulanter und stationärer Sucht- und Altenhilfe
- Thematische Gruppenarbeit mit Flipchart

Modul 2: Individualität, Grenzen und Herausforderungen des Alterns
- Gedanken zur menschlichen Identitätsentwicklung, Altersbilder – Bilder des Alterns
- Herausforderung, Chancen und Grenzen für Menschen im höheren Lebensalter
- Suchtmittelkonsum als Bewältigungsmöglichkeit, Erklärungsmodell zum Krankheitsbild der Depression und Informationen zur Verbindung mit Suchtmittelkonsum
- Thematische Gruppenarbeit mit Flipchart

Modul 3: Grundlagen der Abhängigkeitsentwicklung bei älteren Menschen
- ICD-10-Kriterien der Abhängigkeit; Faktoren, die eine Abhängigkeitsentwicklung bei älteren Menschen begünstigen

- Verlauf der Abhängigkeitsentwicklung am Beispiel des Alkohols
- Angebote des Suchthilfesystems für ältere Menschen – Chancen und Grenzen
- Thematische Gruppenarbeit mit Flipchart

Modul 4: Umgang mit suchtkranken älteren Menschen/Gesprächsführung

- Einführung: „Wie kann ich ein Suchtproblem ansprechen?"
- Modellvorstellung: „motivierende Gesprächsführung nach Miller u. Rollnick (1991)"
- Umgang mit auffälligen Verhaltensweisen älterer suchtkranker Patienten/Bewohner (z. B. chronisch mehrfachgeschädigte Abhängigkeitskranke)
- Möglichkeiten der Intervention im praktischen Arbeitsalltag, praktische Übungen, Rollenspiele

Modul 5: Fallarbeit/kollegiale Fallbesprechungen

- Im Rahmen einer kollegialen Fallbesprechung werden 1–2 aktuelle Fallbeispiele aus der eigenen Einrichtung intensiv bearbeitet
- Handlungsempfehlungen und neue Möglichkeiten des Umgangs mit Betroffenen werden entwickelt (Arbeit mit Flipchart)

Modul 6: Vernetzung zwischen Alten- und Suchthilfe

- Handlungsempfehlungen zum Thema Umgang mit alkohol- bzw. medikamentenabhängigen Bewohnern werden vorgestellt und diskutiert hinsichtlich praktischer Umsetzbarkeit (Bildschirmpräsentation)
- Gruppenarbeit: Schnittstellenproblematik Alten- und Suchthilfesystem (mit Flipchart)
- Zusammenfassung

Beim Vergleich beider Seminare wird deutlich, dass in der überarbeiteten Version bisherige Vortragsteile im Sinne einer Psychoedukation zugunsten einer Erhöhung der Gruppenarbeit und Diskussionsrunden ersetzt worden sind. Insbesondere die Mitarbeitenden aus dem Bereich der Altenhilfe bewegten die Fragen nach konkreten und alltagspraktischen Beispielen und deren Umsetzung im Pflegealltag. Darauf wurde bei der Konzeptionierung des neuen Basisseminars besonders viel Wert gelegt. Bei Anfragen von Einrichtungen war es jetzt möglich, einzelne Module je nach Erfordernis in der Einrichtung als Seminar anzubieten. Grundsätzlich empfahlen wir jedoch mindestens die Durchführung der Module 1, 3 und 4, um eine sinnvolle und für die Einrichtung nutzbringende Schulung der Mitarbeiter zu erreichen.

7.5   Reflexion und Ausblick

Im Zeitraum des Bundesmodellprojekts wurden die im Projekt konzipierten Schulungen regelmäßig durchgeführt und ihr Verlauf einer ständigen internen und externen Evaluation unterzogen. Die externe Evaluation erfolgte durch das Zentrum für Forschung, Weiterbildung und Beratung an der Evangelischen Hochschule Dresden, begleitet von der wissenschaftlichen Mitarbeiterin Johanna Schneider unter studentischer Mitwirkung von Sylvi Sehm-Schurig.

Die gewonnenen Erkenntnisse flossen in die weitere Durchführung von Seminaren ein. Der Schwerpunkt lag dabei auf den Basisschulungen, die als Inhouse-Schulungen in den Einrichtungen angeboten wurden. Externe Ausschreibungen, z. B. über die Diakonische Akademie Moritzburg, erbrachten meist unbefriedigende Ergebnisse, da die angebotenen Seminare oft wegen mangelnder Anmeldungen abgesagt werden mussten.

„Sucht im Alter" zum Thema zu machen ist nach wie vor ein schwieriges Unterfangen. Die dem Thema implizite Tabuisierung ist aus unserer Sicht nach wie vor präsent. In der internen Evaluation wurde den an der Durchführung der Seminare Beteiligten deutlich, welche Schwierigkeiten und Herausforderungen zu bewältigen waren.

Schwierigkeiten und Herausforderungen bei Seminaren/Schulungen zum Thema „Sucht im Alter"

- Setting und Rahmenbedingungen: Stehen bei Inhouse-Schulungen geeignete Räumlichkeiten zur Verfügung? Welche Zeiten für die Weiterbildung sind geeignet, welche weniger?
- Welche Voraussetzungen bieten die Seminarteilnehmer (z. B. Motivation zur Teilnahme, Qualifizierungsstand/ Ausbildung)?
- Inhalte und Umsetzung des Curriculums: Welche Themen werden gewünscht und nachgefragt? Soll an konkreten Fallbeispielen gearbeitet werden? Werden umsetzbare Handlungsempfehlungen bzw. Fachliteratur nachgefragt?

Die Erfahrungen mit den oben genannten Situationen waren sehr unterschiedlich und beeinflussten sehr deutlich Qualität und Erfolg der Schulungen. Beispielsweise war für die meisten Einrichtungen der Altenhilfe sowie die stationäre Suchtkrankenhilfe eine Schulung über die Mittagszeit (z. B. 13.00 Uhr bis 14.30 Uhr) aus einrichtungsinternen Gründen (z. B. Dienstplan) am geeignetsten, hinsichtlich Konzentrationsfähigkeit und Mitarbeitermotivation jedoch nicht immer günstig.

Auch das Interesse der Mitarbeiter am Thema war sehr unterschiedlich, je nach Gegebenheit und Voraussetzung in den Einrichtungen.

Stärksten Einfluss auf die Gestaltung und Durchführung der Seminare hatte jedoch aus unserer Sicht die den jeweiligen Hilfesystemen immanente Sichtweise auf suchtkranke ältere Menschen. Ein Beispiel dafür ist der Gegensatz von Selbstbestimmung als Zielfokus in der Altenhilfe versus Regeln und schützende Maßnahmen in der Suchthilfe (vgl. ◘ Abb. 7.2 und ◘ Abb. 7.3). Hieraus ergaben sich immer wieder spannende Diskussionen und kontroverse Sichtweisen auf den Umgang mit betroffenen Menschen. Diese ließen sich nicht immer auflösen.

In der Reflexion unserer Arbeit im Rahmen des Modellprojekts wurde immer wieder sichtbar,

dass der deutliche Fokus auf einen Wissenstransfer von der Suchthilfe in die Altenhilfe nicht aufgelöst werden konnte. Versuche, mehr altenhilfespezifische Themen in die Seminarinhalte zu integrieren, gelangen nur ansatzweise.

Während der Laufzeit des Bundesmodellprojekts wurden im Zeitraum von 2011 bis 2013 gemischte Seminare angeboten (mit Mitarbeitern der Sucht- und Altenhilfe). Zuletzt führten wir jedoch überwiegend „altenhilfespezifische" Seminare durch bzw. die Basisseminare wurden von stationären Einrichtungen der Altenhilfe nachgefragt und orientierten sich damit an den Erwartungen und Nachfragen dieses Systems.

Auch nach Ende des Bundesmodellprojekts war es den ehemals am Projekt Beteiligten weiterhin wichtig, zu diesem Thema Schulungen anzubieten.

Literatur

Schneider J, Sehm-Schurig S (2014) Evaluation des Projekts „WATCH – Wahrnehmen, Ansprechen, Thematisieren, Coachen, Handeln". Ein Kooperationsprojekt der Sucht- und Altenhilfe, Bundesmodellprojekt zum Thema „Sucht im Alter" im Auftrag der Diakonie Löbau – Zittau gGmbH. Zentrum für Forschung, Weiterbildung und Beratung an der Evangelischen Hochschule Dresden. apfe-Institut, Dresden. Online verfügbar unter: http://www.ehs-dresden.de/index.php?id=857. Zugriff: 15.07.2016

Miller WR, Rollnick S (1991) Motivational interviewing: Preparing people to change addictive behavior. Guilford Press, New York

WATCH – Ein Kooperationsprojekt der Sucht- und Altenhilfe. Kooperation von Verein *come back* e. V. Zittau, Diakonisches Werk im Kirchenbezirk Löbau-Zittau gGmbH, Diakonische Akademie für Fort- und Weiterbildung e. V. Online verfügbar unter: http://projekt-watch.info/. Zugriff: 15.07.2016

SANOPSA-Pflegekonzept: Betreuung von Konsumenten illegaler Drogen in der stationären Altenpflege

Ulrike Kuhn, Tanja Hoff, Michael Isfort, Stefanie Monke, Karsten Keller

© Springer-Verlag GmbH Deutschland 2017
T. Hoff, U. Kuhn, S. Kuhn, M. Isfort (Hrsg.), *Sucht im Alter – Maßnahmen und Konzepte für die Pflege*,
DOI 10.1007/978-3-662-53214-0_8

Förderhinweis
Das Projekt „SANOPSA: Sucht im Alter – Netz- und netzwerkbasierte Optimierung der ambulanten und stationären Pflege" wurde im Rahmen der Förderlinie SILQUA-FH „Soziale Innovation für Lebensqualität im Alter" im Zeitraum von Oktober 2012 bis August 2015 mit Mitteln des Bundesministeriums für Bildung und Forschung unter dem Förderkennzeichen 03FH009SX2 gefördert. Die Verantwortung für den Inhalt der Veröffentlichung liegt beim Autor.

Die Integration älterer Drogenabhängiger in „übliche" Strukturen medizinischer Versorgung ist als problematisch anzusehen und stellt die Versorgungssysteme, insbesondere die Alten- und Pflegehilfe, durch den veränderten Hilfebedarf vor enorme Herausforderungen. Es ergibt sich die Notwendigkeit zielgruppenadäquater Veränderungen/Anpassungen von Konzepten für alt gewordene Suchtkranke und suchtmittelkonsumierende Heimbewohner, vor allem im Bereich der (stationären) Altenhilfe. Die Versorgung älterer Konsumenten illegaler Drogen erfordert zudem eine enge Zusammenarbeit von Suchthilfe, Altenpflege, Gerontopsychiatrie/-psychotherapie und Altersmedizin. Vor diesem Hintergrund wurde im Rahmen eines Forschungsprojekts ein umfassendes Konzept für pflegebedürftige Ältere in der stationären Altenpflege mit aktuellem oder früherem Konsum illegaler Drogen entwickelt. Es integriert Vorgehensweisen im Umgang mit Substanzkonsum und Pflegeinterventionen speziell für diese Zielgruppe in den Pflegealltag.

8.1 SANOPSA-Pflegekonzept: Betreuung von Konsumenten illegaler Drogen in der stationären Altenpflege

Das Projekt „SANOPSA: Sucht im Alter – Netz- und netzwerkbasierte Optimierung der ambulanten und stationären Pflege" (www.sanopsa.de) des Deutschen Instituts für Sucht- und Präventionsforschung der Katholischen Hochschule NRW (KatHO NRW) setzt sich für die Versorgung suchterkrankter älterer Menschen in der Altenpflege ein.

Ziel der Förderlinie SILQUA-FH ist die Initiierung und Unterstützung von Forschungsbeiträgen an Fachhochschulen zur Verbesserung der Lebensqualität älterer Menschen und der Wahrung ihrer Selbstständigkeit. Die Pflege und Betreuung älterer Konsumenten illegaler Drogen wird aufgrund der Vielzahl

der Folgeerkrankungen der Sucht eine zunehmende Aufgabe der ambulanten, teil- oder vollstationären Altenpflege sein.

Das vorliegende manualisierte Pflegekonzept bietet Hintergrundinformationen über in der Altenpflege sinnvolle Unterstützungsmöglichkeiten und Pflegemaßnahmen der Zielgruppe älterer Drogenabhängiger sowie notwendige und mögliche medizinische und suchttherapeutische Behandlungsmaßnahmen in Zusammenarbeit mit der Suchthilfe. Es gilt primär für den Einsatz für pflegebedürftige Ältere in der stationären Altenpflege mit aktuellem oder früherem Konsum illegaler Drogen. Illegale Drogen „[…] sind alle Mittel, die in den natürlichen Ablauf des Körpers eingreifen und Stimmungen, Gefühle und Wahrnehmungen beeinflussen" (Ministerium für Frauen, Jugend, Familie und Gesundheit des Landes Nordrhein-Westfalen 2002, S. 3).

In 9 Modulen werden spezifische Situationen des Pflegealltags aufgegriffen und der Einsatz gezielter Maßnahmen empfohlen. Mithilfe dieses Manuals soll die Informationslage für Situationen im pflegerischen Umgang mit älteren Konsumenten illegaler Drogen optimiert werden. Zudem werden erfolgversprechende Interventionen aufgezeigt. Die vorgegebene Modulstruktur soll dem Leser einen bedarfsgerechten Zugang zum Manual und zielgerichtetes Lesen ermöglichen. Zusätzlich zum Manual existiert ein Schulungskonzept mit Materialien für den Einsatz in der Bildungsarbeit.

8.2 Hintergrundinformationen: Ältere Konsumenten illegaler Drogen

Das Manual bezieht sich vorrangig auf älter gewordene Konsumenten illegaler Drogen wie Heroin/Opiaten sowie mit polyvalenten Konsummustern. Grundsätzlich liegt der Fokus bei den älteren Drogenabhängigen sowohl auf den ehemaligen als auch auf den noch aktiv Konsumierenden. Cannabis spielt dabei aufgrund der eher geringeren medizinischen Langzeitfolgen eine untergeordnete Rolle.

Der Gebrauch illegaler Drogen (z. B. von Cannabis, LSD, Kokain, Crack, Ecstasy, Amphetaminen oder Heroin/Opium) ist wesentlich vom Bild jüngerer Menschen geprägt.

> Einen Überblick zu illegalen Drogen und dabei insbesondere zu Substanzeigenschaften, Gebrauchsformen, Konsummustern, Epidemiologie, Symptomatiken und Rechtsfragen bietet die online verfügbare Broschüre „Drogenabhängigkeit" der Deutschen Hauptstelle für Suchtfragen e. V. (DHS 2015).

Ältere Menschen, die aufgrund ihres Konsums und der Vielzahl an gesundheitlichen Folgeschäden hilfe- und pflegebedürftig geworden sind und in der ambulanten, teil- oder vollstationären Altenpflege pflegerisch betreut werden, stehen seltener im Fokus der öffentlichen Diskussion. Der Begriff „ältere Menschen" und die zugehörige Altersdefinition der WHO – Menschen im Alter von 61 bis 75 Jahren – scheint im Zusammenhang mit einer Suchterkrankung illegaler Drogen nicht zutreffend zu sein:

> Gerade bei Konsumenten illegaler Drogen ist eine vorzeitige Alterung schon ab dem 40. Lebensjahr zu beobachten (Degkwitz u. Zurhold 2010). Nach Wolter (2011) reduziert sich die fernere Lebenserwartung Drogenkonsumierender um ca. 20 Jahre.

> Im vorliegenden Pflegemanual ist der Begriff „ältere Konsumenten illegaler Drogen" keinem konkreten Alter oder der Grenzziehung einer Altersspanne zugewiesen. Die Alterszuordnung bezieht sich auf die physischen und psychischen Konstitutionen des Betroffenen und seiner Ressourcen.

Verschiedenen Studien zufolge ist die Anzahl der älteren Drogenabhängigen in den letzten 10 Jahren in vielen Ländern trotz schwieriger Lebensumstände systematisch angestiegen. Dabei konnten bisher keine geschlechtsspezifischen Differenzen festgestellt werden. In Deutschland leben momentan schätzungsweise 40.000 illegal Drogenabhängige mit Konsum von Opiaten oder Mischkonsum illegaler Drogen, die 40 Jahre oder älter sind. Prognosen zufolge wird sich diese Zahl in den nächsten Jahren verdoppeln (Vogt 2009a).

Diese Entwicklung ist auch auf positive Veränderungen im Suchthilfesystem zurückzuführen, etwa auf die breite Einführung sog. „Harm-reduction-Strategien" und damit einer Abkehr vom Abstinenzparadigma. Im Zuge dessen kam es Mitte der 1980er Jahre zu einem breiten Ausbau niedrigschwelliger Einrichtungen, die insgesamt eine viel größere Zahl von Konsumierenden erreichen konnte. Ebenfalls wesentlich an dieser positiven Entwicklung beteiligt ist die Ausweitung der Substitutionsbehandlung, die im Zusammenhang mit einer gestiegenen Lebenserwartung Drogenabhängiger zu sehen ist (DBDD 2009).

Trotz einer allgemeinen Verbesserung der Situation und der benannten Fortschritte besteht eine besondere Vulnerabilität der Zielgruppe, da meist sowohl die soziale als auch die gesundheitliche Situation älterer Konsumierender äußerst problematisch ist. Es bestehen durch Folgeerkrankungen des Suchtkonsums z. T. gravierende physische und psychische Gesundheitsprobleme sowie oft das Problem einer doppelten Exklusion:

— Ältere Drogenabhängige haben meist den Kontakt zu ihren Familienangehörigen abgebrochen und sind insgesamt häufig aus der Gesellschaft ausgeschlossen.
— Sie werden durch „Jüngere" aus der Drogenszene verdrängt.

Es bestehen oft auch finanzielle Sorgen und Ängste, Schulden sowie mögliche strafrechtliche Verfolgungen (Vogt 2010a).

Medizinische und suchttherapeutische Maßnahmen haben zum Ziel, die teils gravierenden Begleiterscheinungen des Konsums illegaler Drogen gesundheitlich und sozial zu minimieren sowie Schaden abzuwenden. Ärzte beobachten bei Drogenkonsumierenden eine beschleunigte und vorzeitige Alterung (DHS 2013b). Sie stellen Gesundheitszustände und Erkrankungen fest, die bei Nichtdrogenabhängigen normalerweise erst 20 Jahre später auftreten:

Betroffene erkranken generell häufig an Virusinfektionen wie z. B. Hepatitis C, Leber- und Lungenerkrankungen, Herz-Kreislauf-Erkrankungen sowie Zahnerkrankungen. Unter den psychischen Begleiterkrankungen sind am häufigsten Depressionen und Ängste zu nennen. Darüber hinaus treten durch den vorzeitigen Alterungsprozess häufig „typische" Alterserkrankungen wie z. B. Diabetes mellitus Typ 2, Altersdemenz oder Osteoporose auf (DHS

2013a). Dies führt in manchen Fällen zum frühzeitigen Bedarf an Unterstützung, die teilweise auch von der ambulanten oder stationären Pflege (Vogt et al. 2010b) geleistet wird.

In der stationären Altenpflege werden Sie vor allem auf ältere Suchterkrankte mit einem früheren illegalen Drogenkonsum treffen, die nun (weitgehend) von illegalen Drogen abstinent oder mit einer Substitutionstherapie (Ersatzstofftherapie) leben. Ein kleiner Teil der Drogenkonsumenten wird nach einer stationären Entgiftung in der Phase der Nachsorge nur temporär zur pflegerischen und medizinischen Versorgung in der Altenpflegeeinrichtung aufgenommen. Zur Nachhaltigkeit der Entwöhnung und Reduktion einer oft lebenslang vorhandenen Rückfallgefahr sind diese Bewohner häufig zugleich an professionelle Suchthilfestellen angebunden (Bergen 2010).

Neben diesem Bild vorzeitig alternder Drogenabhängiger gibt es jedoch auch den Kreis der „relativ rüstigen Rentner", die sozial eher eingebunden sind und körperlich stabil mit den Folgeerkrankungen ihrer Sucht leben. Diese Personengruppe bedarf jedoch nur wenig oder keiner pflegerischen ambulanten oder stationären Versorgung. Sie ist daher in den stationären Altenpflegeeinrichtungen nur marginal vertreten (Westermann u. Witzerstorfer 2011).

> **Weitere Hintergrundinformationen finden Sie auf der projektspezifischen Online-Wissensplattform** www.sanopsa.de.

8.3 Prioritätensetzung und rechtliche Aspekte in der Betreuung und Pflege älterer suchterkrankter Menschen

Die pflegerische Betreuung Abhängiger verlangt ein hohes Maß an Kompetenz der Pflegenden und des therapeutischen Teams.

> **Suchtmittelmissbrauch und -abhängigkeit, wie z. B. bei Opiatabhängigkeit, kann schwerwiegende körperliche und psychische Folgeschäden verursachen. Vordergründiges Ziel im Rahmen der Betreuung und Pflege älterer Drogenabhängiger ist, diese Folgeschäden so gering wie möglich zu**

halten. Zudem stellt die Sicherung des Überlebens der Betroffenen ein wesentliches Behandlungsziel dar.

Bei der Aufnahme eines Suchterkrankten in der stationären Altenpflege gelten für die Pflege und Betreuung illegal und/oder legal Suchtmittelkonsumierender folgende Prioritäten:

Prioritäten bei Aufnahme eines Suchterkrankten in der stationären Altenpflege

- Kontakt und Zugang zum Betroffenen herstellen und halten
- Herstellung einer tragfähigen Beziehung
- Erkennung und Abwendung lebensbedrohlicher Einflüsse
- Besserung des Gesundheitszustands; Grundbedürfnisse wie Ernährung und Pflege sichern
- Sichern und Stabilisieren des sozialen Milieus und Umfelds; Einbindung in eine Gemeinschaft; Wiederaufnahme der Beziehung zu Angehörigen und Erhalt der sozialen Bindung
- Verhinderung der Dosissteigerung
- Verringerung des Konsums, Stabilisierung des Konsums, ggf. kontrollierter Konsum
- Abstinenz und Selbstpflege
- Aufrechterhaltung von Therapiebegleitung, soweit sie bereits existiert
- Begleitung auf dem Weg der Unabhängigkeit, Erhöhung der Alltagskompetenz und Förderung der Selbstständigkeit und Autonomie
- In Kontakt bleiben

Die pflegerischen Ziele richten sich auch nach der Kultur der Einrichtung: Altenpflegeeinrichtungen können hinsichtlich des Konsums illegaler Drogen bei Älteren unterschiedliche Umgangsweisen pflegen und verschiedene institutionelle Rahmenbedingungen vorgeben. Es obliegt den Verantwortlichen der Einrichtungen darüber zu entscheiden, welches Konzept in einem Altenpflegeheim umgesetzt wird. Dabei wird das Abstinenzparadigma (Gebot der Abstinenz) vom

Akzeptanzparadigma (akzeptanzorientierte Drogenarbeit) unterschieden.

Eine Entscheidung für oder gegen ein drogenakzeptierendes Konzept in einem Altenpflegeheim sollte vor dem Hintergrund einer Balance zwischen Akzeptanz und Abstinenz erfolgen. Ein Drogenkonsum oder Beikonsum im Rahmen eines Substitutionsprogramms sollte nicht unbegrenzt möglich sein. Die im stationären Altenpflegeheim tätigen Fachkräfte sollten weiterhin in der Lage sein, die pflegerische Versorgung durchzuführen und dabei ansprechbare Bewohner vorzufinden (Vogt et al. 2010c).

Unabhängig vom in der Altenhilfeeinrichtung vorliegenden Paradigma steht die bedürfnisorientierte und bedarfsgerechte Begleitung alternder Drogenabhängiger innerhalb dieses entwickelten Pflegekonzepts im Mittelpunkt. Es gilt der Grundsatz, den vielfältigen Bedarfen der Personen lebensrealitätsnah zu begegnen. Damit verbunden ist der berechtigte Anspruch auf Privatheit und Selbstbestimmtheit des Bewohners im Alltagsleben einer Pflegeeinrichtung.

> ▶ **Das Ermöglichen und Befördern der Selbstbestimmtheit als Grundsatz steht bei allen pflegerischen und betreuenden Handlungen im Vordergrund, um ein Altern in Würde zu ermöglichen.**

In diesem Zusammenhang sind die Regelungen der Heimgesetzgebungen zum Schutz von Bewohnern zu berücksichtigen. Die Gesetzgebungszuständigkeit liegt hier bei den Bundesländern, insofern diese ein Landesheimrecht verabschiedet haben. Ist dies nicht der Fall, normiert seit 2009 das bundesweite Wohn- und Betreuungsvertragsgesetz (WBVG) die zivilrechtlichen Fragen für Heim- und Pflegeverträge. Des Weiteren bildet der vor Ort abgeschlossene Heimvertrag die rechtliche Grundlage für die Pflege und den Aufenthalt in der stationären Pflegeeinrichtung.

Dabei werden die konkreten Bedingungen zwischen Heimbewohner und Heimbetreiber fixiert, unter denen Wohnraum und Pflege- oder Betreuungsleistungen angeboten werden.

Dennoch kann es in der Alltagspflegepraxis im Heim zu Situationen kommen, die im Spannungsfeld zwischen Privatheit der Bewohner und den gesetzlichen Regelungen stehen können. Spezifische rechtliche Probleme werden in den einzelnen Abschnitten benannt.

8.4   SANOPSA – Module des Pflegekonzepts

Das vorliegende Manual orientiert sich an einer Grundhaltung der Ressourcenorientierung und -aktivierung, aber auch der Schadensminimierung. Es setzt sich als Interventionskonzept aus unterschiedlichen Modulen zusammen. Die aufgeführten Hinweise sind für die Betreuung und Versorgung früherer illegal Drogenkonsumierender, die abstinent oder im Substitutionsprogramm sind, ebenso wie für aktiv Drogenkonsumierende in der stationären Altenpflege vorgesehen.

Im Mittelpunkt des Pflegekonzepts und des Handelns steht der suchterkrankte Ältere, dem mit Achtung, Würde und Respekt sowie der Wahrung seiner Autonomie begegnet wird. Illegal Drogenabhängige mit akutem oder früherem Drogenkonsum wünschen sich eine „akzeptierende Pflege", das heißt eine Pflege, die den individuellen Lebensstilen und -gewohnheiten, biografischen Erfahrungen und heutigen Verhaltensweisen akzeptierend begegnet. Viele von ihnen werden ihr Leben lang von der pflegerischen Unterstützung abhängig sein. Das grundlegende Verständnis der pflegerischen Betreuung und Versorgung orientiert sich an dem allgemeinen Suchtverständnis, dass Sucht keine persönliche Willensschwäche und kein Fehlverhalten des Betroffenen ist, sondern eine Erkrankung mit den damit einhergehenden Verhaltensweisen. Auseinandersetzungs- und Veränderungsfähigkeit, also die Möglichkeiten sich zu informieren und unter anderem das Konsumverhalten zu ändern, wird, ähnlich wie bei jüngeren, auch älteren Suchterkrankten zugesprochen (Vogt 2010a, Brandhorst 2008).

▪ **Übersicht der Module**

Im Rahmen des Forschungsprojekts SANOPSA wurden 9 Module für das manualisierte Pflegekonzept entwickelt und stellen inhaltlich voneinander abgrenzbare Themen/Bausteine der pflegerischen Betreuung älterer Drogenabhängiger in der stationären Altenpflege dar (▪ Abb. 8.1):

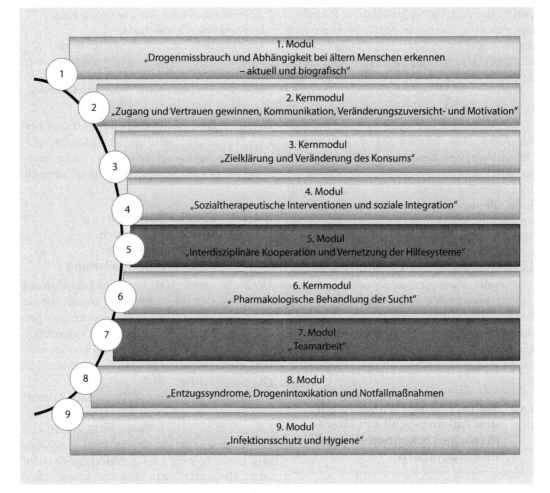

Abb. 8.1 Modulübersicht des manualisierten Pflegekonzepts für die pflegerische Betreuung von Konsumenten illegaler Drogen in der stationären Altenpflege

— Hellgraue Module (alle bis auf die Module 5 und 7) beziehen sich auf die **Durchführung von unmittelbar** (z. B. der Aufbau von Vertrauen, Unterstützung bei sozialen Kontakten/soziale Teilhabe) **und mittelbar bewohnerbezogenen Maßnahmen** (z. B. Kontakte zu Angehörigen/Bezugspersonen der Bewohner).

— Dunkelgraue Module (Modul 5 und 7) beinhalten **übergreifende Maßnahmen** und **Strategien der Organisation**, z. B. Absprachen im Team und mit verantwortlich Behandelnden.

— Einige Module (Modul 2, 3 und 6) des manualisierten Pflegekonzepts sind als **Kernmodule** ausgewiesen worden und sind zentrale Themenschwerpunkte in der Arbeit

mit Konsumenten illegaler Drogen in der stationären Altenpflege.

■ **Einheitliche Strukturierung der Abschnitte zu den einzelnen Modulen**

Zu Beginn eines jeden Moduls erhalten Sie zunächst eine kurze **tabellarische Übersicht** über die wesentlichen Modulinhalte bzw. zentralen Aspekte und Themenschwerpunkte.

Um die aufgezeigten Maßnahmen und Strategien und das Handeln der Pflegekraft strukturieren zu können, findet eingangs der Module zudem eine inhaltliche **Zuordnung des Handlungsbereichs entsprechend den Bedürfnissen des Pflegebedürftigen** statt. Der jeweilige Handlungs-/Interventionsbereich ist in *kursiver Schrift* hervorgehoben. Das Pflegekonzept orientiert sich hierbei am **ABEDL-Strukturmodell** der fördernden Prozesspflege von Monika Krohwinkel (2008). Dabei steht die Buchstabenfolge ABEDL für die Begriffe Aktivitäten, Beziehungen und Existenzielle Erfahrungen des Lebens als konzeptionelle Grundlagen der Pflege und Betreuung.

Des Weiteren sind einigen Modulen **Behandlungspfade (Algorithmen)** zugewiesen worden. Diese Ablaufpläne dienen der Orientierungshilfe und dem Reagieren in spezifischen Situationen. Sie erleichtern eine einheitliche Ausrichtung der Hilfemaßnahmen. Sie sind am derzeitigen Fachwissen ausgerichtet und benennen die jeweils Beteiligten. Sie finden die Behandlungspfade als Abbildungen jeweils am Anfang eines jeden Moduls nach der Zuordnung des Handlungsbereichs im ABEDL-Strukturmodell.

Pflegeinterventionen, die Sie und Ihr pflegerisches Team verbindlich und verantwortlich durchführen sollten, finden Sie in anschaulichen **Kurzübersichten**. Diese fassen vorangegangene Abschnitte und Themenkomplexe noch einmal zusammen und liefern wichtige Hinweise im Alltag der Pflegepraxis.

8.4.1 Modul 1: Drogenmissbrauch und Abhängigkeit bei älteren Menschen erkennen – aktuell und biografisch

---

Zentrale Aspekte in Modul 1:

Pflegeanamnese/Aufnahmegespräch (Statuserhebung):
– Erhebung und Sammlung aller relevanter Informationen zum aktuellen Suchtkonsum im Erstgespräch
– Aufbau einer professionellen Vertrauens- und Beziehungsbasis im Erstgespräch

Pflegeanamnese/Biografiearbeit (Prozesserhebung):
– Informationssammlung lebensgeschichtlicher Aspekte der Suchtanamnese im weiteren Verlauf des stationären Aufenthalts
– Durchführung einer Therapie- und Effektenkontrolle bei Aufnahme

Zuordnung im ABEDL-Strukturmodell (Krohwinkel 2008)

Kommunizieren können

Sich bewegen können

Vitale Funktionen des Lebens aufrechterhalten können

Sich pflegen können

Essen und Trinken können

Ausscheiden können

Sich kleiden können

Ruhen, schlafen, entspannen können

Sich beschäftigen, lernen, sich entwickeln zu können

Die eigene Sexualität leben können

Für eine sichere/fördernde Umgebung sorgen können

Soziale Kontakte, Beziehungen und Bereiche sichern und gestalten können

Mit existenziellen Erfahrungen des Lebens umgehen können

Der Behandlungspfad in ◘ Abb. 8.2 gibt einen Überblick über Möglichkeiten und Strategien der Informationsgewinnung zur individuellen Suchterkrankung und zur Einschätzung von Drogenmissbrauch.

8.4.1.1 Einschätzung von Drogenmissbrauch und Strategien der Informationsgewinnung

Der Begriff „Abhängigkeit" steht, medizinischen und psychologischen Diagnosekriterien folgend, in erster Linie für stoffgebundene Abhängigkeiten, wie beispielsweise Alkoholabhängigkeit oder Drogenabhängigkeit. Sie kann sich auf eine einzige Konsumsubstanz oder auf eine Gruppe von Substanzen beziehen (Wolter 2011, Bergen 2010).

Die gleichzeitige Einnahme von 3 oder mehr unterschiedlichen Substanzen bezeichnet man als Polytoxikomanie (Scherbaum u. Thoms 2012). Zudem wird im Zusammenhang mit der Abhängigkeit zwischen „riskantem Konsum" und „schädlichem Konsum" oder „Missbrauch", mit physischen (körperlichen) und psychischen Folgeschäden durch das Ausmaß des Konsums, unterschieden (Wolter 2011, S. 50 f.):

- Der „riskante Konsum" ist demzufolge ein Vorstadium und nicht immer trennscharf von einem „schädlichen Konsum" zu unterscheiden.
- Der „schädliche Konsum" wird auch als „Missbrauch" bezeichnet, wenn trotz der Folgen und des Wissens um die Folgen weiter konsumiert wird.

Möglicherweise treffen Sie in einer Einrichtung ältere Drogenabhängige an, die sich gerade in der Überschneidung dieser Phasen/Stadien befinden. Durch das Aufnahmegespräch und die Erfassung der aktuellen und biografischen Informationen können Sie eine Orientierung über das Konsumverhalten und die vorliegende Suchtkonsumstörung (Statusanamnese) erhalten. Der Drogenkonsumierende erfährt zudem eine frühzeitige Ansprache und adäquate Behandlung.

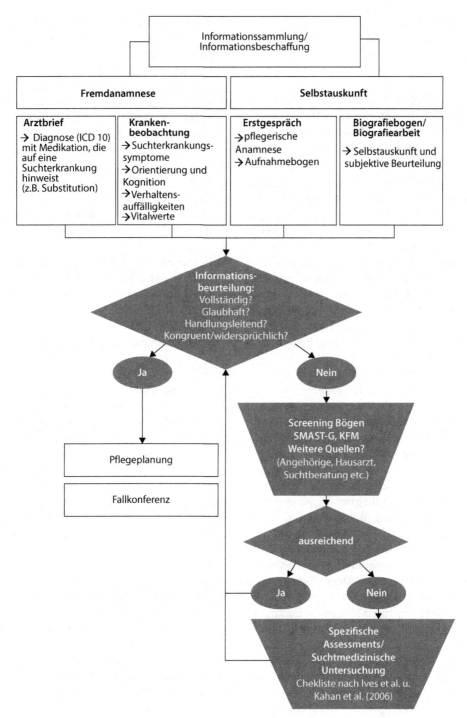

Abb. 8.2 Behandlungspfad Informationsgewinnung zur Suchterkrankung und Einschätzung von Drogenmissbrauch

Darüber hinaus gilt es, den Hilfebedarf des betroffenen Suchterkrankten bei der Aufnahme zu erkennen und zu erfassen.

8.4.1.2   Pflegeanamnese, Suchtanamnese bei stationärer Aufnahme (Statusanamnese) – Befund, Symptome und Diagnostik

Die Suchtanamnese erfolgt primär durch den Arzt. Bei der stationären Aufnahme des Bewohners sollten Ihnen im optimalen Fall medizinische Unterlagen sowie suchthilferelevante Informationen zur Verfügung stehen. Benötigte Informationen betreffen die konsumierte(n) Substanz(en) und den Ausprägungsgrad des schädlichen Konsums. Ferner können akute Intoxikationen oder Entzugssyndrome durch eine umfassende Anamnese frühzeitiger diagnostiziert werden (Bergen 2010) und sind für die Ableitung pflegerischer Interventionen wichtig.

> ❯ **Zentrales Instrument der Pflegeanamnese ist das Aufnahme- oder Erstgespräch. Es dient nicht nur der Informationssammlung, sondern ebenso dem persönlichen Zugang, dem Beginn einer professionellen Beziehung und dem Aufbau von Vertrauen.**

Vertrauens- und Beziehungsaufbau ist gerade bei älteren Konsumenten illegaler Drogen von entscheidender Bedeutung, da sie oftmals im Laufe ihrer Erkrankungsgeschichte negative Erfahrungen mit dem Gesundheitssystem gemacht haben. Nicht selten sehen sie sich mit negativen Bewertungen und Unverständnis konfrontiert. Demzufolge sollte im Aufnahme- und Erstgespräch nicht das instrumentelle und checklistenartige Abfragen von Informationen im Mittelpunkt der Begegnung stehen, sondern die Entwicklung einer Beziehung und Vertrauensbasis. Dies beinhaltet unter anderem ein Gespür für angemessene Fragen in der Situation der Aufnahme und die Berücksichtigung der jeweiligen Konstitution des Pflegebedürftigen (Bergen 2010).

Aufnahmegespräch und Leitfragen zum Konsumverhalten

Im Aufnahmegespräch können Sie sich an folgenden Leitfragen zum aktuellen Drogenkonsum orientieren:

- Wie sieht Ihr Konsumverhalten heute aus? Wie war Ihr Konsum: in der letzten Woche, im letzten Monat, im letzten Jahr?
- Haben Sie in letzter Zeit Angebote der Suchthilfe in Anspruch genommen? Wenn ja, welche?
- Wann war Ihre letzte Entwöhnungsbehandlung? *Wenn die Entgiftung gerade erst erfolgt ist, dann ist die besondere Aufmerksamkeit auf Suchtdruck, Suchteskalation und Rückfälle zu legen.*
- Sind Sie aktuell abstinent und in der „Clean-Phase"? Wie lange sind Sie schon „clean"?
- Wie häufig hatten Sie in den letzten 6 Monaten Rückfälle? Wie sahen diese aus, welche Symptome traten auf?
- Befinden Sie sich aktuell in der Substitutionstherapie? Wenn ja, wie sah diese bisher aus?
- Kam oder kommt es auch manchmal vor, dass Sie Alkohol trinken oder Cannabis rauchen? Gibt es noch andere Substanzen, von denen Sie mir erzählen möchten?

Medikamenten-Monitoring

Ebenfalls sollten Sie im Aufnahmegespräch nach der aktuellen Einnahme von Medikamenten fragen und anschließend im therapeutischen Team eine Überprüfung in Hinblick auf Medikamente mit Suchtpotenzial und/oder ihre interagierende Wirkung durchführen (bzw. ärztlicherseits überprüfen lassen). Da es auch bei einer Substitutionsbehandlung zu häufigen Wechselwirkungen mit Medikamenten kommen kann, ist bei der Aufnahme besonderes Augenmerk auf die Einnahme starker Schmerz- und Schlafmedikamente zu legen.

Bei über 60-Jährigen ist zudem an die Kontraindikation verschiedener Medikamente gemäß der Priscus-Liste zu denken. In diesem Zusammenhang sei auch auf die im SANOPSA-Projekt entwickelten systematisierten Pflegehandlungsempfehlungen für die Mitarbeitenden zum Umgang mit und zur Reduzierung des Konsums von legalen Suchtmitteln im Bereich der Altenpflege hingewiesen (Alkohol, Medikamente, Nikotin) (Keller et al. 2015 vgl. auch ▶ Kap. 2). Diese enthalten Ablaufpläne für die Fachkräfte, bieten Entscheidungshilfen zu Behandlungsmöglichkeiten und Prozessen und erleichtern somit effektive und strukturierte Entscheidungen in der Versorgung und Behandlung von Konsumenten legaler Suchtmittel.

8.4.1.3 Erkennen des Drogengebrauchs und der Abhängigkeit Älterer anhand klinischer Beobachtung

Nachfolgend werden die Anwendungsart und die klinische Leitsymptomatik der Gruppen der illegalen Drogen aufgeführt, die Ihnen möglicherweise bei Bewohnern auffallen könnten. Ein aktueller riskanter oder abhängiger Konsum illegaler Drogen kann gegebenenfalls im Rahmen der Krankenbeobachtung anhand klinischer Symptome (mental, psychisch und körperlich) von Ihnen erkannt und eingeordnet werden. Sie können aber auch eine Ahnung des Suchtkonsums in der Begegnung und Pflegesituation haben.

Richten Sie auf jeden Fall Ihre Beobachtung gezielt auf die psychischen und körperlichen Wirkungen des illegalen Drogenkonsums sowie wie auf die Anwendungsart des Konsums. Besonders die Beobachtung der Wachheit (Vigilanz) und des Bewusstseins stehen im Zentrum der Symptombeobachtung.

Übersicht und Orientierung des klinischen Wirkungsprofils der häufig konsumierten Suchtmittel und zu beobachtende Bewusstseinsveränderungen

Für einen ersten Überblick sind in der nachfolgenden Übersicht nach Gouzoulis-Mayfrank u. Schnell (2007) die häufig konsumierten Suchtmittel hinsichtlich ihrer klinischen Symptomatik und der stimulierenden/dämpfenden/bewusstseinsverändernden Wirkungen dargestellt (◘ Abb. 8.3).

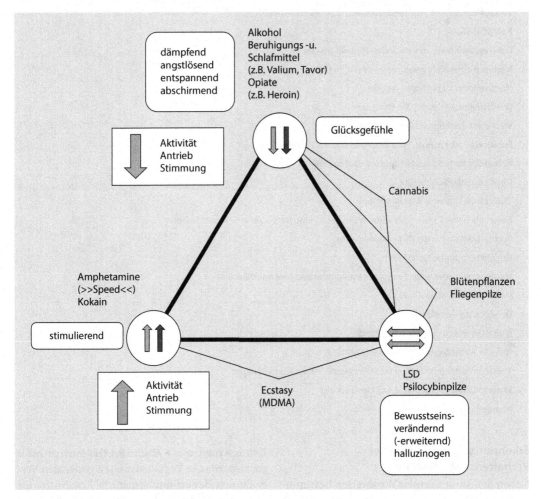

◘ **Abb. 8.3** Psychische Wirkungen von Suchtstoffen [MDMA, Methylendioxymethamphetamin] (nach Gouzoulis-Mayfrank u. Schnell 2007)

◘ Tab. 8.1 Suchtassoziierte Verhaltensauffälligkeiten – ADRB (aberrant drug-related behaviors) (Checkliste nach Ives et al. 2006 sowie Kahan et al. 2006; modifiz. nach Wolter 2011)

Suchtassoziierte Verhaltensauffälligkeiten	Vorhanden/nicht vorhanden
Schwache Indizien:	
Horten von Tabletten in Phasen geringerer Symptomatik	
Beschaffung ähnlicher Medikamente bei anderen medizinischen Einrichtungen	
Vehementes Einfordern höherer Dosen	
Unzulässige Anwendung des Medikaments bei anderen Symptomen	
Einzelne eigenmächtige Dosiserhöhung	
Nachfrage nach bestimmten Präparaten	
Vom Arzt nicht angestrebte psychotrope Effekte	
Urinscreening negativ	
Starke Indizien:	
Verkauf/Weitergabe verschreibungspflichtiger Medikamente	
Rezeptfälschung	
Gleichzeitiger Konsum verwandter illegaler Drogen	
Nachweis eines nichtverordneten Opiats im Urin	
Nachweis von Stimulanzien im Urin	
Wiederholtes „Verlieren" von Rezepten	
Viele eigenmächtige Dosiserhöhungen	
Entwenden oder „Leihen" von Tabletten anderer Personen	
Rezeptbeschaffung aus nichtmedizinischen Quellen	
Injektion oraler Zubereitung	
Zusätzliche klinische Auffälligkeiten:	
Einnahme hoher Dosen oder abrupte Dosiserhöhung trotz stabiler Schmerzsituation	
Suchterkrankung in der Familienanamnese	
Nur ein bestimmtes Opiat wirkt	
Nachlassende oder schlechte soziale Integration und Funktionsfähigkeit	
Vorsätzliche Opiatintoxikation	
Opiatentzugssymptome	
Eingeständnis einer Suchterkrankung	
Aktuelle Abhängigkeit von anderen Substanzen	
Therapieresistente affektive Erkrankungen oder Angsterkrankungen	
Widersprüchliche Ergebnisse im Urinscreening	
Besorgnis bei den Angehörigen	

Erkennung suchtassoziierter Verhaltensauffälligkeiten

Neben den vorgenannten Wirkweisen bestimmter Substanzgruppen sowie möglicher zugehöriger Entzugssymptome (► Abschn. 8.4.8) können ebenfalls suchtspezifische Verhaltensweisen gezielt den Verdacht auf eine Suchtproblematik lenken. Nutzen Sie gegebenenfalls ◘ Tab. 8.1 (modifiz. nach Wolter 2011) als Checkliste für suchtassoziierte Verhaltensauffälligkeiten. Es kann sein, dass nicht alle suchtspezifischen Verhaltensauffälligkeiten in Ihrem Arbeitsbereich zu beobachten sind.

8.4.1.4 Erkennen des Drogengebrauchs und der Abhängigkeit Älterer anhand von Drogenscreenings oder -assessments (objektives Assessment)

Die Entwicklung und Anwendung von alterssensiblen Screeningverfahren stehen in der Suchtforschung und der Pflegewissenschaft noch am Anfang. So liegen bisher keine Erkenntnisse und Verfahren zur gezielten objektiven Anamnese/Screening des Konsums illegaler Drogen bei älteren Pflegebedürftigen vor.

Durch eine mögliche Suchtverlagerung im Alter (Degkwitz u. Zurhold 2010) sollte auf jeden Fall auch der Konsum legaler Substanzen (Alkohol, Schlaf- und Beruhigungsmittel, Tabak) miterfasst werden. Zum Screening des Alkoholkonsums bei älteren Menschen hat sich der SMAST-G (DHS u. Barmer GHK 2010) als hilfreich erwiesen, zur Erfassung des problematischen Medikamentenkonsums der KFM (Kurzfragebogen Medikamentenabhängigkeit) (DHS 2005). Sollte es sich um Menschen unter 60 Jahren handeln, kann gegebenenfalls bei der Auswahl der Screening- und Assessmentverfahren auf altersgruppenspezifische Erhebungsverfahren verzichtet werden und gut eingeführte Screenings wie z. B. der CAGE-Fragebogen zum Alkoholkonsum (DHS 2013c) oder den Fagerström-Test zur Tabakabhängigkeit können eingesetzt werden (Wissenschaftliches Kuratorium der Deutschen Hauptstelle für Suchtfragen e. V. 2013) (alle benannten Tests siehe Anhang: ▶ Abschn. 8.5).

8.4.1.5 Biografiearbeit und Zugang zum anderen – den Suchterkrankten kennenlernen (Prozessanamnese)

Ergänzend zur Suchtanamnese des Aufnahme- und Erstgesprächs sollten Sie auch Informationen aus der Biografie in Erfahrung bringen. Dies bedarf jedoch des Vertrauens zur Pflegekraft. Biografische Informationen zur Suchtanamnese kommen

als neue und/oder erweiterte Informationen im Verlauf (Prozesserhebung) der stationären Betreuung und Pflege zur Informationssammlung der Aufnahme hinzu. Die Pflegeplanung sollte somit auch hinsichtlich der für diese Problematik relevanten Themen kontinuierlich an die Informationen der Biografiearbeit angepasst werden (Bergen 2010).

Im Folgenden wird auf die gezielte Sammlung von suchtspezifischen Informationen in der Biografiearbeit hingewiesen. Die biografische Informationssammlung kann Einblick in die Entstehungsgeschichte der Sucht, die Ursachen, den Verlauf und die Stationen der Suchterkrankung geben. Hierbei kann deutlich werden, wie das Leben den Menschen mit der Sucht geprägt hat und welche Widerstandskräfte und Bewältigungsstrategien sowie altersspezifische, lebensweltliche und suchtspezifische Ziele der Betroffene verfolgen wird.

Erfassung suchtspezifischer Informationen in der Biografiearbeit

- Die Biografiearbeit sollte in der ersten Woche der stationären Aufnahme in der Altenpflegeeinrichtung durch die Bezugspflegekraft beginnen und beständig weitergeführt werden. (Hier sei an die Biografiearbeit nach dem Psychobiografischen Pflegemodell nach Böhm erinnert [Bergen 2010].)
- Suchtspezifische Leitfragen können helfen, die persönliche Geschichte der Sucht vor dem Hintergrund der Lebenswelt des Betroffenen zu verstehen und die Ressourcen der Person oder Mitwelt zu reaktivieren.

Biografisches Gespräch, Leitfragen zur persönlichen Lebensgeschichte des Suchterkrankten und der Suchterfahrung

Die nachfolgenden Fragen zur Entwicklung der Sucht und des Lebens in Abhängigkeit können Sie gezielt in die Biografiearbeit integrieren. Mit diesen Fragen wird die persönliche Lebensgeschichte des Betroffenen in den Mittelpunkt gestellt – nicht seine Krankheit (Barker u. Buchanan-Barker 2013).

- **Eintritt in die Altenpflegeeinrichtung**
- Wann und wie begann Ihr Konsum von Suchtmitteln, insbesondere bezogen auf illegale Drogen?

- Früherer Drogenkonsum („early onset" = „maturing-in heroin use" = Beginn in der Phase des Erwachsenwerdens) oder
- späterer Drogenkonsum („late onset" = „aging-into heroin use" = Beginn erst nach z. B. Kindererziehung und beruflicher Karriere, mit Ausschluss aus der Gesellschaft und der Drogenszene)
- Wie sah/sieht der Verlauf Ihres illegalen Drogenkonsums aus?
- Was waren typische Konsumsituationen und wie ging es Ihnen psychisch und körperlich in diesen Situationen? (Fragen besonders bei Heroinabhängigkeit nach: Drogen und Ort der Einnahme, Zeitspanne der Einnahme, körperlicher Verfassung/Konstitution)
- Wie sah Ihr Konsumverhalten früher aus?
- Was hat dazu geführt, dass Sie bei uns sind?

- **Ursprünge des Problems und Verlauf, frühere Emotionen**
- Wie fühlten Sie sich zu Anfang Ihres Drogenkonsums?
- Wie haben sich die Dinge in der Zeit geändert?

- **Beziehungen**
- Wie hat sich Ihr Drogenkonsum auf Ihre sozialen Beziehungen ausgewirkt?
- Wie waren Sie in den letzten Jahren eingebunden in Ihre Familie, Ihren Freundeskreis, andere soziale Gruppen? (Soziale Inklusion/ sozial integriert, soziale Ressourcen oder sozial nichtintegriert/Exklusion; oder „doppelte Exklusion" älterer Drogenabhängiger, das heißt aus der Gesellschaft und von den Jüngeren der Drogenszene ausgeschlossen)
- Wie sah es in Ihrem Leben mit Partnerschaften aus? Gibt es derzeit jemanden, der Ihnen als Partner besonders nah steht?
- Wie sieht Ihr soziales Umfeld aus? (Frage nach dem Sozialstatus, dem Leben als Drogenabhängiger in Armut und am Rande der Gesellschaft oder dem Leben in gehobener gesellschaftlicher Schicht und finanzieller Sicherheit (Jetset-Leben).
- Was sind Ihre Erfahrungen mit sozialer Ausgrenzung und sozialem Eingebundensein und Sich-Aufgehoben-Fühlen?

- **Persönliche, familiäre und soziale Ressourcen**
- Wie haben Sie früher Krisensituationen bewältigt?
- Welche Menschen sind Ihnen wichtig? Wer ist Ihnen wichtig im Leben: die Familie, der Partner, Freunde, Gruppen oder andere? Wieso sind Ihnen diese Menschen wichtig? Was tun diese Menschen für Sie?

- **Gegenwärtige Emotionen, Bedürfnisse, Wünsche und Erwartungen (Barker u. Buchanan-Barker 2013)**
- Wie fühlen Sie sich jetzt?
- Welche Dinge sind Ihnen im Leben wichtig und wieso?
- Welche Überzeugungen und Werte, Glaubenssätze (Glauben) sind für Sie im Leben wichtig? Warum sind diese Überzeugungen so wichtig?
- Was wünschen Sie sich, das als nächstes geschieht? Was soll sich ändern und woran soll man es erkennen, dass das Problem gelöst ist? Beschreiben Sie sich persönlich, wie es wäre, ohne das Problem zu sein.
- Was sollen die Einrichtung und die Altenpflegekräfte für Sie tun? Was sind Ihre Erwartungen? Was soll sich ändern und woran soll man es erkennen?

Einsatz der Methode des Suchtpanoramas (Einblick in die Drogenabhängigkeit und des So-geworden-Seins)

Eine weitere Zugangsweise zur Biografie des Sucherkrankten ist die Methode der Panoramatechnik oder des Suchtpanoramas. Die Panoramatechnik wird mit Erfolg in der Diagnostik, Biografie- und Therapiezielerarbeitung in der Suchtbehandlung eingesetzt. Mit dieser Methode können widrige Lebensumstände, Konflikte, traumatische Erfahrungen und/oder Mangelerfahrungen des Sucherkrankten aufgedeckt werden, die Einfluss auf Beginn und Verlauf der „Suchtkarriere" genommen haben. Darüber hinaus birgt sie die Chance, wichtige und notwendige Widerstandskräfte des Betroffenen zu ermitteln und als Ressource in der Suchtbehandlung zu nutzen (Flinks 2007).

Der Betroffene wird ermutigt, auf die Erlebnisse und Bilder seiner Vergangenheit (Gesundheit, Lebenswelt, Krankheit und Sucht) zu schauen, darüber zu sprechen (ohne Angst der Bewertung) sowie im Anschluss seine Gedanken, Gefühle und Eindrücke aufzumalen. Er kann dadurch sein „Sogeworden-Sein" als Suchterkrankter erkennen. Dem Betroffenen (und Behandler) wird deutlich, in welchen Momenten Drogen konsumiert wurden, mit welchen Personen, Gegenständen, an welchen Orten und mit welchen Gefühlen und Gedanken der Drogenkonsum verbunden war. Wachgewordene Erinnerungen der Vergangenheit können neu bewertet und gestaltet werden. Aus der Arbeit mit dem „Suchtpanorama" können Ziele der Suchtbehandlung abgeleitet werden (Flinks 2007).

8.4.1.6 Durchführung einer Effektenkontrolle bei Aufnahme (Status- und ggf. Prozessanamnese)

Die Aufnahme älterer Drogenkonsumierender ist in vielen Altenpflegeeinrichtungen durchaus daran geknüpft, dass die Betroffenen abstinent oder über einen längeren Zeitraum im Substitutionsprogramm „clean" sind, das heißt nachhaltig keine illegalen Drogen (Beikonsum) neben dem Substitut konsumieren und stabil sind. Der Drogenkonsum wird dabei häufig durch regelmäßige (Urin-)Drogenscreenings in der Substitutionsambulanz oder beim betreuenden Hausarzt/Suchtmediziner als Maßnahme des Substitutionsprogramms getestet und nachgehalten.

Effektenkontrolle bezeichnet im vorliegenden Kontext die gezielte Kontrolle nach illegalen Drogen bei der Aufnahme und im Betreuungsverlauf der Betroffenen durch Urindrogenscreenings im Altenpflegeheim oder Durchsuchung mitgebrachter Privatsachen, Kleidung, der Person selbst und/oder des Zimmers (Holnburger 1999).

Der Einsatz einer Effektenkontrolle bei älteren Drogenkonsumenten zu Beginn (und gegebenenfalls auch im weiteren Verlauf) ist in der stationären Altenhilfe im Rahmen der organisationalen Vorgaben (▶ Abschn. 8.3 zu abstinenz- oder drogenakzeptierendem Paradigma) zu diskutieren. Im vorliegenden Manual wird die Effektenkontrolle ohne spezifische Indikation vor dem Hintergrund einer akzeptierenden Grundhaltung und dem damit verbundenen Anspruch auf Privatheit und Selbstbestimmtheit insgesamt kritisch gesehen und sollte ohne konkreten Verdacht auch vermieden werden.

Da sich in diesem Zusammenhang bisher keine Präzedenzfälle zum Maßstab anderer Fälle entwickelt haben, sollten Effektenkontrollen aus derzeitiger juristischer Einschätzung/Empfehlung nur dann durchgeführt werden, wenn der Bewohner dieser Maßnahme im Rahmen des Heimvertrags explizit zugestimmt hat. Empfohlen werden kann die rechtliche Möglichkeit, eine begründete Effektenkontrolle im Rahmen eines Zusatzpassus der Hausordnung oder des (Heim-)Mietvertrags durch eine Unterschrift abzusichern. Ein Zusatzpassus erscheint notwendig, da die Maßnahmen der Effektenkontrollen inhaltlich von einer standardmäßigen Hausordnung und einem Standardmietvertrag abweichen.

Bewohner erleben Kontrollen in Form von Durchsuchungen der Person, des Zimmers und der Privatsachen sehr häufig als Akt des Vertrauens- und Beziehungsabbruchs. Dabei kann die Pflegekraft in die Rolle des „Bösen", des „Sheriffs" geraten und die Vertrauensbasis und Zusammenarbeit nachhaltig gestört werden. Besteht jedoch ein sehr dringender Verdacht des aktiven illegalen Drogenkonsums und/oder der Hehlerei, so können in Ausnahmefällen entsprechende Kontrollen veranlasst werden. Diese sollten ausschließlich durch das (Pflege-)Fachpersonal erfolgen und aus Gründen der Beweis- und Eigensicherung mindestens zu zweit durchgeführt werden.

Zu bedenken ist im Weiteren, dass zusätzliche Urinscreenings in der Altenpflegeeinrichtung nicht zielführend sind, da hiermit im Rahmen der bestehenden Substitutionsbehandlung unnötige mehrfache Kontrollen vorgenommen würden.

8.4.2 Kernmodul 2: Zugang und Vertrauen gewinnen, Kommunikation, Veränderungszuversicht und Motivation

Zentrale Aspekte in Modul 2:
- Vertrauens- und Beziehungsaufbau, Aufbau einer professionellen Beziehung, Umgang mit Nähe und Distanz
- Grundaspekte der Kommunikationsgestaltung
- Schaffung täglicher Kommunikationsangebote, unterstützende Gesprächsangebote
- Motivierende Gesprächsführung zur Konsumreduktion

– Umgang mit Problemverhalten, Konfliktmanagement in Suchtkrisen, deeskalierendes Handeln
– Umgang mit psychotischen Störungen
– Angehörige begleiten

Zuordnung im ABEDL-Strukturmodell (Krohwinkel 2008)

Kommunizieren können

Sich bewegen können

Vitale Funktionen des Lebens aufrechterhalten können

Sich pflegen können

Essen und Trinken können

Ausscheiden können

Sich kleiden können

Ruhen, schlafen, entspannen können

Sich beschäftigen, lernen, sich entwickeln zu können

Die eigene Sexualität leben können

Für eine sichere/fördernde Umgebung sorgen können

Soziale Kontakte, Beziehungen und Bereiche sichern und gestalten können

Mit existenziellen Erfahrungen des Lebens umgehen können

8.4.2.1 Einleitung und Grundprinzipien gelingender Kommunikation

Der oftmals langfristige Drogenkonsum des älteren Suchterkrankten führt zu zahlreichen schwerwiegenden körperlichen Folgen und ist dabei im Zusammenhang mit den allgemein gesundheitsbelastenden Lebensweisen und bei Heroinkonsumenten mit der Verabreichungsform des Spritzens zu sehen. Neben diesen schweren körperlichen Folgeschäden kann es zu Folgestörungen sozialer Art und desintegrativen Konsequenzen kommen, die mit Veränderungen der Persönlichkeit, Beeinträchtigungen der Wahrnehmung der unmittelbaren Umgebung und der objektiven Einschätzung der Umwelt einhergehen. Daraus ergibt sich ein verändertes Kontakt- und Kommunikationsverhalten, das häufig von Egozentrizität, Unehrlichkeit und Kritikschwäche geprägt ist (Gerkens et al. 2009).

Trotz möglicher angedeuteter Auffälligkeiten und Besonderheiten im Kommunikationsverhalten und möglicherweise schwierigen Gesprächen sowie Kontaktvermeidung oder sozialem Rückzug sind bestimmte Gesprächsprämissen als Grundprinzipien zur Gestaltung gelingender Kommunikation im Sinne einer partnerorientierten Gesprächsführung zu berücksichtigen.

Als Grundlagen hierfür sind zunächst die eigenen ethischen Grundhaltungen und Einstellungen zu

beachten, mit denen Gespräche geführt werden. Denn die Einstellung und innere Haltung der Gesprächspartner hat einen wesentlichen Einfluss auf das Gegenüber und spielt eine ebenso wichtige Rolle wie die ausgetauschten Gesprächsinhalte (Rosner 2012).

Die Berücksichtigung ethischer Grundhaltungen und Prinzipien ermöglicht zum einen die Aufrechterhaltung einer professionellen Beziehung und liefert strukturierte Ansatzpunkte für das eigene Verhalten und die Beziehungsgestaltung (DHS 1999). Diese Grundhaltung beinhaltet einen eher akzeptierenden Ansatz, auch wenn die Kommunikation und Arbeit mit (älteren) Suchterkrankten oftmals als „schwierig, fordernd und wenig beeinflussbar" erlebt wird (Reinecke 2009, S. 219).

Als Einstellungsgrundsatz jeglicher Gesprächsführung kann der Satz: „Ich bin O.K. – Du bist O.K." (Harris 1975, S. 71) gelten, der die Unterschiedlichkeit von Rollen, Funktionen und Gestaltungsmöglichkeiten in der Beziehung betont, auch wenn es sich um eine anleitende, beratende oder eben pflegerische Beziehung handelt. ◘ Tab. 8.2 stellt die Regeln für die Gestaltung gelingender Kommunikation und zur Bewältigung von Kommunikationsstörungen nach Paul Watzlawick (1996) modellhaft vor, die genauso auch in der Arbeit und der Kommunikation mit älteren Suchtkranken berücksichtigt werden sollten. Diese Regeln basieren auf der Grundhaltung „Ich bin ok – du bist ok".

8.4.2.2 Strategien zum Bereich „Zugang und Vertrauen gewinnen, Kommunikation, Veränderungszuversicht und Motivation"

Der Aufbau einer gelungenen helfenden Beziehung erleichtert die fortlaufende Kooperationsarbeit zwischen Pflege und Drogenabhängigem und erhöht die Mitarbeit sowie die Zusammenarbeit in der täglichen Pflege (Vogt et al. 2010c). Die helfende Beziehung kann ermöglichen, dass andere Wege der Lebensgestaltung sowie Denk- und Verhaltensweisen, die an die Stelle des Suchtkonsums treten, als motivierend aufgezeigt werden (Thiel et al. 2004).

Anregungen zu Verhaltens- und Lebensstiländerungen können auch insofern perspektivisch relevant sein, da ältere Drogenabhängige einen dynamischen

◘ **Tab. 8.2** Axiome der Kommunikationstheorie (nach Paul Watzlawick, zit. in Rosner 2012)	
Axiom	**Erläuterung und Empfehlungen für die Beziehungsgestaltung**
Man kann nicht nicht kommunizieren	In sämtlichen Situationen in Gegenwart eines Zweiten ist alles Verhalten kommunikativ. Auch wenn Sie nichts sagen, teilen Sie etwas mit (Bedeutung nonverbaler Botschaften). Alles was man tut, ist für das Gegenüber bedeutungsvoll
Jede Kommunikation hat einen Inhalts- und einen Beziehungsaspekt	Jede sprachliche und nonverbale Äußerung enthält neben der direkten Sachebene/Sachbezug immer implizit eine sog. Beziehungsdefinition, also den Hinweis darauf, wie der Sender die Botschaft vom Empfänger verstanden haben möchte.
Jede Kommunikation enthält aus der unterschiedlichen Sicht der verschiedenen Partner eine Struktur	Jede Kommunikation ist kreisförmig, das heißt, jedes Verhalten ist sowohl Ursache als auch Wirkung.
Menschliche Kommunikation bedient sich digitaler (verbaler) und analoger (nonverbaler) Modalitäten	In Kommunikationssituationen wird nicht nur das gedeutet, was der andere sagt, sondern auch die Art und Weise, wie er es sagt bzw. wie das Gesagte im Zusammenhang mit der Körpersprache verstanden wird.
Komplementäre und symmetrische Kommunikation	Das auf Gleichheit oder Unterschiedlichkeit beruhende Verhältnis zwischen den Gesprächspartnern bestimmt den Verlauf des Gesprächs.

Krankheits- und Pflegeverlauf haben können: Ihr Gesundheitszustand kann sich so verbessern, dass sie nur für eine gewisse Zeit in der stationären Altenpflege beheimatet sind und nachfolgend gegebenenfalls betreut wohnen werden (Vogt et al. 2010c) mit entsprechend veränderten Anforderungen an die Lebensgestaltung.

Regeln für den Umgang mit und Haltungen gegenüber dem Suchterkrankten
- Keine Toleranz und das absolute Verbot von Drohungen, Gewalt sowie sexuellen Übergriffen durch den Suchterkrankten
- Gegenseitiger Respekt und Rücksichtnahme (Bergen 2010)
- Konsequentes und dabei zugewandtes Handeln
- Keine Appelle, keine Moralpredigten, keine Schuldvorwürfe (Kutschke 2012)
- Viel Geduld
- Wertschätzung und Empathie

- Aktive Kontaktaufnahme und verantwortliche professionelle Beziehungsgestaltung
- Reflexion des Handelns des Suchterkrankten und des eigenen Tuns, keinen Kampf um den Suchtstoff und das Verhalten des Drogenabhängigen (Thiel et al. 2011).

8.4.2.3 Pflegerische Beziehungsgestaltung

Die pflegerische Beziehungsgestaltung ist ein wichtiges Ziel vom ersten Tag an ab der stationären Aufnahme im Altenpflegeheim. Der Zugang zum anderen setzt voraus, dass Sie das Vertrauen des Suchterkrankten gewinnen. Vertrauen bestimmt den Grad der Kooperation in der Pflegebeziehung. Vertrauen ist notwendig zur Befähigung und Ermutigung des anderen und für die Förderung des Selbstwertgefühls. Dies kann nur durch einen vorurteilsfreien, empathischen Zugang und eine wertschätzende Haltung dem anderen gegenüber erreicht werden.

Möglicherweise fällt dem Suchterkrankten der Anfang der pflegerischen Beziehungsgestaltung schwer, was bedingt sein kann durch Scham über die eigene Drogenproblematik/Abhängigkeit, dem Erleben von Vorurteilen sowie sozial ungerechter Behandlung und Ausgrenzung. Daher ist es vielleicht leichter, wenn Sie als Pflegekraft zu Beginn die Initiative ergreifen, auf den Suchterkrankten zugehen und den Kontakt und das Gespräch suchen.

Dabei sind nicht zwangsläufig krankheits- und abhängigkeitsbezogene Gespräche der „Türöffner" und der Beginn der professionellen Beziehungsgestaltung.

Die Bezugspflege kann eine verständigungsorientierte Pflege und den Aufbau einer professionellen Beziehung im pflegerischen Alltag unterstützen (Bergen 2010, Holnburger 1998, Westermann u. Witzerstorfer 2011). Nicht nur der Zugang zum anderen und der Aufbau des Vertrauens stehen im Mittelpunkt der Beziehungs- und Kommunikationsgestaltung. Dabei sollte auf die Notwendigkeit der professionellen Distanz, der Abgrenzung und des Schutzes der eigenen Person und des Teams geachtet werden (Degkwitz u. Zurhold 2010). In Fallbesprechungen können die oben genannten Aspekte vertieft und reflektiert werden.

Barrieren der Beziehungs- und Kommunikationsgestaltung durch Verhaltensauffälligkeiten bei Suchterkrankten

Im Rahmen der Suchterkrankung und des illegalen oder legalen Suchtmittelkonsums zeigen die Betroffenen oft Störungen/Verhaltensauffälligkeiten in der Abhängigkeit, die sie nicht oder nur eingeschränkt steuern können. Sie sollten als Bezugspflegekraft im täglichen Umgang auf einige Verhaltensweisen vorbereitet sein:

Verhaltensauffälligkeiten bei Suchterkrankten

- Ablehnen von Verantwortung
- Gegenwartsbezogenes Denken – das Leben im Hier und Jetzt ist wichtiger als das Vergangene oder Zukünftige
- Geringe Frustrationstoleranz
- Gestörtes Selbstwertgefühl
- Sozialisationsdefizite – dem Alter nichtentsprechendes Verhalten
- Beziehungsstörungen – Ausnutzen von Beziehungen/Kontakten für eigene Belange (Thiel et al. 2004)
- Missachtung von Grenzen
- Unehrlichkeit und Betrügerei
- Konflikte und Konfliktverhalten beim Verzicht auf das Suchtmittel (Grunst u. Schramm 2003)

„Fürsorge und stützende Gespräche", Aushandlungsprozesse und Flexibilität des „Sich-Sorgens"

Der Behandlungserfolg ist gekoppelt an die Einhaltung von medizinischen und pflegerischen Maßnahmen/Therapien sowie an das kooperative Verhalten des Suchterkrankten. Das kooperative Verhalten des Bewohners kann dennoch nicht durch den Einsatz strenger Regeln erzwungen werden. Demgegenüber stehen geduldige Aushandlungsprozesse und gleichzeitig angemessene Flexibilität im Umgang mit Regeln und Grenzen.

Führen Sie als Bezugspflegekraft möglichst häufig Gespräche durch, indem Sie sich nach dem aktuellen körperlichen und mentalen Befinden des Suchterkrankten erkundigen, nach seinen Wünschen der Unterstützung bei Suchtdruck, Vorboten von Rückfällen, Entzugserscheinungen und/oder der Tagesgestaltung zur Ablenkung fragen. Sprechen Sie den Betroffenen aktiv an, wenn Anlass zur Sorge bei auffälligen Veränderungen und problematischem Konsumverhalten besteht. Dadurch sind vielleicht auch aufkommender Unmut, Konflikte und Krisen frühzeitig erkenn- und abwendbar.

Besprechen Sie nach Möglichkeit gemeinsam entlang der Ressourcen und Wünsche des Suchterkrankten, was aktuell helfen könnte. Besonders in Momenten des Suchtdrucks, in denen die Beschaffung und der Konsum der Drogen für den Betroffenen im Mittelpunkt steht, kann es aber sein, dass sich die betroffene Person unkooperativ verhält und es schwierig sein wird, dieses Verhalten zu unterbrechen. Es kann Situationen geben, in denen pflegerische Maßnahmen, wie z. B. die Hilfe bei der Körperpflege, nicht erbracht und durchgeführt werden können. Sie sollten darauf vorbereitet sein, dass Drogenabhängige als „nichtklassische Pflegeheimbewohner" sich nicht „homogenisieren" lassen (Vogt et al. 2010c, S. 140).

Praxistipp

Die Kommunikation mit Suchterkrankten erfordert oftmals viel Flexibilität und Ressourcen. Auch wenn die Zeit für Gespräche begrenzt ist, gestalten Pflegende durch die Kommunikation die Pflegebeziehung zum Bewohner, weshalb hierfür nach Möglichkeit ausreichend Zeit eingeräumt werden sollte.

Pflegeinterventionen
Folgende Verhaltensmaßnahmen und Interventionen sollten Sie und Ihr pflegerisches Team verbindlich durchführen:

- Führen Sie als Bezugspflegekraft möglichst häufig ein unterstützendes Gespräch, gegebenenfalls mit konkreten Aushandlungen, durch. Achten Sie auch besonders auf die Thematisierung von Situationen des problematischen Suchtmittelkonsums und von Verhaltensauffälligkeiten, die Sie zur Sorge veranlassen.
- Erkundigen Sie sich nach dem Befinden und achten Sie auf mögliche Anzeichen einer Entzugs- oder Rückfallsituation und der Notwendigkeit von unterstützenden und präventiven Interventionen.
- Räumen Sie ausreichend Zeit für Kommunikation, aktives Zuhören und das Führen von Aushandlungsprozessen ein. Stoppen Sie Ihre Angebote nicht, wenn Sie gegebenenfalls häufiger zurückgewiesen werden oder einen Beziehungsabbruch erfahren haben.
- Besprechen Sie sich mit anderen im Team im Rahmen von Fallbesprechungen oder -konferenzen.

8.4.2.4 Kommunikationsgestaltung

Die Kommunikation mit Suchterkrankten sollte auf der Ebene der Haltung geprägt sein von Offenheit, Klarheit, Echtheit (Kongruenz) sowie Interesse am anderen. Bezogen auf die Struktur der Kommunikation sollten lange Diskussionen und Erklärungen vermieden werden (Bergen 2010).

Bitte beachten Sie folgende Grundregeln und Verhaltensweisen für ein gelungenes Gespräch, die auf den folgenden Grundregeln der personenzentrierten Gesprächsführung von Rogers (1981) basieren.

Grundregeln und Verhaltensweisen für ein gelungenes Gespräch

- Voraussetzung für ein gutes Gespräch ist eine störungsfreie Umgebung und eine angenehme Atmosphäre.
- Die Qualität der Beziehung und des Vertrauensverhältnisses zwischen Ihnen und dem Suchterkrankten bestimmt die Qualität und den Ausgang des Gesprächs.
- Inhalt und Sprache sind nicht immer von Gefühlen trennbar. Seien Sie echt darin. Inhalt der Mitteilung und Gefühle müssen möglichst in Einklang stehen.
- Nehmen Sie Ihr Gegenüber ernst (Wertschätzung). Dadurch können Ressourcen und Problemlösungsstrategien erkannt und erlebt werden.
- Hören Sie aktiv zu und geben Sie auch – in professioneller Weise – Rückmeldungen. Damit fühlt sich Ihr Gegenüber gesehen, angenommen und verstanden. Die Akzeptanz des Betroffenen wird durch die erlebte Offenheit und Ehrlichkeit bei der Rückmeldung erhöht.
- Fassen Sie nach einzelnen Gesprächsabschnitten das gerade Gesagte kurz und ohne persönliche Bewertung zusammen. Vergewissern Sie sich damit, dass Sie die Mitteilungen richtig verstanden haben. Nutzen Sie die „Verständlichkeitsmacher" der Kommunikation, wie

> sie auch bei hochbetagten und kognitiv
> eingeschränkten Menschen in der
> Altenpflege eingesetzt werden.
> - Akzeptieren Sie dabei aber auch
>   Grenzsetzungen ihres Gegenübers.

Grundsätzlich ist darauf hinzuweisen, dass Inhalte von Gesprächen vertraulich sind. Eine Ausnahme bilden geäußerte Suizidgedanken, die einer Weitergabe an entsprechende Therapeuten/Vertragsärzte bedürfen, wie auch die Androhung von Fremdgefährdung. Der Austausch mit Mitarbeitern und Experten über Gesprächsinhalte im Rahmen von Fallbesprechungen kann in anonymisierter Form erfolgen. Dokumentierte Gesprächsinhalte, vor allem in der Pflegedokumentation, fallen wie andere Dokumente unter die Schweigepflicht.

Kommunikation/Wortschatz der Alltags- und Drogenszenensprache

In Bezug auf die Betreuung Suchterkrankter sollten Sie den verwendeten Wortschatz der Alltags- und Drogenszenesprache kennen, jedoch in der Kommunikation nicht selbst einsetzen (Reinecke 2009). Es besteht dadurch die Möglichkeit, dass Sie sich als Person unglaubwürdig machen, da die Verwendung einer Sprache an ein bestimmtes Milieu gebunden ist, dem Sie selbst aber nicht zugehören.

Die Verwendung der Drogenszenesprache führt die Betroffenen zudem gegebenenfalls wieder in Kontakt mit ihrer alten Lebenswelt, ganz besonders mit ihrem emotionalen Erleben. Dadurch können sich gegebenenfalls Wünsche nach einem erneuten Konsum und dem Wiedererleben vergangener (auch) positiver Erfahrungen verstärken.

Eine Ausnahme stellt die Situation der stationären Aufnahme Drogenabhängiger im Altenpflegeheim dar: In diesem Initialkontakt kann es nach Reinecke (2009) – gegebenenfalls und in geringem Maße eingesetzt – als erster Schritt hilfreich sein, die „Sprache des Betroffenen" und Schlüsselbegriffe zu verwenden, um einen Kontakt zu initiieren und Ängste abzubauen.

Generell sollten die Ansprache des Suchterkrankten und die Gestaltung der Kommunikation durch einfache und klare Sätze geprägt sein. Absprachen sollten einfach und transparent gestaltet und konsequent eingehalten werden (Kutschke 2013). Setzen

Sie in der täglichen Kommunikation mit Suchterkrankten die nachfolgend aufgeführten „KLAR-Regeln" ein (Thiel et al. 2011).

> **Pflegeinterventionen**
> Folgende „KLAR-Regeln" sollten Sie und Ihr pflegerisches Team im Umgang und in der Kommunikation mit Suchterkrankten verbindlich einhalten (Thiel et al. 2011):
> **K**onsequent: Ankündigungen und Regeln strikt einhalten
> **L**oslassen: Selbstfürsorge, Selbstpflegekompetenz und Selbstwirksamkeit in den Mittelpunkt stellen
> **A**bgrenzung: Sachlich bleiben
> **R**eden: Aktiv kommunizieren und gesprächsbereit sein

Kommunikation und Verhaltenshinweise bei psychiatrischen und psychotischen Störungen

Ein wichtiger Punkt in der Kommunikation und Kommunikationsgestaltung ist der Umgang mit psychischen Beeinträchtigungen des Suchterkrankten und die Prävention von Krisensituationen.

Infolge des langjährigen Drogenkonsums zeigen sich als gesundheitliche Begleiterscheinungen oftmals z. T. extreme psychische Belastungen. In der Basisdokumentation der ambulanten Suchthilfe in Hamburg hat sich bei 36% der behandelten Opioidklienten gezeigt, dass diese eine erhebliche bis extrem eingestufte psychische Belastung aufweisen (Martens et al. 2009). In dieser Untersuchung leiden die opiatabhängigen Personen vor allem unter innerer Nervosität, Unruhe (23%), depressiver Stimmung (22%) und Ängsten/Phobien (16%). Außerdem haben 32% mindestens einen Suizidversuch in ihrem Leben unternommen.

Bedingt durch langjährigen Konsum von Suchtmitteln und/oder Medikamenten kann durch die Schädigung des zentralen Nervensystems ein Delir oder eine Demenz verursacht werden. Zudem kann ein durch Rauschmittel hervorgerufener Verlust des Realitätsbezugs (Psychose) ausgelöst werden.

Psychotische Störungen können bei Suchterkrankungen vielfältig sein wie z. B. Halluzinationen,

Wahn, Paranoia, tiefe Gefühle der Angst oder Ekstase, psychomotorische Erregung, abnorme Affekte oder Beziehungsideen und Eifersuchtswahn. Diese psychotischen Störungen treten meist während oder kurz nach dem Drogenkonsum auf und sind häufig zeitlich begrenzt.

Pflegerisches Ziel ist es, den Schutz des Betroffenen zu gewährleisten, sodass Selbst- und Fremdgefährdung sowie Folgeschäden vermieden werden können. Gleichermaßen können beim Suchterkrankten psychotische und psychiatrische Grunderkrankungen vorliegen. Mit dem Suchtmittelkonsum verfolgt der Betroffene das Ziel, die primären Symptome und das Leben/Erleben mit dieser Grunderkrankung zu mildern (Grunst u. Schramm 2003, Holnburger 1999).

> **Spezifische Zustände und Verhaltens-/
> Kommunikationshinweise für professionell
> Pflegende**
> — *Erregung:* Sprechen Sie ruhig. Schreiten
>   Sie bei Übergriffen auf Mitbewohner
>   oder bei Gefahr der Selbstgefährdung
>   ein. Seien Sie bestimmt. Achten Sie nach
>   Möglichkeit auch auf eine ausreichende
>   Bewegungsfreiheit.
> — *Stupor (Erstarrung, Teilnahms-
>   losigkeit):* Kontrollieren Sie durch
>   Ansprache engmaschig den Grad
>   der Wachheit (Vigilanz). Ermöglichen
>   Sie in ausreichender Zeit, dass der
>   Suchterkrankte Reaktionen auf Ihre
>   Aufforderungen geben kann.
> — *Verfolgungsideen und Unruhe (Agitation):*
>   Nehmen Sie den Betroffenen mit seinen
>   Ängsten und Wahnvorstellungen ernst.
>   Versuchen Sie nicht, ihm seine Realität
>   abzusprechen. Demonstrieren Sie ihm,
>   dass Sie und das Team seine Befürchtungen
>   nicht teilen, dennoch Verständnis haben
>   und seine Not erkennen. Verhandeln Sie
>   nicht. Diskutieren Sie nicht über Regeln
>   und Verbote. Sprechen Sie ruhig und in
>   möglichst einfachen und kurzen Sätzen.
> — *Halluzinationen:* Bei „Horrorvisionen"
>   sollten Sie versuchen, mit beruhigendem
>   Sprechen auf den Betroffenen einzuwirken.
>   Ihre Anwesenheit soll ihm Sicherheit

geben. Halten Sie die Umgebung reizarm. Durch Fragen, Gesprächsthemen oder Ablenkungen können Sie versuchen, ihn von seinen Halluzinationen abzulenken und seine Aufmerksamkeit auf andere Punkte zu richten (Holnburger 1999, Sauter et al. 2004).

> ❯ **Bedenken Sie bei allen oben genannten
> Punkten, dass die eigene Sicherheit in den
> Vordergrund zu stellen und im Bedarfsfall
> rechtzeitig Hilfe zu holen ist.**

> **Praxistipp**
>
> Kommunizieren Sie im Team erfolgreich
> erlebte Strategien im Umgang mit psychischen
> und psychotischen Verhaltensweisen
> Suchterkrankter und erarbeiten Sie dies
> als Handlungsmaxime für das gesamte
> Team. Weitere Maßnahmen zum Umgang
> mit Konflikt- und Krisensituationen bei
> Problempersonen und psychiatrischen
> Notfällen können Sie den nachfolgenden
> Informationen entnehmen.

8.4.2.5 Umgang mit Problemsituationen, Konfliktbewältigung und Deeskalation

In der Betreuung und Pflege Suchterkrankter kann es immer wieder zu Konfliktsituationen kommen, da die Möglichkeiten der Problembewältigung häufig eingeschränkt sind. Seien Sie durch Ihre Reaktion und Ihr Tun ein Vorbild für den Betroffen – bleiben Sie ruhig! (Bergen 2010).

Informieren Sie Ihr Team und Ihre pflegerischen Vorgesetzten (Wohn- und Pflegedienstleitung) über das beobachtete Problem- und Konfliktverhalten des Suchterkrankten. Ist der Bewohner nicht kooperativ, so könnte dies der Anlass sein, zeitnah eine interdisziplinäre Fallbesprechung mit dem betreuendem Hausarzt und Beteiligten aus der Suchthilfe für die Situationsanalyse und die Planung des weiteren Betreuungsverlaufs einzuberufen.

> ❯ **Für die Konfliktbewältigung gilt: Behalten
> Sie in kritischen Momenten und Krisen
> einen ruhigen, sachlichen und erklärenden
> Gesprächston (Bergen 2010).**

Es folgen allgemeine Grundregeln aus der psychiatrischen Pflege (unabhängig von einer Suchterkrankung), die Sie und Ihr Team in Konflikt- und Krisensituationen gezielt einsetzen können.

Praxistipp

Umgang mit distanzgeminderten und duzenden Personen:
— Als Pflegekraft sollten Sie selbst auf die Grenzen und professionelle Distanz hinweisen und diese freundlich, aber bestimmt umsetzen. Dies schließt sowohl körperliche (unangemessene Nähe) als auch sprachliche Distanz („Du" als Anrede) mit ein.

Umgang mit Personen, die permanent im Stationszimmer anwesend sind:
— Erklären Sie ruhig und sachlich, warum die Wünsche der Person nicht immer und sofort erfüllt werden können.
— Erklären Sie, in welchem Zeitfenster der Zugang zum Stationszimmer offen ist.

Umgang mit sexuell anzüglichen, aufdringlichen oder beleidigenden Personen:
— Bleiben Sie ruhig und empören Sie sich nicht laut.
— Lassen Sie sich nicht provozieren von anzüglichen Ansprachen (z. B. „Hallo Süße"). Antworten Sie auch nicht in der gleichen Sprache darauf (wie z. B. „Du Macho").
— Melden Sie jedes sexuell anzügliche oder übergriffige Verhalten sofort in Ihrem Team und besprechen Sie gemeinsam den weiteren Umgang. Sie erhalten dadurch Sicherheit vor weiteren Angriffen. Dokumentieren Sie zudem sexuelle Anzüglichkeiten oder Übergriffe.

— Gehen Sie als Pflegekraft nach einem Vorfall nicht mehr allein in das Zimmer des Bewohners. Organisieren Sie zudem möglichst gleichgeschlechtliche Pflege.

Diebstähle im Altenpflegeheim:
— Nach den Ursachen und Beweggründen des Diebstahls fragen.
— Mitbewohner durch Information über Diebstähle im Haus und der Möglichkeit abschließbarer Schränke schützen.
— Bestohlene Bewohner oder Mitarbeiter haben das Recht auf eine polizeiliche Anzeige.
— Die Person zur Entschuldigung und Wiedergutmachung – wenn jemand tatsächlich begründet beschuldigt werden kann – auffordern.
— Über eine disziplinarische Entlassung entscheidet letztlich die Heimleitung (Thiel et al. 2004).

Umgang mit verwahrlosten Personen:
— Bieten Sie freundlich ein Reinigungsbad und saubere Kleidung an. Sensibilisieren Sie die Betroffenen hinsichtlich der Wirkung ihres möglichen ungepflegten Äußeren auf andere Bewohner und Besucher. Bedenken Sie hierbei bitte, dass es Betroffenen häufig selbst unangenehm ist und Sie durch ein allzu forderndes Verhalten gegebenenfalls den Widerstand gegenüber körperpflegerischen Maßnahmen erhöhen.
— Wenn tolerierbar, räumen Sie der Person einige Tage Zeit für eigene Entscheidungen ein. Eine unausweichliche Notwendigkeit für zwangsmäßige Reinigungsmaßnahme besteht bei Parasitenbefall, um eine Ausbreitung im Pflegeheim zu verhindern (Thiel et al. 2004).

Umgang mit Suchtdruck:
— Besonders in Phasen des Suchtdrucks (insbesondere während oder nach Entgiftungsphasen) kann es sein, dass

der Suchterkrankte sehr angespannt, gereizt und permanent auf der Suche nach Ersatzstoffen ist. Die Suchtverlagerung erfolgt beispielsweise durch übermäßiges Essen, Rauchen oder Kaffeetrinken. Der Betroffene kann in dieser Phase häufig missmutig und demotiviert reagieren. Bei Vorboten und Anzeichen des Suchtdrucks lenken Sie den Betroffenen nach Möglichkeit ab. Beschäftigen Sie ihn mit Sport, Bewegung und anderen Freizeitangeboten im Wohnbereich (z. B. Kicker/ Tischtennis). Nehmen Sie die Situation, seine Klagen und seine Not ernst. Signalisieren Sie ihm, dass sein Verhalten dem Suchtdruck und nicht seiner Person zuzurechnen ist und ermutigen Sie ihn, seine Ziele der Konsumreduktion und/ oder Abstinenz nicht aufzugeben (Grunst u. Schramm 2003).

Umgang mit Patienten in potenziell fremdgefährdenden Risikosituationen (aggressive und/oder gewalttätige Personen):

- Achten Sie auf eine feindliche Grundstimmung wie Missmut, Ärger, innere Unruhe und Anspannung und sprechen Sie Ihre Beobachtungen offen an. Nehmen Sie zunehmend wechselnde Stimmungen der Person mit Agitation sowie Gewaltandrohungen als Vorboten ernst. Gesteigerte Erregungen schlagen häufiger in Aggression und Gewalt um.
- Achten Sie auch generell auf psychotische Veränderungen, die häufig in aggressive Verhaltensauffälligkeiten umschlagen können.
- Sicherungsmaßnahmen: Achten Sie darauf, dass die Person keine potenziell gefährlichen Gegenstände zur Hand/ oder Zugriff darauf hat. Versuchen Sie verletzende Gegenstände wie z. B. Glas, Messer, Scheren, Besteck aus ihrer Reichweite zu entfernen.

- Stellen Sie körperliche Überlegenheit durch genügend Mitarbeiter sicher. Organisieren Sie dafür zusätzliches Personal anderer Wohnbereiche. Versuchen Sie insbesondere Mitarbeiter um Hilfe zu bitten, die einen guten Zugang zu dem betreffenden Bewohner haben und im regelmäßigen Kontakt stehen. Häufig lassen sich gewaltsame Übergriffe vermeiden, wenn die Person erkennt, dass ein bekannter Ansprechpartner für sie da ist. Halten Sie Abstand und lassen Sie einen Fluchtweg offen. Beruhigen Sie andere Mitbewohner und bitten Sie diese, in ihre eigenen Zimmer zu gehen.
- Erklären Sie dem Bewohner mögliche notwendige Zwangsmaßnahmen, wie medikamentöse Abschirmung (Pharmakotherapie) und/oder körpernahe Fixierung. Bieten Sie ihm Wahlmöglichkeiten der oralen oder intravenösen/intramuskulären Gabe von Medikamenten an.
- In äußersten Notfällen sind gegebenenfalls Polizei oder auch Rettungsdienst/ Feuerwehr um Hilfe zu bitten. Geben Sie dabei Hinweise zur konkreten Situation, zur Einschätzung des Gefährdungspotenzials und zur Anzahl der benötigten Personen.
- Im Nachgang ist die systematische Aufarbeitung und Besprechung kritischer Situationen für das Team notwendig. Dies kann beispielsweise im Rahmen von Fallbesprechungen erfolgen. Besprechen Sie den Notfall und das Notfallregime der Sicherungsmaßnahmen mit allen beteiligten Mitarbeitern.
- Im Bereich der Deeskalation gibt es konkrete Bildungsmaßnahmen und Trainings. Überlegen Sie gemeinsam mit der Wohnbereichsleitung und der Pflegedienstleitung, ob es sinnvoll erscheint, einzelne Mitarbeiter gezielt darin fortzubilden.

> **In brisanten, potenziell eskalierenden Situationen zeigen Sie ihrem Gegenüber, dass Sie entschieden die Verantwortung für die Situation übernehmen. Demonstrieren Sie gleichzeitig Ruhe, Sicherheit und Verlässlichkeit.**

8.4.2.6 Angehörige beraten und begleiten

Die Arbeit mit Angehörigen älterer Konsumenten illegaler Drogen kann recht unterschiedlich ausgeprägt sein. Oftmals hat sich der langjährige Suchtmittelkonsum gravierend auf die Beziehungen zu Angehörigen, Freunden und Bekannten ausgewirkt. Sie werden bei älteren Drogenabhängigen vielfach biografisch Abbrüche zu Familien und Freunden finden. Gelegentlich bestehen aber noch Kontakte zu Lebenspartnern, Freunden, Eltern und gegebenenfalls Kindern. Deswegen soll an dieser Stelle ein Exkurs zum Thema Angehörigenarbeit erfolgen.

Das Konzept der „Koabhängigkeit" hat in der Suchthilfe lange Zeit das Verständnis der Familiendynamik und der Verhaltensweisen Angehöriger von Suchterkrankten, unabhängig von legalen oder illegalen Drogen, geprägt. Heute werden neuere Konzepte wie z. B. CRAFT (Smith u. Meyers 2009) eingesetzt, die das Verhalten von Angehörigen stärker lerntheoretisch erklären und gute Erfolge in der Motivierung von Suchterkrankten erzielen.

In der pflegerischen Versorgung ist sensibel zu erheben, wie sich der Kontakt zu Herkunftsfamilie, Kindern und Partnern darstellt und welche Kontaktwünsche auf allen Seiten bestehen. Dabei ist der Wunsch der Familie wie auch des Betroffenen zu respektieren. Generell ist die Schweigepflicht auch gegenüber Angehörigen einzuhalten. In Fällen, in denen Familienmitglieder zum Pflegeteam, aber nicht zum Betroffenen selbst Kontakt haben wollen, ist es gegebenenfalls sinnvoll, Angehörige auf regionale Anlaufstellen der Suchthilfe oder Selbsthilfegruppen für Angehörige hinzuweisen, sodass sie den Kontakt zum Betroffenen weiterhin umgehen können und hinsichtlich ihrer eigenen Belastungen Unterstützung erfahren (Bergen 2010).

Formuliert der Suchterkrankte den Wunsch, wieder Kontakt mit seiner Familie und Freunden aufzunehmen, sie zu informieren, dass er im Pflegeheim untergebracht ist, dann unterstützen Sie ihn bei der Kontaktaufnahme und der Annäherung an seine Familie. Suchen Sie hierbei gegebenenfalls Unterstützung durch den Sozialdienst der Einrichtung bzw. bei Anlaufstellen der Suchthilfe.

8.4.2.7 Motivierende Gesprächsführung

Mit der Methode der motivierenden Gesprächsführung (Miller u. Rollnick 1991) kann im pflegerischen Alltag die nachhaltige Stärkung der Eigenmotivation der Konsumreduktion oder Abstinenz des Betroffenen gelingen. Dies kann als ein therapeutisches und zielgerichtetes Beratungsgespräch bei Nikotin-, Alkohol-, Medikamenten- und illegalem Drogenkonsum zur Bestimmung und Stärkung der Motivation des Betroffenen erfolgen (weiterführende Informationen zur motivierenden Gesprächsführung in der Suchtbehandlung sowie zu Prinzipien, Methoden, Anwendungen und Wirksamkeit bei Körkel u. Veltrup 2003).

Die motivierende Gesprächsführung als Kurzintervention kann mit 1–2 Sitzungen/Gesprächen eine Verhaltensänderung hervorrufen. Ebenso kann die Methode der motivierenden Gesprächsführung in derselben Weise in pflegerische Alltagssituationen einfließen, wenn es situativ (indikativ) gilt, ein stützendes Gespräch zu führen, z. B. bei der Gefahr eines Rückfalls.

Im Zentrum der motivierenden Gesprächsführung steht die Förderung der Eigenmotivation des Suchterkrankten, den Konsum von Suchtmitteln zu verändern. Ziel der Beratung ist die Klärung und Stärkung von Veränderungsmotivation. Hierfür ist es notwendig, dass sich der Betroffene zuerst von seinem ambivalenten Verhalten, das heißt dem Hin und Her für oder gegen eine Veränderung des Suchtkonsums, löst und im Verlauf der motivierenden Gesprächsführung der Veränderung gegenüber positiver gestimmt ist.

Beim Führen von unterstützenden und motivierenden Gesprächen mit älteren Suchterkrankten mit dem Ziel der Motivation zur Verhaltensänderung sollte auf die mentalen, körperlichen und sozialen Ressourcen älterer Suchterkrankter geachtet werden (Dürsteler-Mac-Farland et al. 2011, Rollnick et al. 2012, Kutschke 2012). Zur selbstständigen und sicheren Durchführung der motivierenden Gesprächsführung im Pflegealltag sollten Sie von Experten der Suchthilfe Ihrer Region Unterweisungen und Unterstützung in Ihrer Institution erhalten – viele Suchtberatungsstellen sind an entsprechenden Kooperationen interessiert.

Die motivierende Gesprächsführung ist nicht nur eine Gesprächstechnik der Suchtbehandlung, sondern auch mit einer Haltung dem Menschen gegenüber (humanistisches Menschenbild) verbunden. Ziel ist es nicht, dem Suchterkrankten mit aller Einflussnahme und Macht eine Änderung des Suchtkonsums aufzudrängen, sondern ihn selbstverantwortlich entscheiden zu lassen und ihn zu begleiten (Empowerment) (Thiel et al. 2011).

> ❯ Die Grundhaltung der motivierenden
>   Gesprächsführung ist geprägt durch:
>   ▬ Partnerschaftlichkeit
>   ▬ Erweckung, Erinnerung der
>   eigenen Motivation und Kraft
>   (Evokation)
>   ▬ Autonomie (Rollnick et al. 2012)

Behandlungsprinzipien der motivierenden Gesprächsführung

Die motivierende Gesprächsführung ist ein direktives Behandlungsverfahren und basiert auf 4 Behandlungsprinzipien/-techniken (Demmel 2012):
- Empathie
- Motivation
- Widerstand
- Zuversicht

Behandlungsprinzip: Empathie ausdrücken

Zeigen Sie Empathie und Akzeptanz. Hören Sie aufmerksam zu und versuchen Sie sich in die Lage Ihres Gegenübers zu versetzen. Fassen Sie immer wieder das Gesagte des Betroffenen mit Ihren Worten zusammen und spiegeln Sie es. Fragen wie z. B. „Habe ich das jetzt richtig verstanden?" können die Selbsterkenntnis des Betroffenen fördern.

Vergewissern Sie sich bei Ihrem Gesprächspartner, dass Sie seine Äußerungen richtig verstanden haben. Der Suchterkrankte erhält Zeit, Ihre Annahmen zu bestätigen oder zu verwerfen – dies schützt alle Beteiligten vor Missverständnissen. Stellen Sie keine neuen Fragen (Demmel 2012, Thiel et al. 2011).

Behandlungsprinzip: Motivationserhöhung durch Diskrepanzerhöhung (Widersprüchlichkeit)

Ein wichtiger Teil der motivierenden Gesprächsführung ist das Aufdecken von Widersprüchen (Diskrepanzen) des Suchtkonsums. Die Sicht des Betroffenen, der seinen Konsum unproblematisch findet, soll durch den Einsatz von gezielten Fragen auch auf die Seite des Suchtmittelkonsums lenken, der ihm gesundheitlich und sozial nicht gut tut (DHS 2012).

Zur motivierenden Gesprächsführung werden offene Fragen eingesetzt. Offene Fragen, die mit „Wie" beginnen, die weder ein Ja oder Nein als Antwort zulassen, sollen das laute Nachdenken über die Veränderung des Konsums in Gang setzen („change talk"). Dabei liegt der Fokus auf der Stärkung der Eigenmotivation. Durch das laute Nachdenken wird der Betroffene zu seinem eigenen Fürsprecher. Mit offenen Fragen wird der Betroffene unterstützt, Widersprüche (Diskrepanzen) zwischen seiner aktuellen Lebenssituation und Lebenszielen zu erkennen. Dadurch wird das Bewusstsein für den Suchtmittelkonsum geschärft (Demmel 2012, DHS 2012).

Folgende Fragen/Fragetypen können das laute Nachdenken über die Veränderung des Suchtkonsums im motivierenden Gespräch stimulieren:

> **Fragen/Fragetypen in motivierenden Gesprächen zur Veränderung des Suchtkonsums**
> ▬ Offene Fragen: „Warum eigentlich … ?"
> ▬ Elaboration: „Geht es auch etwas präziser … ?"
> ▬ Illustration: „Zum Beispiel … ?"
> ▬ Rückblick: „Wie war Ihr Leben … ?"
> ▬ Vorschau: „Wie wäre Ihr Leben … ?"
> ▬ Vor- und Nachteile: „Die guten Seiten … ?"
> ▬ Extreme: „Schlimmstenfalls … ?" „Bestenfalls … ?"
> ▬ Werte und Ziele: „Wählen Sie mal 10 Karten aus … ?"
> ▬ Wichtigkeit und Zustimmung: „Warum nicht 0 … ?" (Demmel 2012)

Kurze, überschaubare Fragen zum Drogenkonsum und der Motivation der Konsumveränderung können entlang einer „Checkliste zur motivierenden Gesprächsführung" eingesetzt werden:

> ### Fragen zum Drogenkonsum und der Motivation der Konsumveränderung
> - „Was gefällt Ihnen an der Einnahme illegaler Drogen?"
> - „Welche Langzeitwirkungen und Folgen bereiten Ihnen am meisten Sorgen?"
> - „Was sind für Sie wichtige Gründe, mit dem Drogenkonsum aufzuhören?"
> - „Was beunruhigt Sie an der derzeitigen Situation?" „Was ist für Sie besorgniserregend?"
> - „Was finden andere an Ihrem Konsum besorgniserregend?"
> - „Was wird geschehen, wenn Sie Ihren Konsum nicht verändern?" (Kutschke 2013, S. 126, Kremer u. Schulz 2012, S. 57 f.).

Die motivierende Gesprächsführung versucht die Zuversicht und Hoffnung des Suchterkrankten zu stärken. Ein wesentlicher Aspekt hierbei ist die Förderung der Selbstwirksamkeit, das heißt die positive Ansprache des Suchterkrankten, der Glaube an ihn und der Glaube an seine Fähigkeiten zur Veränderung seines Suchtmittelkonsums (Selbstprophezeiung) (Rollnick et al. 2012, Kutschke 2013).

> ◉ **Selbstwirksamkeit fördern – die Motivationsquelle des Betroffen ist der eigene Glaube an die Möglichkeit der Veränderung des eigenen Suchtmittelkonsums. Die Verantwortung dafür liegt bei ihm (Thiel et al. 2011).**

Um die Veränderungsbereitschaft des Suchterkrankten einschätzen zu können, ist der Einsatz einer Selbstauskunfts-/Selbsteinschätzungsskala sinnvoll. Dabei schätzt der Betroffene seine eigene Veränderungsbereitschaft ein (Demmel 2012). Auf einer Skala von 0–10 (0 = unwichtig, 10 = sehr wichtig) kann man mit der Frage: „Wie wichtig ist es Ihnen, weniger Drogen zu konsumieren?" solch ein motivierendes Gespräch, einen sog. „change talk" eröffnen.

Verbindliche Ziele der Konsumreduktion oder Abstinenz werden primär vom Suchterkrankten selbst formuliert. Dabei stellt die Selbstbefähigung (Empowerment) einen wichtigen Schritt dar, um die Autonomie und den Selbstentscheid des älteren Drogenkonsumierenden zu fördern.

Die Pflege kann, unter Berücksichtig aller Ressourcen, unterstützend realistische Ziele der Konsumbehandlung mit dem Betroffenen aufstellen. Seien Sie beherzt und engagiert in Ihrem Tun, vor allem wenn Sie beim Betroffenen den Wunsch zur Veränderung des Suchtkonsums erkennen. Gespaltene (ambivalente oder diskrepante) Verhaltensweisen und Zielformulierungen gilt es zu identifizieren.

> ◉ **„Je verbindlicher ein Patient seine Absichten formuliert, desto eher wird er die Sache in Angriff nehmen und sein Verhalten tatsächlich ändern" (Demmel 2012, S. 39).**

Behandlungsprinzip: Widerstand aufnehmen

Der Widerstand zur Einsicht der Abhängigkeit und des Drogenkonsums wird nicht durch ein vehementes Einreden und Einfordern der Krankheitseinsicht gebrochen. Dieser Prozess benötigt viel Zeit. Je stärker Sie agieren, umso größer wird der Widerstand Ihres Gegenübers. Also: Keine Überzeugungsversuche.

Der Widerspruch der betroffenen Person sollte primär aufgegriffen werden und an den Einwänden und Vorbehalten gearbeitet werden. Es kann hilfreich sein, dem Betroffenen alles noch einmal zu bedenken zu geben und hierbei das Gesagte überspitzt (pointiert) zu formulieren. Es kann zum „Grübeln" anstoßen. Diese überzeichnete Spiegelung sollte auf keinen Fall taktlos, angreifend oder verletzend sein (Demmel 2012).

Im Umgang mit Widerstand sollten Sie in der motivierenden Gesprächsführung von Folgendem absehen:

> ❗ **Cave**
> - **Ratschläge und Überzeugungsversuche**
> - **Krankheitseinsicht erzwingen, in die Enge treiben**
> - **Abschreckung**

- Eskalierenden Meinungsverschiedenheiten
- Die definierte Zielrichtung verlieren und den Betroffenen hängen lassen (Demmel 2012)
- Beweisführungen, Debatten und Streitigkeiten (Kremer u. Schulz 2012)

Behandlungsprinzip: Zuversicht und Selbstwirksamkeit fördern („Vertrau dir")

Die Ermutigung des Suchterkrankten sollte realistisch erfolgen, ehrlich und nicht in Form des Zweckoptimismus. Ziel ist, dass der Suchterkrankte selbst Vertrauen zu sich und seinen Fähigkeiten entwickelt. Denn das gibt ihm die notwendige Kraft und Ausdauer für die Veränderung des Konsums. Stärken Sie die Änderungszuversicht.

Stärken Sie die Selbstwirksamkeit (Kremer u. Schulz 2012). Selbstwirksamkeit ist das Vertrauen in sich, in seine Person, die Fähigkeit zu besitzen, Aufgaben und Herausforderungen erfolgreich lösen und bewältigen zu können. Wer wenig Vertrauen in sich hat, wird wahrscheinlich schneller aufgeben.

Zuversicht ist der Motor der Veränderung und eine wesentliche Voraussetzung. Diese Zuversicht gilt es zu unterstützen. Dabei sollte die Gefahr von Fehl- und Rückschlägen nicht unterschätzt werden – sie ist Begleiter einer chronischen Suchterkrankung (Demmel 2012). Auch wenn Sie in der motivierenden Gesprächsführung alle Prinzipien berücksichtigt haben, so ist doch der Moment der Zuversicht und der Selbstwirksamkeit das Entscheidende, denn wenn der Betroffene „[…] keine Hoffnung auf Erfolg sieht, wenn er auf sich selbst keinen Pfifferling setzt, dann ist eine Veränderung seiner Lebensgewohnheiten unwahrscheinlich" (Kremer u. Schulz 2012, S. 44).

Ziel und Mittelpunkt der motivierenden Gesprächsführung sollte es also immer sein, das Selbstvertrauen der Person mit zu stärken. Greifen Sie hierfür auf folgende Strategien zurück:

> **Strategien motivierender Gesprächsführung**
> - Zeigen Sie Empathie. Geben Sie ihrem Gegenüber das Gefühl, verstanden zu werden.

- Stärken Sie geduldig das Selbstvertrauen. Stellen Sie die Fähigkeiten und Stärken, die persönlichen und sozialen Ressourcen im Gespräch immer wieder heraus. Lenken Sie die Aufmerksamkeit weg von den Schwächen, Defiziten oder negativen Konsequenzen, den Ängsten und Sorgen. Sprechen Sie die Stärken und Unterstützungsmöglichkeiten an (Körkel u. Veltrup 2003).
- Entwickeln Sie angemessene und praktikable Ziele auf dem Weg zur Selbstwirksamkeitsüberzeugung und zum schrittweise Wiedererlangen des Selbstvertrauens zur Lösung und Bewältigung von Aufgaben. Um die Zuversicht stärken zu können, müssen das erstrebte Ziel und der Erfolg auch tatsächlich erreichbar sein (Rollnick et al. 2012, Kremer u. Schulz 2012).
- Weisen Sie auf frühere erfolgreiche Verhaltensänderungen hin und nähren Sie damit die Zuversicht (Selbstwirksamkeitserwartung) (Kremer u. Schulz 2012).

Mit folgenden Strategien können Sie fördern, dass der Betroffene selbstmotivierende Aussagen benennt. Dies kann die Absicht, das Verhalten zu ändern, langfristig unterstützen:

> - Fremdmotivation nicht mit Eigenmotivation verwechseln. Fremdmotivation kann als Bevormundung aufgefasst werden und Widerstände auslösen.
> - Erwecken und stärken Sie die Veränderungsabsicht mit Fragen wie: *„Was stimmt Sie zuversichtlich, das schaffen zu können?"*
> - Nutzen Sie zur Selbstmotivation den Einsatz einer „Vorteil-Nachteil-Waage". Der Betroffene erstellt allein oder gemeinsam mit Ihnen eine „Vor- und Nachteilliste" der gegenwärtigen Situation und ihrer Veränderung.

- Stellen Sie offene Fragen zur Zuversicht: *„Was gibt Ihnen die Kraft zu glauben, dass Sie sich verändern können?"* Führen Sie hierbei auch den Blick in die Vergangenheit (z. B. mithilfe von Biografiearbeit oder des „Suchtpanoramas"), in Zeiten und Lebensumständen vor Beginn der Problemsituation. Das Gefühl aus/mit dieser Zeit kann wichtigen Mut für die Zukunft geben.
- Es kann hilfreich sein, die Person zu Aussagen der eigenen Zuversicht anzuregen und zu motivieren, z. B.: *„Ja ich glaube, ich schaffe es jetzt." „Jetzt, wo ich mich entschieden habe, bin ich mir sicher, dass ich mich verändern kann."* Dies gilt besonders für ambivalente Menschen.
- Setzen Sie eine Zuversichtsskala ein: *„Auf einer Skala von 0 (gar nicht zuversichtlich) bis 10 (sehr zuversichtlich) – wie zuversichtlich sind Sie in Hinblick auf ... ?"*
- Führen Sie eine Selbsteinschätzung der Zuversicht in Hinblick auf die Zielerreichung durch, wobei sich hier mögliche Hindernisse zeigen.
- Geben Sie Informationen und Empfehlungen zu gelungenen Strategien anderer Personen der Verhaltensänderung. Wenn persönliche Wege der Verhaltensänderung in der Vergangenheit nicht erfolgreich waren, dann kann daraus gelernt werden: *„Für was waren diese bisher nicht erfolgreichen Versuche gut? Welchen Nutzen können Sie aus diesen Versuchen ziehen?"*
- Führen Sie ein Brainstorming mit dem Betroffenen durch, laden Sie zu lautem Denken in alle Richtungen ein (Kremer u. Schulz 2012, Körkel u. Veltrup 2003).

Gesprächsabschluss

Am Ende des motivierenden Gesprächs sollte der Betroffene ein Feedback seiner Einstellung erhalten sowie möglichst auch ein breites Spektrum an fachlichen Handlungshilfen. Er sollte in der Lage sein, die Hilfsmöglichkeiten zur Verhaltensänderung des Konsums umzusetzen. Wichtig in diesem Zusammenhang ist, dass der Erfolg der motivierenden Gesprächsführung sich nicht an konkreten Änderungen oder gar am Grad des Konsumverzichts messen lässt. Es sind vielmehr die Impulse des Nachdenkens und die Äußerungen des eigenen Sich-Sorgens um den Suchtkonsum (DHS 2012).

Kurze motivierende Intervention

Die motivierende Gesprächsführung kann im pflegerischen Alltag auch als Kurzintervention erfolgen. Damit gemeint sind kurze Beratungsgespräche (im Rahmen von 10 bis maximal 60 Minuten), die zumeist einmalig oder in einer Folge von bis zu dreimal stattfinden können (Marzinzik u. Fiedler 2005). Ziel ist es, Veränderungsprozesse anzustoßen durch die Gespräche über den Suchtmittelkonsum. Die Wirksamkeit der motivierenden Kurzintervention wurde in vielen Studien belegt.

> ❯ **Bei den kurzen motivierenden Beratungsgesprächen sollten Konfrontationen und Ratschläge vermieden werden (DHS 2012).**

Die Prinzipien der kurzen motivierenden Gesprächsführung werden in der folgenden Übersicht zusammengefasst:

Prinzipien der kurzen motivierenden Gesprächsführung

- Eröffnungsphase mit Fragen zum allgemeinen Befinden für einen erfolgreichen Kontakt- und Beziehungsaufbau
- Erkundung von Sorgen und Wünschen der Veränderung in Bezug auf den Suchtmittelkonsum
- Fragen nach
  - Menge und Art des Substanzkonsums
  - typischen Situationen des Konsums
  - der Funktion des Substanzkonsums im Leben, im Zusammenhang mit dem Lebensstil oder Problemen sowie Auswirkungen auf die Stimmung, das Wohlbefinden, die Gesundheit
- Erkundung nach den erfahrenen Vor- und Nachteilen des Substanzkonsums

- Veränderung des Substanzkonsums im Laufe der Zeit und der Jahre
- Sorgen in Bezug auf den Substanzkonsum (DHS 2012)

Pflegeinterventionen

Folgende Verhaltensmaßnahmen und Interventionen sollten Sie und Ihr pflegerisches Team verbindlich durchführen:

- Führen Sie als Bezugspflegekraft möglichst alle 2 Wochen ein motivierendes Gespräch. Sinnvoll dabei ist es, den aktuellen Stand der Motivation zur Veränderung des Konsums zu evaluieren und die Eigenmotivation zu stärken.
- Situativ/indikativ motivierende Gespräche im pflegerischen Alltag sind dann besonders hilfreich, wenn Sie bemerken, dass der Suchterkrankte ein beratendes oder aufmunterndes Gespräch benötigt. Damit können Verhaltensänderungen des Konsums angestoßen werden. Es empfiehlt sich ein sensibles Vorgehen, wenn Personen zum Durchhalten ohne Konsummittel motiviert werden.
- Nutzen Sie auch motivierende Kurzinterventionen, z. B. bei der stationären Aufnahme des Suchterkrankten und bei pflegerischen Tätigkeiten bzw. im pflegerischen Alltag.

8.4.3 Kernmodul 3: Zielklärung und Unterstützung der Veränderung des Konsums

Zentrale Aspekte in Modul 3:

- Identifikation der Veränderungsbereitschaft des Suchterkrankten
- Zielbeurteilung, Zielabsprache mit älteren Suchterkrankten
- Motivierende Gesprächsführung (Förderung von Selbstwirksamkeit und Zuversicht)
- Prävention, Umgang mit Craving (starkem Suchtverlangen) und Rückfällen

Zuordnung im ABEDL-Strukturmodell (Krohwinkel 2008)

Kommunizieren können

Sich bewegen können

Vitale Funktionen des Lebens aufrechterhalten können

Sich pflegen können

Essen und Trinken können

Ausscheiden können

Sich kleiden können

Ruhen, schlafen, entspannen können

Sich beschäftigen, lernen, sich entwickeln zu können

Die eigene Sexualität leben können

Für eine sichere/fördernde Umgebung sorgen können

Soziale Kontakte, Beziehungen und Bereiche sichern und gestalten können

Mit existenziellen Erfahrungen des Lebens umgehen können

8.4.3.1 Strategien und Pflegeinterventionen zum Bereich „Zielklärung und Unterstützung der Veränderung des Konsums"

Die Zielklärung und Unterstützung der Veränderung des Suchtkonsums sollte mit Ihrer Hilfe und Unterstützung realistisch erfolgen, denn oftmals geht der Suchterkrankung eine langjährige Suchtbehandlung voraus, die mehr und/oder auch weniger erfolgreich war. Sie sollten als Bezugspflegekraft darauf vorbereitet sein, dass es immer wieder zu Rückfällen in alte Konsumgewohnheiten kommen kann. Es gibt viele ältere Drogenabhängige, die mehrere Anläufe brauchen, um eine längerfristig drogenfreie Lebensführung zu erreichen.

Rückfälle sind nicht nur für den Patienten verbunden mit Scham- oder Schuldgefühlen, sondern auch mit Enttäuschungen auf Seiten des Behandlers. Mögliche Reaktionen auf einen Rückfall können Ärger, Enttäuschung und/oder Gleichgültigkeit auf beiden Seiten sein. Um diese Gefühle in der pflegerischen Betreuung und Begleitung zu vermeiden, ist daher vor allem eine realistische Zielformulierung sinnvoll.

8.4.3.2 Ethische Maxime zur Zielbeurteilung und Zielabsprache mit älteren Suchterkrankten

In gemeinsamer Absprache mit dem Suchterkrankten, den Beteiligten der Suchthilfe und dem Facharzt werden realistische und kurzfristig erreichbare Ziele aufgestellt. Unerreichbare und langfristige Behandlungsziele können zu Frustrationen, Abnahme der Motivation und des Selbstvertrauens sowie letztendlich auch zu Rückfällen führen.

Erste Absprachen zur Zielklärung und Unterstützung der Veränderung des Suchtkonsums sollte frühestens 4 Wochen nach dem Aufnahmegespräch erfolgen, da hierfür der Suchterkrankte aufnahmebereit sein muss und Vertrauen zur Pflegefachkraft gewonnen haben sollte. Weitere Zielabsprachen zur Veränderung und Unterstützung des Suchtkonsums erfolgen im weiteren Verlauf der pflegerischen Betreuung (Prozesserhebung) sowie jederzeit situativ. Situativ bedeutet in diesem Zusammenhang im Falle von problematischem und gefährlichem Suchtkonsum, bei Rückfällen oder Veränderungen des gesundheitlichen Zustands und wenn aus Ihrer Sicht Anlass zur Sorge besteht.

Dokumentieren Sie die gemeinsamen Zielabsprachen in Ihrer Pflegedokumentation. Entsprechend den Vorgaben Ihrer Einrichtung, dem Rhythmus der Evaluation und Überprüfung der Erreichung pflegerischer Ziele (analog des Pflegeprozesses) überprüfen Sie auch hierbei die Zielerreichung der Veränderung des Suchtkonsums als Bezugspflegekraft und im Team. Darüber hinaus sollte die Zielabsprache und -beurteilung regelmäßig auf den Visiten mit dem Haus- und Facharzt und gemeinsam mit dem Bewohner erfolgen oder in interdisziplinären Fallbesprechungen diskutiert werden.

Hierarchie der Behandlungsziele der Suchttherapie

Oberste Maxime der Behandlung Suchterkrankter ist die Schadensminimierung (harm reduction) durch den Konsum. Des Weiteren ist die Wahrung der Autonomie des Betroffenen in seiner Lebensgestaltung und den Vorstellungen/Absichten/Zielen der Veränderung des Suchtkonsums von entscheidender Bedeutung. Nur die Überlebenssicherung bildet bei Unfällen, Suizidgefahren und schweren Grunderkrankungen den Auftrag für die Einleitung professionellen Handelns (Kruse et al. 2000).

In der Hierarchie der Behandlungsziele werden nach der „Grundsicherung des Überlebens" Schritt für Schritt weitere Behandlungsziele verfolgt. Die Stufe der „Sicherung des möglichst guten Überlebens" setzt als Ziel die Verhinderung schwerer körperlicher Folgeschäden des Suchtkonsums in den

Mittelpunkt, ebenso wie die Anbindung an die soziale Umwelt sowie die Verhinderung von Exklusion.

Nach der „Reduzierung von Konsum (Exzessen) und Verlängerung drogenfreier Zeiten" erfolgt das Ziel der „Einsicht in die Grunderkrankung, der Bearbeitung von Rückfällen", mit der Einsicht in die Suchterkrankung und dem Umgang mit Rückfällen. Im nächsten Schritt der Hierarchie der Behandlungsziele steht die „Abstinenz" und die „autonome Lebensgestaltung in Zufriedenheit" (Wolter 2011, S. 182 f.).

☐ Abb. 8.4 gibt einen Überblick über die Hierarchie der Behandlungsziele in Anlehnung an Körkel u. Kruse (1997) als Ausgangspunkt für sämtliche Überlegungen und Behandlungsangebote. Daraus wird ersichtlich, dass Sie ältere Suchterkrankte antreffen können, die sich in unterschiedlichen Phasen befinden. Je nachdem in welcher Phase sich die Personen befinden, kommen unterschiedliche Behandlungsziele infrage. Für jüngere Drogenabhängige wird oftmals eine abstinenzorientierte Therapie angestrebt. Ob dies auch für Ältere gelten kann, kann nicht verbindlich ausgesprochen werden (Vogt 2009b).

8.4.3.3   Grundhaltungen in der Zielklärung und Unterstützung der Konsumreduktion

Grundsätzlich gilt die Stärkung der Motivation zur Abstinenz ebenso wie die Akzeptanz der Situation und die nichtmoralische Bewertung als zentral für die Unterstützung der Veränderung des Konsums (Hilckmann 2011). Gesprächstechniken wie die motivierende Gesprächsführung können den Prozess der Absichts- und Verhaltensänderung des Betroffenen unterstützen und helfen, individuelle Therapieziele und Ziele der zukünftigen Konsum- und Lebensgestaltung zu erkennen.

Die Grundannahmen und -haltungen der Zielklärung und Unterstützung sind:

Grundannahmen und -haltungen der Zielklärung und Unterstützung (nach Thiel et al. 2004)

— Abhängigkeit ist eine chronische Erkrankung – die Sucht bleibt immer Teil des Suchterkrankten.

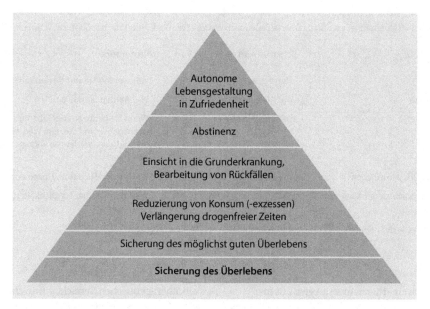

Abb. 8.4 Hierarchie der Behandlungsziele bei Sucht und Missbrauch (nach Körkel u. Kruse 1997)

— Veränderungen des Suchtkonsums sind nur mit dem Einverständnis des Suchterkrankten möglich.
— Wichtig dabei ist, nicht mit Vorwürfen und Moralpredigten zu arbeiten. Kritik sollte dabei nur auf das Verhalten hin ausgesprochen werden, nicht auf den Menschen.
— Es wird eine klare und konsequente Kommunikation geführt. Ankündigungen, Zielabsprachen und Regelwerke werden möglichst konsequent einhalten.

Zielsetzungen

Individuelle Zielsetzungen illegal Drogenabhängiger im Pflegeprozess können sich auf Änderungswünsche des Suchtkonsums beziehen, genauso wie auf die persönlichen Lebensbereiche und die Lebenswelt wie z. B. Partnerschaft, Familie, soziale Beziehungen, Beruf und Alltagsgestaltung. Die Gesamtheit aller Ziele sollte die Reaktivierung der positiven Lebenseinstellung und des Selbstwertgefühls in den Mittelpunkt stellen. Dabei spielt ebenso die Anbindung an die Lebenswelt und an die sozialen Kontakte

eine wichtige Rolle. Außerdem sollte bei der Formulierung von Absichten und Vorhaben das Blickfeld nicht nur auf den illegalen Drogenkonsum gerichtet sein, sondern zukünftig durch begleitende und motivierende Gespräche wieder auf das Wohlergehen der eigenen Person und die Zuwendung zur Lebenswelt ausgerichtet sein (Schmidt et al. 2012).

■ **Zielsetzung Konsumänderung**
— In jeder Lebensphase bergen Konsumänderungswünsche und ein Leben ohne (illegalen) Drogenkonsum die Chance, neue Wege der Lebensgestaltung zu gehen. Dies gilt auch in der Lebenssituation älterer Drogenabhängiger in der stationären Altenpflege. Als Pflegepersonal werden Sie hier gegebenenfalls damit konfrontiert sein, dass Bewohner zunächst keine persönlichen Ziele mehr sehen und die Lebenssituation als „Endstation" bewerten. Hier gilt es, behutsam individuell relevante Ziele zu erarbeiten, z. B. eine verbesserte Lebensqualität, höheres Wohlbefinden durch Konsumfreiheit, eine Stabilisierung der psychischen und sozialen Situation usw.
— Es wird versucht, den Zweck, den ein Suchtmittel für die Person in positiver Weise erfüllt hat (körperlich und/oder psychisch), durch

■ **Tab. 8.3** Kriterien für eindeutig definierte Ziele (nach Walter et al. 1994, zitiert nach Schlippe u. Schweitzer 2007)

Kriterium	Schlüsselwort	Musterfrage
Positiv	„stattdessen"	„Was werden Sie stattdessen tun?"
Prozesshaft	„wie", Verbform	„Wie werden Sie das tun?"
Hier und Jetzt	auf dem Weg sein	„Wenn Sie heute aus der Sitzung herausgehen und auf dem Weg zu ihrem Ziel sind, was werden Sie anders zu sich sprechen?"
So spezifisch wie möglich	„spezifisch"	„Wie werden Sie das im Einzelnen tun?"
Im Kontrollbereich der Klienten	„Sie"	„Verfügen Sie über Möglichkeiten, das Ziel zu erreichen?"
In der Sprache der Klienten	Worte der Klienten verwenden	–

Alternativen/Alternativstrategien auszugleichen. Hierzu ist es sinnvoll, gezielte Fragen zu stellen z. B. (Thiel et al. 2004, S. 298):

- „Welche Effekte haben Sie mit den Drogen versucht zu erreichen?"
- „Welche Absicht haben Sie mit der Einnahme illegaler Drogen verfolgt?"
- „Und womit können Sie diese Effekte ähnlich gut erreichen?"

Kriterien für eindeutig definierte Ziele

Zur Zielklärung und -formulierung können Sie die Kriterien von Walter et al. (1994) nutzen (■ Tab. 8.3). Bei der Zielformulierung geht es besonders um die Beschreibung und Umsetzung eines konkreten Zielzustands, den es zu erreichen gilt. Ziele sollten positiv formuliert sein. Sie sollen dem Suchterkrankten helfen, von einem Problemzustand zu einem Lösungszustand zu kommen und hierbei eine Vision zu entwickeln, die sich anzustreben lohnt. Sätze wie z. B.: „Was wäre für Sie stattdessen da, wenn Ihre Befürchtungen nicht mehr da wären?" helfen möglicherweise auch dem Betroffenen, sich auch in den erwünschten Zielbereich der Veränderung hineinzuversetzen. Dies kann die Motivation unterstützen (Schlippe u. Schweitzer 2007).

Zielerreichungsskala – Goal Attainment Scaling (GAS)

Eine weitere Möglichkeit, mit Klienten Ziele zu erarbeiten, stellt die Goal Attainment Scale (Kiresuk u. Sherman 1968) dar, die ursprünglich im

psychotherapeutischen Bereichen Anwendung fand. Die GAS dient einerseits dazu, Ziele zu erarbeiten und andererseits Veränderungen bei diesen Zielen festzuhalten.

- **Vorgehen bei der Anwendung der Goal Attainment Scale**

1. Bei der Anwendung der GAS werden in Zusammenarbeit mit dem Klienten sowie gegebenenfalls weiteren an der Behandlung Beteiligten zunächst die persönlichen Ziele sowie Änderungswünsche gesammelt und am besten schriftlich festgehalten. Dies kann z. B. die Reduktion des Alkohol- und Tabakkonsums sein, mehr Teilnahme an sozialen Aktivitäten, die Übernahme von mehr Eigenverantwortlichkeit oder Ähnliches.

2. Eine Priorisierung wird erarbeitet: Welches Ziel ist für die Person am wichtigsten, am zweitwichtigsten usw.?

3. Für 3 (ggf. bis maximal 5) der wichtigsten Ziele werden mit dem Klienten Kriterien formuliert, anhand derer erkennbar wäre, ob eine Verbesserung oder aber auch eine Verschlechterung eingetreten ist. Es geht dabei nicht um die Frage, wie der suchtkrankte Bewohner dies erreicht, sondern woran er und andere merken würden, dass sich etwas verändert (z. B. Gedanken, Gefühle, körperliches Befinden, konkret beobachtbares Verhalten in der aktuellen Situation sowie in Situationen der Verschlechterung, aber auch der Verbesserung).

4. Die aktuelle Situation, mögliche Verschlechterungen oder Verbesserungen werden anhand folgender Skala eingeordnet (alternativ können auch z. B. die Stufen 0, +2, +4, –2 verwendet werden):

Stufe	Verschlechterung oder Verbesserung
+2	Deutliche Verbesserung
+1	Verbesserung
0	Aktuelle Situation
–1	Verschlechterung
–2	Deutliche Verschlechterung

5. Bei der Festlegung der Ziele des Klienten sollten Sie die folgenden Kriterien zur Formulierung von Zielen beachten (vgl. ◘ Tab. 8.3): positiv – prozesshaft – im Hier und Jetzt – so spezifisch wie möglich – im Kontrollbereich der Klienten – in der Sprache des Klienten.
6. Des Weiteren können sich die Ziele auf Verhaltensweisen, Symptome oder auch auf die soziale Umwelt des Klienten beziehen, also **psychisch, somatisch, psychosozial** sein.
7. Die Ziele sollten für den Klienten in einem zu besprechenden Zeitraum realistisch erreichbar und von ihm selbst gewollt sein.
8. Bei der Bestimmung der Ziele hat es sich als nützlich erwiesen, möglichst konkrete, gegebenenfalls auch überprüfbare Kriterien anzugeben (z. B. Häufigkeit der Teilnahme an sozialen Aktivitäten, Stimmungsverbesserung auf einer Skala von 0–100%). Wenn die Ziele und Zwischenziele zu „schwammig" beschrieben sind, fällt später die Beurteilung der Zielerreichung schwerer (Kiresuk u. Sherman 1968).

- **Zielsetzung Zuwendung zum Selbst und zur Lebenswelt**

Neben der Zielklärung der Änderungsbereitschaft bei Konsum können auch potenzielle körperliche, mentale oder soziale Probleme des Suchterkrankten Gegenstand von Zielsetzungen der Veränderung sein. Zentrale Fragen beziehen sich darauf, aktuelle und potenzielle Probleme aus einer gemeinsamen Perspektive zu identifizieren. Um die einzelnen Aspekte im Rahmen einer pflegerischen Dokumentation zu verwenden, Veränderungen und Zielsetzungen zu formulieren und nachfolgend zu überprüfen,

sollte die Absicht der Veränderung und die konkrete Zielsetzung benannt werden. Dazu können diese Bereiche in den Fern-Nah-Zielen der Pflegeplanung aufgenommen werden. In ◘ Tab. 8.4 werden die potenziellen Probleme der Suchterkrankten nach Körkel u. Schindler (1999) zusammengetragen und den Bedürfnisfeldern des ABEDL-Strukturmodells von Krohwinkel (2008) zugewiesen.

8.4.3.4 Umgang mit unbezwingbarem Verlangen (Craving) und Rückfall

Der Rückfall eines Suchterkrankten sollte als Möglichkeit und neue Chance der Veränderung des Konsums gesehen werden und nicht als Versagen. Auslöser und Vorboten für einen Rückfall sind das Phänomen des Cravings, der Dynamik des starken, unwiderstehlichen und unbezwingbaren Verlangens nach dem Suchtmittel und der völligen Fokussierung auf den Konsum (Kutschke 2012).

Rückfälle bei (ehemaligen) Drogenkonsumierenden können in Form des Beikonsums von illegalen Drogen neben der Substitutionstherapie geschehen oder bei bisheriger Abstinenz. Entsprechende Verhaltensauffälligkeiten sollten in der täglichen Pflegepraxis ernst genommen und zeitnah dem verantwortlichen Facharzt und den Beteiligten der Suchthilfe mitgeteilt werden.

Rückfälle gehören zur Suchterkrankung. Sie sollten nicht dramatisiert, ebenso nicht bagatellisiert werden (Körkel 2005). Nach Körkel (2005, S. 317) gilt: „Gelassenheit und der Vorsatz, kleine Brötchen zu backen", sind in der Sucht- und Rückfallarbeit sowohl der eigenen Psychohygiene wie auch der Genesung der Klienten förderlich.

Maßnahmen zur Rückfallprophylaxe

- Ermöglichen Sie Ihrem Bewohner zur primären Rückfallprophylaxe den Zugang zu Beratung und/oder Psychotherapie oder die Teilnahme an Selbsthilfegruppen und speziellen Rückfallpräventionsgruppen. Letzteres dient gleichzeitig als korrigierende Rückfallbehandlung (sekundäre Rückfallprophylaxe) (Körkel 1996).
- Wichtig dabei ist, den Drogenabhängigen nicht mit der Aussage/Annahme unter Druck zu setzen, dass ein Rückfall der totale Abstieg in seiner Suchtkarriere ist (Körkel 1996).

◘ Tab. 8.4 Verknüpfung des ABEDL-Strukturmodells von Krohwinkel mit dem Ansatzpunkt der biosozialen Problem- und Zielorientierung nach Körkel u. Schindler (1999)

ABEDL-Strukturmodell nach Krohwinkel (2008)	Potenzielle Problembereiche nach Körkel u. Schindler (1999)
Kommunizieren können	Psychischer Zustand
Sich bewegen können	Körperlicher Zustand
Vitale Funktionen des Lebens aufrechterhalten können	Körperlicher Zustand
Sich pflegen können	Körperlicher Zustand
Essen und trinken können	Alkoholkonsum
Ausscheiden können	Körperlicher Zustand
Sich kleiden können	Körperlicher Zustand
Ruhen, schlafen, entspannen können	Köperlicher und psychischer Zustand
Sich beschäftigen, lernen, sich entwickeln zu können	Psychischer Zustand, Ausbildungs- und Arbeitssituation, Freizeitgestaltung
Die eigene Sexualität leben können	Partnerschaft
Für eine sichere/fördernde Umgebung sorgen können	Wohnsituation
Soziale Kontakte, Beziehungen und Bereiche sichern und gestalten können	Familie, Freundeskreis
Mit existenziellen Erfahrungen des Lebens umgehen können	Illegaler Drogenkonsum, Rechtliche Situation Finanzielle Situation (im Sinne von existenziell bedrohlichen Erlebnissen und Erfahrungen z. B. Obdachlosigkeit und Armut, Haftstrafe, Gewalterfahrungen)

— Ermöglichen und fördern Sie den Zugang zu sozialen Kontakten und sozialer Bindung, denn soziale Stabilität dient der Rückfallprophylaxe (Körkel 1996).

— Geben Sie als Pflegekraft dem Betroffenen Halt, denn Haltlosigkeit ist ein treibender Faktor des Rückfalls. Fördern und organisieren Sie Kontakt zu Personen aus dem Umfeld, die Struktur und Halt geben können.

— Versuchen Sie unausgewogenen Lebensstilen einen strukturierten Tagesablauf entgegenzustellen, mit Dingen und Aktivitäten, die dem Suchterkrankten Kraft spenden, gut tun und ihn von Langeweile ablenken (Körkel 2005).

— Prophylaxe kann die Ablenkung vom Suchtdruck und Beschäftigungen am Tag sein. Setzen Sie nach Möglichkeit zeitnah verschiedene interdisziplinäre sozio- und psychotherapeutische Maßnahmen/Angebote ein (Kutschke 2012).

Maßnahmen der Rückfallbewältigung

— In erster Linie ist zu prüfen, ob andere Bewohner oder Mitarbeiter gefährdet sind und ob der Suchterkrankte in eine stationäre Entgiftung überführt werden muss.

— Enttabuisieren Sie Rückfälle und ermöglichen Sie eine realistische Sicht auf die Anfälligkeit von Rückfällen bei Suchtmittelkonsum. Hilfreich ist es, den Suchterkrankten dabei zu stärken, Rückfälle in Zukunft meistern zu können (Körkel 2005).

— Der Rückfall wird als Situation ernst genommen, um weiter an der Abhängigkeit und Konsumreduktion zu arbeiten.

— Versuchen Sie die zugrunde liegenden Auslöser des Rückfalls zu identifizieren. Dabei sind innere von äußeren Einflussfaktoren zu unterscheiden. Als Beispiel sind hier ein unausgewogener Lebensstil, geringe Zuversicht auf die eigene Abstinenz, Hochrisikosituationen wie Konflikte und Panik oder die nicht ausreichenden Kompetenz, beim Konsumangebot „nein" zu sagen, zu nennen (Thiel et al. 2004, Körkel u. Kruse 2005, Körkel 2005). In der Rückfallsituation ist es sinnvoll, dem Suchterkrankten den Kontakt mit einer Person seines Vertrauens zu ermöglichen. Dies kann unter anderem der Suchtberater, der Hausarzt oder der Kontakt zu Selbsthilfegruppen sein. Schließen Sie einen „Rückfallvertrag" mit dem Betroffenem ab, in dem benannt wird, wie und welche Personen bei einem Rückfall unterstützend tätig sein können (Körkel 1996).

- Greifen Sie die motivierende Gesprächsführung (auch als Kurzintervention) auf, um in wertschätzender Weise den beobachteten Konsum anzusprechen und dem Betroffenen erneut in den Prozess der Eigenmotivation zur Verhaltensänderung hineinzuführen.
- Prüfen Sie, wie Sie kurzfristig mit minimalen pädagogisch-therapeutischen und personellen Ressourcen den Rückfall auffangen können.
- Pädagogische Reaktionen auf einen Rückfall können unter anderem eine vorübergehende Ausgangssperre sein (Körkel u. Kruse 2005). Nehmen Sie Kontakt mit dem verantwortlichen Facharzt oder der Fachambulanz auf, wenn es einen schweren Rückfall gibt und der Konsum illegaler Drogen während einer Substitutionsbehandlung erfolgt ist. Diese entscheiden dann über Ausstieg oder Weiterführung der Substitutionstherapie.

> „Je klarer die Gründe für den Rückfall sind, desto größer die Chancen, einen erneuten Rückfall zu vermeiden" (Kutschke 2013, S. 24).

Psychotherapeutische Interventionen / aufsuchende Psychotherapie zur Rückfallprophylaxe

Neben der alters- und suchtspezifischen Behandlungsstrategie der Konsumreduktion sollte aufsuchende Psychotherapie in der Altenpflegeeinrichtung ermöglicht werden. Psychotherapeutische Behandlungen dienen der Rückfallprophylaxe. Es werden unter anderem verhaltenstherapeutische Vermeidungsstrategien, Methoden zur Bewältigung von Stress, Verhaltensstrategien bei Problemen und

Krisen im Alltag vermittelt. Bei Substitutionspatienten hat der Einsatz verhaltenstherapeutischer Therapien zu einer Risikoverminderung und Verbesserung ihrer Situation geführt. Unterstützt werden kann dies auch durch das Prinzip der systematischen und kontrollierten Belohnung.

Neben den Einzelgesprächen sollte der Zugang zu sucht- und altersspezifischen Gruppentherapien ermöglicht werden. In Gruppentherapien steht die gegenseitige Unterstützung der Betroffenen im Mittelpunkt. Gerade bei älteren illegal Drogenkonsumierenden dienen Gruppentherapien und -gespräche auch dem Entgegenwirken der sozialen Isolation (Dürsteler-Mac-Farland et al. 2011).

8.4.3.5 Stadien der Veränderungsbereitschaft – die Binnenperspektive des Betroffenen auf den Suchtkonsum

Der Rückfall während einer Therapie kann von Faktoren beeinflusst werden, die inner- und außerhalb der Person liegen können. Ein Grund des Rückfalls kann die Phase der Suchterkrankung sein, das Verhalten der noch nicht gestärkten Absichtsentwicklung zur Veränderung des Suchtkonsums und/oder das Hin-und-Hergerissen-Sein (Ambivalenz), den Schritt der Konsumreduktion oder der Abstinenz zu gehen und zu halten (Schmidt et al. 2012).

Veränderungsmotivation bezogen auf den Suchtkonsum erfolgt gemäß Prochaska et al. (1992) bei den Betroffenen schrittweise in 5 Stufen. Im transtheoretischen Modell (TTM) der Verhaltensänderung werden die Stadien oder Stufen der Veränderung (stages of change) beschrieben und das in der jeweiligen Phase/Stufe beobachtete Verhalten ergänzt. Ziel ist, den Suchtkranken auf dem Weg von einem Stadium zum nächsten zu begleiten und zu unterstützen.

Sollen Ihre Gespräche, Informationen, Motivation und Begleitung hilfreich und unterstützend sein, ist es notwendig, sich vorab zu vergegenwärtigen, in welcher Phase der Veränderung sich der Suchterkrankte befindet. Ansonsten werden Ihre Bestrebungen und Interventionen nicht auf die Offenheit und Bereitschaft zur Mitarbeit Ihres Gegenübers treffen. Aus den Phasen der Veränderungsbereitschaft lassen sich wesentliche Schlussfolgerungen für Interventionen ableiten (Prochaska et al. 1992, Kutschke 2013, Wolter 2011).

Gemäß dem Veränderungsmodell von Prochaska et al. (1992) (Stufen der Veränderung / „stages of change"; ◘ Abb. 8.5) gibt es verschiedene Stadien der vorläufigen oder endgültigen Veränderung des Suchtverhaltens. Diese werden nachfolgend vorgestellt sowie Möglichkeiten der Unterstützung aufgezeigt.

Stadien der vorläufigen oder endgültigen Veränderung des Suchtverhaltens und Möglichkeiten der Unterstützung (Wolter 2011, DHS 2012, Thiel et al. 2011)

- **Absichtslosigkeit:**
  Fehlende Wahrnehmung und fehlendes Bewusstsein eines Suchtproblems. Geringe oder gar keine Absicht, etwas zu ändern. Die Änderung wird nur durch äußere Aufforderungen angestoßen. *Hilfreiche Unterstützung:* Geben Sie Informationen über die Risiken des Suchtmittelkonsums.
- **Absichtsentwicklung:**
  Nachdenklichkeit – es bestehen erste Zweifel, ob der Suchtkonsum so weitergeführt werden kann. Verhaltensänderung und Absicht werden als Gedanken formuliert. Die Person hat sich dazu noch nicht entschieden, ist hin- und hergerissen. *Hilfreiche Unterstützung:* Geben Sie Informationen, die den Veränderungswunsch stärken und die Person aus ihrer Ambivalenz führen. Verweisen Sie auf Personen, die eine Verhaltensänderung dauerhaft geschafft haben. Geben Sie Informationen zu realistischen und machbaren Verhaltensänderungen.
- **Vorbereitung:**
  Entschlossenheit zur Verhaltensänderung und Aufstellen konkreter Ziele/Pläne. Umsetzung und Handeln stehen kurz bevor. *Hilfreiche Unterstützung:* Geben Sie Informationen über Hilfs- und Unterstützungsangebote der Suchthilfe und helfen Sie bei der Auswahl des Hilfsangebots.
- **Handlung:**
  Aktive Verhaltensänderung des Suchtkonsums und erste positive Erfahrungen. *Hilfreiche Unterstützung:* Unterstützen Sie durch Lob und Anerkennung und leisten Sie Hilfe bei Craving und Rückfallgefahr.
- **Aufrechthaltung:**
  Veränderungen des Suchtkonsums werden erfolgreich umgesetzt. Erste positive Erfahrungen. Der Betroffene bemüht sich, die Verhaltensänderung beizubehalten.
- *Hilfreiche Unterstützung:* Helfen Sie beim Ziel der Aufrechterhaltung und Stabilisierung des neuen Verhaltens und bei der Prävention von Rückfällen.
- **Rückfall:**
  Rückfall in den Suchtmittelkonsum und in alte Verhaltensmuster. *Hilfreiche Unterstützung:* Arbeiten Sie die Gründe des Rückfalls auf. Treten Sie mit den Erkenntnissen neu in den Prozess der Veränderung ein und entwickeln Sie Alternativen. Zudem ist in dieser Situation die weitere Organisation intensiver Hilfsangebote der Suchthilfe sinnvoll.

Das Modell der Verhaltensänderung kann helfen, entsprechend der Bereitschaft des Suchterkrankten angemessene Maßnahmen auszuwählen, die den Grad der Veränderungsbereitschaft treffen. Es weist dabei auf die Binnenperspektive und die Innensicht auf den Konsum des Betroffenen hin. Die Übergänge von einer Stufe zur nächsten sind fließend (Kremer u. Schulz 2012).

Pflegeinterventionen
Folgende Verhaltensmaßnahmen und Interventionen sollten Sie und Ihr pflegerisches Team verbindlich einhalten:
- Formulieren Sie Zielsetzungen der Veränderung des Suchtkonsums und/ oder der Lebensführung nach dem **SMART**-Prinzip (Schmidt et al. 2012):

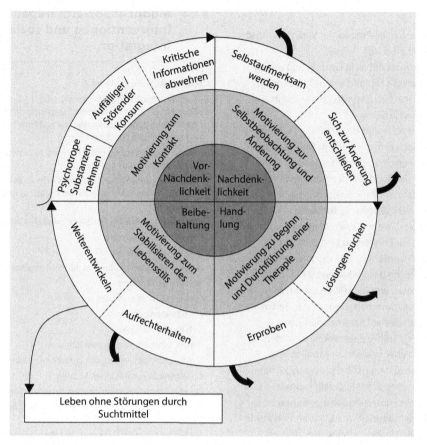

◘ Abb. 8.5 Stadien der Veränderung gemäß dem Modell von Prochaska et al. (1992) (nach Vosshagen 2013, S. 20)

– Spezifisch
– Messbar
– Ausführbar
– Realistisch
– Terminierbar
▬ Führen Sie als Bezugspflegekraft Gespräche zur Zielklärung der Veränderung des Konsums nach Möglichkeit in den ersten 4 Wochen nach Aufnahme des suchterkrankten Bewohners durch. Führen Sie im weiteren Verlauf der Betreuung Zielklärungsgespräche, wenn das Konsumverhalten des Bewohners problematisch und gefährlich erscheint und Ihnen Anlass zur Sorge gibt. Beurteilen Sie die Zielerreichung analog des Pflegeprozesses und des Rhythmus der Evaluation

Ihrer Einrichtung. Nutzen Sie ebenfalls Fallbesprechungen im Team und/interdisziplinäre Besprechungen und/oder Visiten.
▬ Formulieren Sie die Indikatoren und Merkmale, an denen Sie den Erfolg der Zielerreichung (z. B. die Veränderung des Suchtmittelkonsums oder die Stabilität in der Abstinenz) beobachten und bewerten können. Formulieren Sie die Ziele gemeinsam mit dem Betroffenen.
▬ Setzen Sie zur Zielüberprüfung z. B. die Zielerreichungsskala GAS (Goal Attainment Scale, ▶ weiter oben) ein, um Veränderungen des Suchtmittelkonsums feststellen zu können.
▬ Führen Sie situativ motivierende Gespräche zur Förderung von Selbstwirksamkeit und

Zuversicht im Prozess der Veränderungsbereitschaft durch.

Wichtig ist dabei, in Gesprächen immer wieder die Fähigkeiten und Stärken, die persönlichen und sozialen Ressourcen herauszustellen.

Fördern Sie dies durch offene Fragen. Hilfreich kann sein, die Aufmerksamkeit weg von den Schwächen und Ängsten zu lenken und statt fremdmotivierter angemessene eigenmotivierte Ziele der Verhaltensänderung zu finden.

Nutzen Sie eine Zuversichtsskala von 0–10 zur Erkennung und Darstellung der Zuversichtlichkeit der zukünftigen Änderung des Verhaltens.

- Vorboten von Rückfällen sollten sehr ernst genommen werden (z. B. Beikonsum substituierter Drogenabhängiger).

Denn je früher diese erkannt werden, desto eher besteht die Möglichkeit, gegenzusteuern und präventiv zu handeln. Maßnahmen der Rückfallprophylaxe sind z. B. die Förderung sozialer Kontakte, tagesstrukturierende Maßnahmen sowie Beschäftigung. Unterstützend ist es, wenn dem Suchterkrankten in diesen Momenten Halt gegeben wird und er das Gefühl der Anbindung erlebt. Ermöglichen Sie Kontakt zur Suchtberatung oder zu Selbsthilfegruppen.

- Gehen Sie mit Rückfällen souverän um. Üben Sie keinen Druck aus. Versuchen Sie gemeinsam Auslöser des Rückfalls zu identifizieren, zu minimieren und/oder zu korrigieren. Bewerten Sie, ob es ein „Ausrutscher" war oder ein schwerer Rückfall. Nehmen Sie Kontakt zu den verantwortlichen Stellen des Substitutionsprogramms auf. Ermöglichen Sie weiterhin Zugang zu Beratungsstellen des Suchthilfesystems und zu Personen des Vertrauens. Setzen Sie ebenfalls die Methode „Rückfallvertrag" ein, sodass in einer nächsten Rückfallepisode sofort für alle Beteiligte deutlich wird, welche Personen in welchem Ausmaß situativ im Rückfall helfen und beistehen können.

8.4.4   Modul 4: Sozialtherapeutische Interventionen und soziale Integration

Zentrale Aspekte in Modul 4:

- Training sozialer und lebenspraktischer Fertigkeiten und Fähigkeiten, Milieugestaltung, Förderung der Tagesstruktur. Regelmäßige Einzelgespräche und Hilfe bei persönlichen Belangen zur Stabilisierung
- Förderung, Anregung und Anleitung zu einer positiven Freizeitgestaltung
- Förderung der sozialen Integration, der Reaktivierung sozialer Netzwerke und/oder des Knüpfens neuer sozialer Kontakte

Zuordnung im ABEDL-Strukturmodell (Krohwinkel 2008)

Kommunizieren können

Sich bewegen können

Vitale Funktionen des Lebens aufrechterhalten können

Sich pflegen können

Essen und Trinken können

Ausscheiden können

Sich kleiden können

Ruhen, schlafen, entspannen können

Sich beschäftigen, lernen, sich entwickeln zu können

Die eigene Sexualität leben können

Für eine sichere/fördernde Umgebung sorgen können

Soziale Kontakte, Beziehungen und Bereiche sichern und gestalten können

Mit existenziellen Erfahrungen des Lebens umgehen können

8.4.4.1   Strategien und Pflegeinterventionen zum Bereich „sozialtherapeutische Interventionen und soziale Integration"

Die Lebenssituation und soziale Einbindung älterer Drogenabhängiger lässt sich exemplarisch an einer Studie von Vogt et al. (2010b) verdeutlichen: Von 50 interviewten illegal Drogenkonsumierenden im Alter zwischen 45 und 61 Jahren hatten 30 Befragte keinen Kontakt mehr zu Verwandten. Diese erfahrenen Verluste gilt es in der pflegerischen Betreuung im Altenpflegeheim auszugleichen und, wenn möglich, zu verbessern.

Wichtige Beziehungen und Kontakte zu sozialen Netzwerken sollten behutsam wiederhergestellt oder neue Kontakte in der stationären Altenpflege aufgebaut werden. Dabei sollte berücksichtigt werden, dass die Interaktions- und Kommunikationsbedürfnisse von älteren Drogenabhängigen sehr unterschiedlich sein können. Es gibt Bewohner, die sich bewusst zurückziehen. Andere wünschen sich Kontakt, sind verhaltensunsicher und wissen nicht, wie sie ihn zustande bringen können.

Wichtig dabei ist, entsprechend der Bedürfnisse einen Rahmen zu schaffen, innerhalb dessen der Bewohner für sich selbst das Maß an Integration und Geselligkeit bestimmt. Unter Berücksichtigung der persönlichen Interessen des Bewohners sollten durch Ihre Unterstützung Anregungen geschaffen werden für das Aufbauen und die Förderung positiver Beziehungen und von Sozialkontakten.

Ebenso sollte der Suchterkrankte mit Alltagsaufgaben und Freizeitaktivitäten seinen Alltag gestalten, soweit diese nicht mehr oder unzureichend vorhanden sind. Hierzu gehört auch, einen Sinn darin zu erleben, einen Tag zu strukturieren. Entsprechende Maßnahmen und die Anleitung zu einer positiven Freizeitgestaltung können dabei helfen.

Auch bei der Planung sozialtherapeutischer Angebote sind die persönlichen Wünsche und die Ressourcen des Betroffenen zu beachten, damit keine Unter- oder Überforderung entsteht. Ganz besonders sind zielgruppenspezifische Angebote zu berücksichtigen. Denn selbst wenn ein Drogenabhängiger durch die Suchterkrankung körperlich gezeichnet und vorgealtert ist, ist er dennoch häufig „jung" in seinem Selbsterleben und seinen Wünschen zur Gestaltung der Lebens- und Alltagssituation.

> **Der Rollenwechsel vom „Senior" in der Drogenszene zum „Junior" im Altenpflegeheim ist für den Betroffenen selbst und das therapeutische Team eine große Herausforderung (Dürsteler-Mac-Farland 2010).**

8.4.4.2 Sozialverhalten und Milieugestaltung im Altenpflegeheim

Ältere Drogenabhängige benötigen teilweise Hilfe zum Auf- und Ausbau sozialer Kontakte (Vogt 2009b). Das Aufeinandertreffen auf nichtsuchtkranke Ältere, das Zusammenleben im Wohnbereich und der Umgang miteinander verlaufen mitunter nicht reibungslos.

Das bisherige Leben illegal Drogenkonsumierender, ihre Lebenserfahrung und ihr (häufig nachtaktiver) Lebensrhythmus unterscheiden sich möglicherweise von den „normalen" Bewohnern des Altenpflegeheims, inklusive ihren Bedürfnissen und Wünschen. Häufig treffen Suchterkrankte auch auf gesellschaftliche Vorurteile, die verbunden werden mit Ansteckungsängsten und der Zuschreibung einer erhöhten Kriminalität.

Daher ist es für alle Beteiligten eine Herausforderung, ältere Suchterkrankte über Milieugrenzen hinaus in Wohnbereiche zu integrieren und für ein Miteinander aller Bewohner zu motivieren.

Die Milieugestaltung in der stationären Altenpflege sollte baulich, wohnlich und gesellschaftlich bestmöglich dazu beitragen, dass der Bewohner sich während seines Aufenthalts in den Privat- und Gemeinschaftszimmern wohlfühlt. Ziel ist, dass der Suchterkrankte nach und nach in der Lage ist, Sozialkontakte aufzubauen, zu halten und wieder Problembewältigung in Sozialkontakten zu erleben.

Das Zusammenleben im Wohnbereich erfordert das Einhalten von Regeln und Absprachen. Das Sich-Einfügen in Tagesabläufe und Regeln kann ältere Drogenabhängige vor eine besonders große Herausforderung stellen, insbesondere wenn sie lange Zeit sozial isoliert oder in Haft gelebt haben, gegebenenfalls obdachlos waren und wenn ihr Leben von der Drogenszene und damit einhergehenden Verhaltensstilen bestimmt war. Daher kann es sein, dass die Integration in das soziale Leben im Altenpflegeheim nur stufen- oder teilweise gelingen kann und zudem mit Konflikten behaftet sein wird.

Eine besondere Herausforderung in Hinblick auf die Milieugestaltung für ältere Drogenabhängige im Rahmen der stationären Altenpflege ist es, eine Balance zu finden zwischen aktivierenden Bedingungen auf der einen und individuellen Rückzugswünschen auf der anderen Seite. Wichtig ist es, bei der Gesamtheit der unterschiedlichen Maßnahmen, Regeln oder Gegebenheiten behutsam vorzugehen und den Menschen als Individuum mit seinen Eigenschaften, Gewohnheiten, Eigenheiten und Fähigkeiten ernst zu nehmen. Dazu gehört auch, die individuelle Biografie zu berücksichtigen.

Möglicherweise sind einige „klassische" Pflegeheimangebote für ältere Drogenabhängige ungeeignet. Als Beispiel seien hier Jahreszeiten- und Familienfeste (z. B. Weihnachten) genannt, die in vielen Altenpflegeeinrichtungen fester Bestandteil des Einrichtungskonzepts sind und die Aufgabe haben, das „Vergangene" mit dem „Jetzt" zu verbinden. Mitunter können sie für ältere Drogenabhängige unpassend sein, weil sie sie an den Verlust von Familienangehörigen oder sozialen Kontakten erinnern. Außerdem kann sich z. B. auch der Musikgeschmack „klassischer" Senioren (z. B. Schlager, klassische Musik) aufgrund des unterschiedlichen Lebensalters deutlich von dem älterer Drogenabhängiger unterscheiden.

> **Praxistipp**
>
> Eine Möglichkeit, wie Bewohner und Verantwortliche des Wohnbereichs miteinander in den Dialog treten, bieten sog. „Blitzlichtrunden" in festzulegenden Abständen. Darin können alle Bewohner ihre „Manöverkritik" in Bezug auf das Zusammenleben und die täglichen Aktivitäten äußern. Dadurch kann ein schnelles Feedback zur Stimmung und aktuellen Lage eingeholt und es können Anhaltspunkte für Verbesserungen gewonnen werden.

8.4.4.3   Lebenspraktische Fähigkeiten und Trainings, Tagesstruktur

Die Übernahme lebenspraktischer Aufgaben und Dienste in der stationären Einrichtung dient dem Erlernen und Erleben eines geregelten Tagesablaufs sowie der Sozialisierung Suchterkrankter. Zu der Beschäftigung auf der Station können unter anderem gemeinschaftsbezogene alltagsnahe und niederschwellige Aufgaben im Wohnbereich gehören. Dazu gehören z. B. das Ein- und Abdecken des Tischs, das Einräumen der Spülmaschine, Besorgungen oder weitere Hilfeleistungen für andere Bewohner, die Wäscheversorgung, die Raumgestaltung oder die Organisation gemeinsamer Aktivitäten und Feste im Wohnbereich. Hierbei ist eine gegebenenfalls notwendige Unterstützung durch das Pflegepersonal zu geben.

In lebenspraktischen Trainings erlernen oder reaktivieren Suchterkrankte Alltagskompetenzen, die sie wieder auf den Weg der Selbstständigkeit führen sollen (Bergen 2010, Thiel et al. 2004). Der Erhalt einer Tagesstruktur und sinnstiftender Beschäftigungen dient als stabilisierender Faktor, der Motivation, am Morgen aufzustehen und in den Tag zu kommen.

Körperliches Wohlergehen und Wohlbefinden wiederherstellen und verbessern

Aufgrund der Abhängigkeit von illegalen Drogen und der Folgeschäden sind Suchterkrankte häufig in einem körperlich reduzierten Allgemeinzustand; sie leiden dann unter Mangelernährung und sollten regelmäßig Mahlzeiten, gesunde und vitaminreiche Zwischenmahlzeiten oder hochkalorische Zusatznahrung erhalten. Die Sorge um ein regelmäßiges und ausgewogenes Essen sollte wieder in das Bewusstsein des Suchterkrankten treten. Es gibt auch Betroffene, die eine vernachlässigte oder verwahrloste Wohnungs-, Körper- und Bekleidungshygiene aufweisen.

Die tägliche Körper- und Bekleidungshygiene sowie das wöchentliche Wannenbad gehören in einigen Einrichtungen zum festen Regelwerk des Zusammenlebens – aus diesen Regeln können gegebenenfalls Konfliktpotenziale mit manchen älteren Drogenabhängigen entstehen, wenn aufgrund der vorangegangenen Lebenssituation dieser Rhythmus als zu eng bewertet und als Eingriff in die persönliche Freiheit erlebt wird.

Mit einer nachhaltigen und sensiblen unterstützenden Pflege sind die Betroffenen zu einer regelmäßigen und nachhaltigen Körper-, Bekleidungs- und Wohnraumhygiene in der stationären Altenpflege zu bewegen. Lehnt der pflegebedürftige Suchterkrankte Maßnahmen ab, geht es nicht darum, dies gegen seinen Willen einzufordern. Besprechen Sie im Team, wieso diese Maßnahme verweigert wurde, und suchen Sie nach kreativen Lösungen und/oder einer Person, die einen guten Zugang und Einfluss auf den Betroffenen hat (Bergen 2010).

Angebote sozialtherapeutischer Beschäftigung

Sozialtherapeutische Angebote werden primär von Mitarbeitern der sozialen Arbeit initiiert und betreut.

- Bieten Sie im Bedarfsfall sozialtherapeutische Einzel- und Gruppenangebote gezielt in den frühen und späten Abendstunden an und stellen Sie Gemeinschaftsräume für nachtaktive Bewohner zur Verfügung.

- Bieten Sie nach Möglichkeit sozialtherapeutische Einzel- und Gruppenangebote an, die hinsichtlich ihres Inhalts, ihrer Häufigkeit und ihrer Verbindlichkeit der Teilnahme als „individuelles Angebotspaket" (Westermann u. Witzerstorfer 2011, S. 215) vereinbart werden und altersspezifisch sein sollten. Häufig ist auch eine Mischung aus Einzel- und Gruppenangeboten sinnvoll.
- Hinsichtlich Ergo- und/oder Arbeitstherapie können die Vermittlung z. B. von Aufgaben der Hauswirtschaft, der Gartenarbeit, der Mitarbeit in einer Holz-, Metall-, Fahrradwerkstatt oder Druckerei altersentsprechende Angebote sein.
- Auch das gezielte Training kognitiver Fähigkeiten kann ein sinnvolles Angebot sein. Dabei müssen nicht spezifische Trainingsprogramme eingesetzt werden. Bereits durch das Erzählenlassen von kurzzeitig Vergangenem, dem Erzählen der Ereignisse des Tages und/oder den Nachrichtenthemen werden diese Fähigkeiten unterstützt. Gesellschaftsspiele können zum kognitiven Training beitragen. Bekannte Spiele zur Steigerung der Merkfähigkeit sind z. B. Memory, Halma, Mühle, Domino, Rommé, Stadt-Land-Fluss, „Schiffe-Versenken", Risiko und Schach usw. (Holnburger 1998, S. 186 ff.).
- Eine weitere Möglichkeit besteht in erlebnis- und naturnahen Aktivitäten. Der Einsatz von Besuchs-/Stationshunden („Helfer auf vier Pfoten") kann zur Förderung des Interesses und der Aktivität des Suchterkrankten, der Übernahme von Spaziergängen und dem sozialen Inkontakttreten mit anderen beitragen (Garlipp et al. 2009), wenngleich eine Wirksamkeit bisher empirisch zu wenig abgesichert ist.
- Führen Sie regelmäßig Einzelgespräche über sozialtherapeutische Angebote und die Freizeitgestaltung und unterstützen Sie den Sucherkrankten in seinen Belangen und Wünschen zur Tagesgestaltung und Abwechslung.

Hobbies und Freizeitaktivitäten – für Ablenkung sorgen

Es gibt heterogene Wünsche im Zusammensein und bei angeleiteten Freizeitaktivitäten. Manche illegal Drogenkonsumierenden wünschen sich, Kontakte zu knüpfen und beschäftigt zu sein. Andere stehen dem ablehnend gegenüber, sind anderen Menschen gegenüber misstrauisch, ziehen sich zurück und wollen ihre Ruhe haben (Vogt et al. 2010c).

Es gilt, Hobbies und Freizeitaktivitäten zu reaktivieren, wie z. B. Werken und Handarbeit. Aus der Biografiearbeit können Sie wichtige Informationen entnehmen, welche Faktoren förderlich und welche hinderlich für diese Pläne sein können. Nutzen Sie bei mobilen Personen auch regionale Freizeitangebote sowie Angebote von Sportvereinen.

Durch gemeinsame Aktivitäten der Freizeitgestaltung kann ein Netz sozialer Kontakte neu geschaffen werden. Dabei stellen mitunter einfache Angebote sowohl eine Freizeitaktivität als auch eine soziale Kontaktaufnahme dar, wie z. B. Treffen am Tischkicker oder die Verabredung zum Tischtennis.

8.4.5 Modul 5: Interdisziplinäre Kooperation und Vernetzung der Hilfesysteme

Zentrale Aspekte in Modul 5:

– Interdisziplinäre, interprofessionelle Zusammenarbeit mitgestalten, regionale Anlauf- und Kontaktstellen der Suchthilfe kennenlernen
– Interdisziplinäre Fallbesprechungen einmal im Monat durchführen
– Interdisziplinäre Fallbesprechung bei eskalierenden Krisensituationen akut einberufen
– Organisation niederschwelliger Beratungen der Suchthilfe als Komm- und Bringangebote für suchterkrankte ältere Bewohner

8.4.5.1 Strategien und Pflegeinterventionen zum Bereich „Interdisziplinäre Kooperation und Vernetzung der Hilfesysteme"

Interdisziplinarität bedeutet die Zusammenarbeit unterschiedlicher Berufsgruppen in der Betreuung und Versorgung. Die Zusammenarbeit verschiedener Berufsgruppen in interdisziplinären Teams ermöglicht eine umfassende Diskussion der unterschiedlichen Sichtweisen und Einschätzungen auf mögliche Problembereiche.

Ein Kennzeichen von Interdisziplinarität ist, über die Zusammenarbeit hinausgehend gemeinsame

▣ **Tab. 8.5** Zusammenfassende Ergebnisse einer qualitativen Interviewstudie im SANOPSA-Projekt

Zentrale Konzepte	Organisation Suchthilfe	Organisation Altenpflege
Beziehungsgestaltung	Therapeutische Beziehung zur Zielabklärung	Beziehung zur „Inklusion" und zum Wohlbefinden
Hierarchisierung von Zielen	Früher nur Abstinenzgebot, heute auch „Harm Reduktion", zukünftig altersspezifische Lebensweltziele	Wohlbefinden, Autonomieerhalt
Selbstverständnis der professionellen Mitarbeiter	Verständnis des Therapeuten Grenzsetzung/Beratung	Ambulante Pflege: „Gast" (nicht handlungsbefugt); Altenheim: „Hausordnung"/Mitbewohner, Kompensation
Konzeptualisierungsgrad	Relativ hoch/theoriegeführt, evidenzbasiert	Situativ individualisiert, formalisiert (geringe Konzeptualisierung)
Wünsche an den jeweils anderen	Fester Ansprechpartner (key person); Erwartung, dass angefragt wird, möchten ihre Suchtkompetenz vermitteln; Abstimmung der Hausordnung auf Expertise und Empfehlungen	Abschaffung der Abstinenz; Suchthilfe bei Fallbesprechungen (als Routine); Ad-hoc-Beratung bei Eskalation; Suchthilfe als „Bringangebot"

Verantwortung zu übernehmen und in einem Arbeitsbündnis festzulegen. Konkrete Vorgehensweisen werden kollegial diskutiert und im Spannungsfeld von Autonomie und Fürsorge reflektiert. Gemeinsam beschlossene Maßnahmen werden in den Pflege- und Behandlungsplänen übernommen.

8.4.5.2 Regionale Versorgungs- und Suchthilfesysteme für ältere Drogenkonsumierende

Die Versorgung Suchterkrankter ist geknüpft an eine enge Kooperation mit Haus- und Fachärzten, der Suchthilfe, des sozialen Dienstes, gesetzlicher Betreuer und der Kooperation mit Selbsthilfegruppen – innerhalb und außerhalb der Altenpflegeeinrichtung.

Ziele des interdisziplinären Arbeitsbündnisses

— Entwicklung eines gegenseitigen Verständnisses für die Arbeit und Behandlungskonzepte der Altenpflege und Suchthilfe
— Akzeptierende und kooperierende Zusammenarbeit der Disziplinen in den jeweiligen Handlungsfeldern

— Schaffung einer Basis der Zusammenarbeit im Sinne einer nachhaltigen Kooperation
— Auf der Ebene der konkreten Versorgung von Bewohnern gemeinsames Aufstellen von Behandlungsplänen.

Zum Aufbau eines interdisziplinären regionalen Netzwerks mit Akteuren aus dem Suchthilfebereich ist es in der Altenpflegeeinrichtung hilfreich, eine Schlüsselperson (key person) festzulegen, die als Ansprechpartner zur Verfügung steht. Diese Person sollte ebenso Ansprechpartner sein für regelmäßige interdisziplinäre Besprechungen und die Koordination der Versorgung des Suchterkrankten innerhalb der Einrichtung.

Quartalsmäßige Treffen auf Leitungsebene der Altenpflege und Suchthilfe helfen beim Aufbau der Struktur und Kultur der interdisziplinären Zusammenarbeit. Empfehlungen von hinzugezogenen Suchtexperten in interdisziplinären Fallbesprechungen sollten von der Einrichtung berücksichtigt und umgesetzt werden können.

▣ Tab. 8.5 verdichtet die Ergebnisse aus qualitativen Interviews mit 23 Experten aus der Altenpflege und der Suchthilfe im Rahmen des SANOPSA-Projekts. In der Gegenüberstellung wird deutlich, welche unterschiedlichen berufsbezogenen Sicht- und Verständnisweisen die interdisziplinäre Zusammenarbeit zwischen Altenpflege und Suchthilfe beeinflussen können.

Übergreifende Strategien, Liaison-Dienste der Suchthilfe für interdisziplinäre Fallbesprechungen und Fallsupervisionen

Suchtexperten aus regionalen Suchthilfestellen können Sie bei der Betreuung und Durchführung der Suchtbehandlung Älterer vor Ort als Liaison-Dienst unterstützen, z. B. in Form von

- Fortbildungen,
- interdisziplinären Fallbesprechungen,
- Fallsupervisionen.

Dadurch ergibt sich auch die Möglichkeit, eskalierende Situationen gemeinsam zu reflektieren und erarbeitete Handlungsstrategien in nächsten Krisensituationen einzusetzen.

8.4.5.3 Interdisziplinäre Fallbesprechungen

Interdisziplinäre Fallbesprechungen setzen die Fallsituation des Suchterkrankten in den Mittelpunkt der Besprechung. Nach Kutschke (2013) ist ihr Ziel zum einen die gemeinsame Orientierung der Fallsituation, mit allen verfügbaren Informationen der Beteiligten, und zum anderen die Führung einer klaren Linie der Behandlung, ihre Umsetzung mit allen Verantwortlichen sowie ihre Koordination.

Interdisziplinäre Fallbesprechungen sollten erfolgen als

- *akute interdisziplinäre Fallbesprechungen,*
  also zeitnah und situationsbezogen, nach Möglichkeit mit dem behandelnden Haus- und Facharzt, Experten der Suchthilfe, der sozialen Arbeit sowie dem gesetzlichen Betreuer zur Lösung aktueller Probleme und/oder in Krisensituationen eines suchterkrankten Bewohners in der Altenpflegeeinrichtung;
- *regelmäßige interdisziplinäre Fallbesprechungen* nach Möglichkeit in der Altenpflegeeinrichtung mit allen an der Versorgung beteiligten Personen in festgelegten Zeitabständen; Ziel ist die Überprüfung von Fortschritten und die Abklärung weiterer Maßnahmen.

Interdisziplinäre Fallbesprechungen sind langfristig vorzubereiten und in der Einrichtung zu verankern. Insbesondere die Schwierigkeit, die oben beschriebenen Akteure für diese Form der Zusammenarbeit zu gewinnen, bedarf in der Realität sicherlich einiger Anstrengungen. Unklare Finanzierung und Abrechnungsmöglichkeiten dieser Leistungen stellen bekannte Barrieren dar.

8.4.5.4 Hilfen für ältere Menschen mit Suchterkrankungen organisieren und koordinieren

Selbsthilfegruppen können ein wichtiges Unterstützungsangebot auf dem Weg zur Konsumreduktion oder Abstinenz sein (Kontaktdaten und Verzeichnisse zu örtlichen Selbsthilfegruppen sind z. B. auf http://www.dhs.de/einrichtungssuche.html verfügbar). Demzufolge sollten Sie Kontakt zu regionalen Sucht-Selbsthilfegruppen herstellen und die Teilnahme an Treffen außerhalb oder innerhalb der Altenpflegeeinrichtung anbieten. Ziel dabei ist, in der Gemeinschaft und im Austausch Menschen mit ähnlichen Lebensumständen zu finden und in Kontakt zu treten mit Nichtprofessionellen.

Möglicherweise ergibt sich durch das erlebte Gefühl von Zugehörigkeit zu Gleichbetroffenen die Aufarbeitung von Vergangenheit, was die Akzeptanz fördern kann. Gleichzeitig wirkt es der sozialen Isolation entgegen.

8.4.6 Kernmodul 6: Pharmakologische Behandlung der Sucht

Zentrale Aspekte im Modul 6:

- Informationen zur Substitutionsbehandlung opiatabhängiger Drogenkonsumenten
- Mit- und Abgabepraxis von Substitutionsmitteln und Beachtung der rechtlichen Bestimmungen
- Durchführung eines Drogenscreenings (Schnelltest Urin) beim Facharzt oder bei der Suchtambulanz als reguläre Kontrolle der Substitutionsbehandlung vor der Abgabe des Substituts

Zuordnung im ABEDL-Strukturmodell (Krohwinkel 2008)

Kommunizieren können

Sich bewegen können

Vitale Funktionen des Lebens aufrechterhalten können

Sich pflegen können

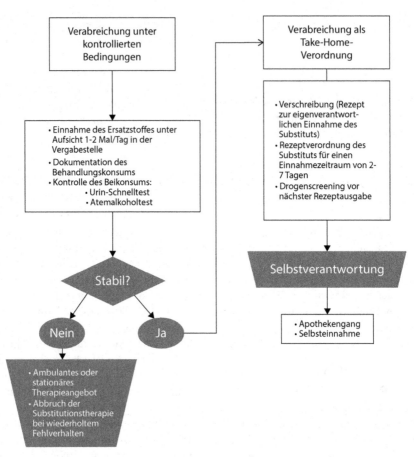

◩ **Abb. 8.6**   Behandlungspfad Organisation der täglichen Vergabe des Substitutionsmittels

Essen und Trinken können

Ausscheiden können

Sich kleiden können

Ruhen, schlafen, entspannen können

Sich beschäftigen, lernen, sich entwickeln zu können

Die eigene Sexualität leben können

Für eine sichere/fördernde Umgebung sorgen

Soziale Kontakte, Beziehungen und Bereiche sichern und gestalten können

Mit existenziellen Erfahrungen des Lebens umgehen können

◩ Abb. 8.6 gibt einen Überblick über die beiden üblichen Vergabeformen der Substitutionsbehandlung.

8.4.6.1 Strategien und Pflegeinterventionen zum Bereich „Pharmakologische Behandlung der Sucht"

◗ **Ein Großteil der älteren Drogenabhängigen in Deutschland (so auch in anderen europäischen Ländern) im Alter von 40–60 Jahren befindet sich in einer Substitutionsbehandlung (Verthein et al. 2008).**

Das wesentliche Ziel einer Substitutionsbehandlung ist die Überführung der Abhängigkeit von Heroin in eine kontrollierte Opiatabhängigkeit durch Gabe medizinischer Opioide. Damit sollen in erster Linie

Entzugssymptome reduziert werden. Des Weiteren sind mit einer Substitutionsbehandlung das Sichern des Überlebens, die körperliche Stabilisierung sowie eine Verringerung des Konsums von Heroin als Ziele verbunden. Als mittel- und hochgradige Ziele gelten zum einen die Abstinenz weiterer Suchtmittel und die Opiatabstinenz (Scherbaum 2007). Zudem belegen verschiedene Studien (Maremmani et al. 2007 etc.), dass durch die Substitutionstherapie nachweislich eine Verbesserung der Lebensqualität erreicht wird. Nach Dürsteler-Mac-Farland et al. (2011) nimmt die Gruppe der langjährig therapierten/substituierten Suchterkrankten zu. Ältere Substitutionspatienten brechen seltener ihre Substitutionsbehandlung ab als jüngere (Dürsteler-Mac-Farland 2010, Dürsteler-Mac-Farland et al. 2011).

Ältere Opiatabhängige werden nach langjährigem Konsum mit den Ersatzstoffen Methadon (Methadonrazemat), Polamidon (Levomethadon) oder Buprenorphin versorgt (Scherbaum 2012). Nur eine geringe Anzahl von Konsumenten wird derzeit noch mit Codein bzw. Dihydrocodein substituiert. Seit 2009 finden zudem in 7 ausgewählten deutschen Städten diamorphingestützte (pharmazeutisch hergestelltes Heroin) Substitutionsbehandlungen von Schwerstopiatabhängigen statt.

Da bei einem plötzlichen Entzug durch das abrupte Wegfallen der Wirkung des Opiats heftige, eventuell lebensbedrohliche Entzugserscheinungen auftreten sowie massive Krisen ausgelöst werden können (Kuhlmann 2005), muss auch im Bereich der stationären Altenpflege ein optimaler Zugang zu einer opiatgestützten Substitutionsbehandlung gesichert sein.

Die 2010 novellierten Richtlinien der Bundesärztekammer formulieren in diesem Zusammenhang: „Bei einem Wechsel in eine Krankenhausbehandlung, Rehabilitationsmaßnahme, Inhaftierung oder andere Form einer stationären Unterbringung ist die Kontinuität der Behandlung durch die übernehmende Institution sicherzustellen" (Bundesärztekammer 2010, S. 8).

8.4.6.2 Substitution/ Substitutionsbehandlung mit den Ersatzstoffen Methadon und Polamidon

Methadon wird in der Substitutionstherapie als Regelbehandlung von drogenabhängigen Menschen mit Opiaten eingesetzt. Unter dem Begriff

Opiate werden die Suchtstoffe Heroin, Opium und Morphium zusammengefasst, die aus dem Schlafmohn gewonnen werden. Dabei ist Opium und Morphium als potentes Analgetikum bekannt. Im Szene-Sprachgebrauch ist Methadon unter den Synonymen „Dollies", „Metha" oder „Pola" geläufig (Townsend u. Walter 1997, Ministerium für Frauen, Jugend, Familie und Gesundheit des Landes Nordrhein-Westfalen 2002).

Die medikamentengestützte Therapie soll den Drogenabhängigen den Ausstieg aus der Sucht ermöglichen, wenn durch andere Maßnahmen eine primäre Abstinenz nicht erreicht werden kann. Ziele der Substitution sind:

Ziele der Substitution

— Eine angemessene suchttherapeutische Behandlung und Unterstützung der schwersten Suchterkrankten und -abhängigen von Opiaten mit dem Ersatzstoff Methadon anzubieten und das Überleben zu sichern.

— Mit der Verabreichung des Ersatzstoffs Methadon soll es den Drogenabhängigen gelingen, ihren gesundheitlichen Zustand, ihre soziale und berufliche Situation zu stabilisieren und zu verbessern, sodass ein dauerhaft drogenfreies Leben möglich ist, ebenso wie eine Teilhabe am gesellschaftlichen Leben (Bundesärztekammer 2010, Ministerium für Frauen, Jugend, Familie und Gesundheit des Landes Nordrhein-Westfalen 2002).

Neben der medikamentösen Substitutionsbehandlung erhalten Drogenabhängige zur Unterstützung und Stabilität der Suchttherapie eine begleitende psychosoziale Betreuung (PSB). Diese sollte über einen längeren Zeitraum eingerichtet werden, damit dem Betroffenen ein kontinuierliches und begleitendes Gesprächsangebot zur Verfügung steht. Inwieweit die psychosoziale Betreuung durch die Mitarbeiter des sozialen Dienstes der Altenpflegeeinrichtungen übernommen werden kann, liegt in der Entscheidung der Einrichtung (Westermann u. Witzerstorfer 2011, Degkwitz u. Zurhold 2010, Ebert u. Sturm 2006).

> Generell werden bei der Einnahme von Suchtersatzstoffen wie Methadon keine Rauschzustände ausgelöst. Methadon ist primär als Schmerzmittel entwickelt worden, das keine euphorisierende Wirkung aufweist wie das Morphin (Parnefjord 2005).

8.4.6.3 Substitutionsbehandlung, Mit- oder Abgabepraxis des Substituts

„Bei der substitutionsgestützten Behandlung der Opiatabhängigkeit sind die Regelungen des Betäubungsmittelgesetzes (BtMG), der Betäubungsmittel-Verschreibungsverordnung (BtMVV) und des Arzneimittelgesetzes (AMG) zu beachten" (Bundesärztekammer 2010, S. 1 f).

Die Verabreichung des Substituts als sog. „Vergabe unter Sicht" wird von behandelnden Ärzten, ärztlichen Vertretern der Praxen, angewiesenes oder beauftragtes und kontrolliertes medizinisches, pharmazeutisches oder in staatlich anerkannten Einrichtungen der Suchthilfe tätiges und dafür ausgebildetes Personal durchgeführt, in dafür vorgesehenen Räumlichkeiten, unter anderem in Suchthilfeeinrichtungen, Krankenhaus, Arztpraxen und Apotheken.

Für die Umsetzung einer Ersatzstoffbehandlung wird ein Therapievertrag der Substitution geschlossen (schriftliche Behandlungsvereinbarung). Darin muss der Patient in die geplanten Therapiemaßnahmen ausdrücklich einwilligen und sich unter anderem für den Verzicht auf den Konsum weiterer Substanzen bereit erklären. Dies wird regelmäßig vor der Abgabe des Substituts mithilfe von Urinscreenings und Atemalkoholtests überprüft.

8.4.6.4 Organisation der täglichen Vergabe des Substitutionsmittels

Um eine geregelte Vergabe des Substituts sicherzustellen, sollte die Beantwortung der 5 folgenden Reflexionsfragen Berücksichtigung finden:

Reflexionsfragen für eine geregelte Vergabe des Substituts

Zunächst ist direkt bei der Aufnahme des Patienten im Pflegewohnheim zu klären: Ist die Person substituiert oder nicht? Liegt eine abgeschlossene Behandlungsvereinbarung zur Substitutionsbehandlung vor?

1. Falls eine Substitutionsbehandlung vorliegt: Ist die Organisation der täglichen Vergabe sowie an Wochenenden, Feiertagen und in Urlaubszeiten des Arztes gesichert geregelt?
   – Dies beinhaltet auch die Sicherstellung der Vergabe bei immobilen, plötzlich erkrankten Bewohnern.
   – Bei Teilmobilität des älteren Suchterkrankten gegebenenfalls Transportdienst zur Abgabestelle des Substituts organisieren.
2. Ist sichergestellt und organisiert, dass der Bewohner ergänzende erforderliche psychosoziale Betreuung erhält?
3. Sind folgende Kontaktdaten vorhanden und schnell greifbar?
   – Substituierender Arzt und/oder
   – Suchtberatungsstelle/Suchtdrogenberater und/oder
   – Substitutionsambulanz
   – Sonstige Einrichtungen der Suchthilfe
4. Bestehen Schulungsbedarfe/Informationsdefizite bezüglich der Arzneimitteleinnahme?
   – Bestehen hinreichende Kenntnisse im Team über zusätzliche Arzneimittel/Medikamente, die der Bewohner neben der Substitutionsbehandlung nimmt?
   – Bestehen hinreichende Kenntnisse im Team über mögliche pharmakodynamische Wechselwirkungen/Interaktionen von Medikamenten mit Substitutionsmedikamenten?
5. Wurde im Team ein Notfall- und Ablaufplan definiert/erarbeitet, zum Umgang mit:
   – Entzugserscheinungen/Überdosierungssymptomen?
   – Intoxikationen oder dem Verdacht auf mögliche verstärkte oder unerwünschte Wirkungen zusätzlicher Arzneimittel/Medikamente durch Interaktionen?

Um den reibungslosen und lückenlosen Ablauf der Substitutionsbehandlung zu gewährleisten, sind enge Absprachen der Vergabe- und Lieferungsmodalitäten mit dem behandelnden Arzt, den Abgabestellen der Suchthilfe sowie mit den Apotheken zu führen. Es muss gesichert sein, dass der Substituierte an allen Tagen im Jahr den Ersatzstoff erhält. Es muss ebenso gesichert sein, dass eine Doppelvergabe des Substituts verhindert wird.

Bei der Vergabe des Substitutionsmittels unterscheidet man 2 Formen (◘ Abb. 8.6):

- Die tägliche Verabreichung unter kontrollierten Bedingungen, das heißt die Einnahme unter Aufsicht in der Abgabestelle (Regelbehandlung)
- Die Verabreichung des Ersatzstoffs als „Take-home-Verordnung" über Rezeptverschreibung und eigenverantwortliche Einnahme

Verabreichung unter kontrollierten Bedingungen

Ist der Bewohner mobil, so wird die Mit- und Abgabepraxis des Substituts in den benannten Behandlungsstellen wie folgt durchgeführt:

- Die Abgabe des Ersatzstoffs erfolgt 1- bis 2-mal am Tag in der Behandlungsstelle. Die orale Einnahme des Substituts erfolgt unter Aufsicht. In einem Behandlungsausweis werden das Substitutionsmittel und die aktuelle Tagesdosis in Milligramm (mg) dokumentiert und unterschrieben.
- Die Verabreichung des Substitutionsmittels kann auch vom Fachpersonal durchgeführt werden, das vom Arzt vorab beauftragt wurde. Die Vertreter des Arztes sind zuvor über die rechtlichen und administrativen Bestimmungen der Substitutionstherapie zu informieren und einzuweisen.
- Der Arzt oder die verabreichende Person muss sich über die korrekte orale Einnahme des Ersatzstoffs bei der Abgabe vergewissern.
- Bei zunehmend eingeschränkter Mobilität und hoher Pflegebedürftigkeit erfolgt die Abgabe des Substituts im Altenpflegeheim von examinierten Altenpflegekräften. Das Betäubungsmittelrezept wird von dem verantwortlichen Facharzt ausgestellt. Er kann bestimmen, dass das Rezept nicht dem Suchterkrankten ausgehändigt wird, sondern dass von ihm

beauftragte Pflegekräfte der Arztpraxis oder der Altenpflegeeinrichtung das BtM-Rezept in der Apotheke einlösen (Dürsteler-Mac-Farland 2010, Bundesärztekammer 2010, Bergen 2010).

Verabreichung als „Take-home-Verordnung"

Die Verschreibung zur eigenverantwortlichen Einnahme des Substituts wird als „Take-home-Verordnung" bezeichnet. Voraussetzung hierfür ist, dass der Suchterkrankte in seinem Drogen- und Beikonsum abstinent und klinisch stabil ist und eine Fremdgefährdung der Weitergabe ausgeschlossen ist. Bei der Take-home-Verordnung wird nicht das Substitut selbst ausgehändigt, sondern ein Rezept verordnet mit einer Dosis von 2 bis zu maximal 7 Tagen.

- Der Substituierte erhält persönlich ein BtM-Rezept (Register-Rezept für Substitution) und löst das Rezept persönlich in der Apotheke ein. Abholung des Rezepts und Transport des BtM-Medikaments liegen in der persönlichen Verantwortung des Suchterkrankten (Selbstmanagement).
- Alternativ kann der Suchterkrankte ein persönlich erhaltenes BtM-Rezept der Bezugspflegekraft im Wohnbereich aushändigen. Der Ersatzstoff wird über die Hausapotheke des Altenpflegeheims organisiert, anschließend in Betäubungsmittelbuch oder -karten als neuer Bestand registriert (Bezeichnung, Menge, Darreichungsform).
- Die Lagerung des Ersatzstoffs erfolgt verschlossen im BtM-Schrank des Wohnbereichs. Die Abgabe des BtM-Medikaments erfolgt täglich durch die Pflege.
- Die orale Einnahme erfolgt unter Aufsicht oder gegen schriftliche Quittierung des Erhalts des Substituts vom Bewohner. Eine Wochendosis wird im Bereich der stationären Altenpflege nicht ausgeteilt.
- Die Ab- und Ausgabe von Methadon oder Polamidon sollten wie alle BtM-pflichtigen Medikamente administrativ geführt werden – in der Dokumentation des Datums, des vollständigen Namens des Bewohners, der Art und Menge des entnommenen Betäubungsmittels, des Namens / der Unterschrift des verordneten Arztes und der verabreichenden Pflegekraft. Auch wenn es

bisher noch nicht flächendeckend umgesetzt wird, sollte zudem der Behandlungsausweis des Substituierten geführt werden, in dem das entsprechende Substitutionsmittel und die aktuelle Tagesdosis in Milligramm (mg) aufgeführt sind.

— Die Überprüfung des Therapieerfolgs per Drogenscreening (Urinkontrolle) und klinischer Untersuchung und erneuter Ausstellung eines Rezepts ist an einen wöchentlichen Arztbesuch geknüpft (Bundesärztekammer 2010, Bergen 2010).

Therapiekontrolle

Die Abgabe des Ersatzstoffs ist generell an ein enges Drogenscreening und eine klinische Untersuchung in den Abgabestellen gebunden. Drogenscreenings, wie z. B. der Schnelltest des Urins und der Atemalkoholtest, werden im Substitutionsprogramm regelmäßig, das heißt mindestens einmal in der Woche, als Begleitkontrolle durchgeführt. Gleiches gilt bei klinischem Verdacht (psychisch mentale und/oder körperliche Symptome) einer möglichen Drogeneinnahme.

Teilweise erfolgt das Drogenscreening vor jeder Abgabe des Substituts beim Facharzt oder der Substitutionsambulanz. Dies hängt davon ab, wie „clean" und stabil der Substituierte ist, ob er also nur das Methadon oder Polamidon als Ersatzdroge eingenommen hat. Drogenscreenings sollen auf den zusätzlichen Konsum von harten Drogen im Substitutionsprogramm hinweisen.

Ist der Urintest positiv, so liegt es im Ermessensspielraum des behandelnden Arztes, ob das Substitutionsprogramm weiter geführt oder beendet wird. Dies liegt ausschließlich in der Verantwortung des Arztes. Ein Abbruch der Substitutionstherapie sollte sorgfältig abgewogen werden und bei wiederholtem Regelverstoß erfolgen. Konsequent kann auch eine stationäre Entzugsbehandlung und Entgiftung sein (Bundesärztekammer 2010).

8.4.6.5   Zur ärztlichen Anordnung des Drogenscreenings/ Schnelltest Urin

Die zusätzliche Durchführung von Drogenscreenings parallel zu einer Substitutionsbehandlung wird insgesamt wie in Modul 1 beschrieben

kritisch gesehen. Falls sich dies jedoch im Betreuungsverlauf als unbedingt notwendig herausstellt (z. B. bei dringendem Verdacht des aktiven illegalen Drogenkonsums) sollte dabei Folgendes beachtet werden:

Beachtungshinweise zu Drogenscreenings

— Drogenscreenings können auch vom Facharzt bei der Visite in der stationären Altenpflege angeordnet und vor Ort durchgeführt werden.

— Mit dem Schnelltest werden Substanzen nachgewiesen, die zu positiven oder negativen Messergebnissen und somit zu einem Nachweis des Drogengebrauchs führen. Der Heroin- und Opiatkonsum kann per Drogenscreening 2–4 Tage nach dem letzten Konsum nachgewiesen werden.

— Die Urinabgabe sollte unter direkter Aufsicht erfolgen, da es eine Vielzahl an Versuchen der Fälschung der Probe gibt. Oder Sie nehmen direkt vor der Toilette die Urinprobe in Empfang.

— Nicht nur das Vertauschen der Urinprobe ist zu beobachten, sondern auch die Verdünnung der Urinprobe mit Wasser oder Beimengung von Seifenteilen. Des Weiteren versuchen Drogenabhängige gegebenenfalls, mit Tinkturen, speziellen Reinigungstees oder Shampoos das Ergebnis des Drogenscreenings falsch negativ zu beeinflussen und das Ergebnis der Drogeneinnahme zu vertuschen oder die Untersuchung durch intensiven Sport oder Aufnahme von reichlich Flüssigkeit zu verfälschen.

— All diese „Verdünnungs- und Reinigungsmöglichkeiten" werden das Drogenscreening und die stabilen Tests nicht in ihrer Aussage und Ergebnis beeinflussen. Nach Parnefjord (2005) hat sich nur eine Methode bewährt, beim Drogenscreening nicht positiv aufzufallen – indem keine Drogensubstanzen vor dem Test eingenommen werden.

8.4.6.6 Ein Leben mit und in der Substitutionsbehandlung

Im Zusammenhang der Vergabe der Substitutionsbehandlung erleben die Substituierten durch die Taktung der Medikamentenabgabe eine große Einschränkung in ihrem Bedürfnis nach Autonomie und Eigenständigkeit, ganz besonders bei der täglichen Vergabe unter Aufsicht und kontrollierten Bedingungen. Diese erlebte Einschränkung wird potenziert, wenn zusätzlich der Hilfebedarf durch die vorzeitige Alterung und chronischen Begleiterkrankungen der Sucht steigt. Der Konflikt zwischen Autonomie, also dem Wunsch nach selbstbestimmtem Leben, und der Einschränkung durch Hilfe von außen, trifft die Suchterkrankten zu einem frühen Zeitpunkt ihres Lebens. Dies birgt ein großes Konfliktpotenzial (Dürsteler-Mac-Farland et al. 2011).

Nützliche Onlinedokumente zur Substitutionsbehandlung
- Gesetz über den Verkehr mit Betäubungsmitteln (Betäubungsmittelgesetz – BtMG): http://www.gesetze-im-internet.de/btmg_1981/BJNR106810981.html. Zugriff: 31.05.2016
- Richtlinien der Bundesärztekammer zur Durchführung der substitutionsgestützten Behandlung Opiatabhängiger (2010): http://www.bundesaerztekammer.de/downloads/RL-Substitution_19-Februar-2010.pdf. Zugriff: 31.05.2016

8.4.7 Modul 7: Teamarbeit

Zentrale Aspekte in Modul 7:
- Geschlossenheit des Teams (teamkongruentes Verhalten) gegenüber dem Suchterkrankten demonstrieren und Absprachen innerhalb des Teams einhalten
- Pflegerische Team- und Fallbesprechung (monodisziplinär) einmal im Monat durchführen
- Pflegerische Fallbesprechung (monodisziplinär) in suchteskalierenden Krisensituationen einberufen und akute Interventionen kollegial besprechen
- Pflegevisiten einmal im Monat zur Evaluation und Adaption des Pflege- und Behandlungsplans des Suchterkrankten durchführen

Der Zusammenhalt des Teams und das geschlossene Auftreten, die „klare Linie im Team" gegenüber Suchterkrankten und ihren Angehörigen, ist die oberste Grundregel in der pflegerischen Betreuung und Versorgung illegal Drogenabhängiger.

8.4.7.1 Abgrenzung und „Schutz vor dem anderen"

Neben dem „Zugang zum anderen", dem Beziehungs- und Vertrauensaufbau zum Suchterkrankten, ist es genauso wichtig, den Schutz der pflegerischen Mitarbeiter und des Teams, dem „Schutz vor dem anderen", zu gewährleisten und zu sichern. Denn die Psychodynamik des illegalen Drogenkonsumierenden kann durch den langjährigen illegalen Drogenkonsum gestört und verändert sein. Psychische Erkrankungen wie z. B. eine Borderline-Persönlichkeitsstörung können gesundheitliche Folgeschäden des Konsums oder aber eine bestehende primäre Grunderkrankung des Suchterkrankten sein.

Die zu beobachtenden Verhaltensauffälligkeiten und „Beziehungsstörungen" der psychischen Folgen der Drogenabhängigkeit, aber auch die damit verbundenen häufig schwierigen sozialen Lebensbedingungen und -erfahrungen stellen eine große Herausforderung im pflegerischen Alltag, in der Kommunikationsgestaltung und in den täglichen Aushandlungsprozessen dar.

Zudem sind Drogenkonsumierende – da dies in früheren Lebenssituationen unmittelbar der Aufrechterhaltung der Suchterkrankung diente – sehr gut in der Lage, Mitarbeiter und Teams für persönliche Belange „einzuspannen", das heißt zu instrumentalisieren: Mitarbeiter werden gegebenenfalls gegeneinander ausgespielt; häufig wird von „Spaltungstendenzen im Team" gesprochen. Durch eine klare Abgrenzung gegenüber diesem Verhalten, einer „gemeinsamen Sprache" und einem gleichartigen Verhalten des Teams (Teamkongruenz) und der Mitarbeiter in spezifischen Situationen können solche Interaktions- und Teamdynamiken reduziert werden.

> ❯ Die klare Abgrenzung und das teamkongruente Verhalten helfen Ihnen und Ihrem Team, sich vor Spaltungsprozessen im Umgang mit dem Suchterkrankten zu schützen. Regelmäßige Fallbesprechungen helfen Ihnen, sich daran kontinuierlich zu erinnern.

Spielt darüber hinaus im Verhalten des Bewohners Gewalt und Fremdgefährdung der Mitarbeiter eine Rolle, so sollten Sie durch das Pflegemanagement der Einrichtung einen genauen Anweisungskatalog erhalten, wie Sie in gewaltsamen Krisensituationen einrichtungsspezifisch vorgehen werden und welche Hilfe Ihnen zur Verfügung stehen wird. Dies sollte schriftlich und sichtbar für Sie im Wohnbereich hinterlegt sein.

8.4.7.2   Teamkongruenz – „die gleiche Sprache sprechen"

> Oberste Maxime in der pflegerischen Betreuung Suchterkrankter ist der Zusammenhalt des pflegerischen und therapeutischen Teams und die konsequente Einhaltung von Absprachen und Regelwerken dem Bewohner gegenüber.

Auch wenn Pflegekräfte einzelne Maßnahmen und Teamentscheide nicht gutheißen, werden sie sich zum Schutz des Teams und der Mitarbeiter unterordnen müssen. Steht die Entscheidung im Team, so ist sie für alle bindend.

> Teamkongruenz bedeutet, „eine Sprache zu sprechen", gleich zu handeln, sich gleich zu verhalten und Regeln nicht verhandelbar zu machen. Es ist das Transportieren einer „roten Linie" des Teams, das Demonstrieren einer gemeinsamen Haltung und deren Beibehaltung auch bei Konflikten bei gleichzeitiger Wertschätzung und Offenheit gegenüber dem Suchterkrankten.

Regelwerke, die eingehalten werden, dienen auch dazu, dass Mitarbeiter nicht gegeneinander ausgespielt und dadurch selbst in Handlungsweisen gedrängt werden, die nicht teamkongruent sind.

Auf der Basis von qualitativen Interviews mit 23 Experten aus der Altenpflege im Rahmen des SANOPSA-Projekts enthält ◘ Tab. 8.6 Beispiele für verschiedene Verhaltens- und Praxistipps zur Herstellung von Teamkongruenz.

Die Grundlage für Teamkongruenz und die Verbesserung der Teamarbeit steht im Wesentlichen im Zusammenhang mit einer positiven Teamdefinition:

> „Unter Team wird die gleichberechtigte Zusammenarbeit verschiedener Berufsqualifikationen verstanden, die ohne Zusammenarbeit das gemeinsame Ziel nicht erreichen können" (Charlier 2007, S. 121).

Pflegeinterventionen
Folgende Verhaltensmaßnahmen und Interventionen sollten Sie und Ihr pflegerisches Team verbindlich einhalten:
- Illegal Drogenkonsumierende sind für das Erreichen ihrer Belange in der Lage, Teams zu spalten und Mitarbeiter in die Kategorie „gute" und „böse" Pflegekräfte zu polarisieren und zu drängen. Halten Sie und Ihre Kollegen einmal aufgestellte Regelwerke und Sanktionen bedingungslos ein und fordern Sie diese ein.
- Stellen Sie dem Suchterkrankten gegenüber klar, dass die aufgestellten Regeln nicht verhandelbar sind. Dies ist entscheidend in Ihrem Auftreten!
- Kündigen Sie keine Sanktion an, wenn Sie diese nicht umsetzen und/oder einhalten.
- Abweichungen von Regeln dürfen nur durch gemeinsamen Entscheid und Konsens des Teams erfolgen. Dies muss im Team für alle Mitarbeiter transparent begründet sein. Abweichungen von der Regel sind zeitlich begrenzt zu setzen.

Regelmäßige Fallbesprechungen und Fallsupervisionen, möglicherweise mit der Moderation und Hilfe eines Suchtexperten, können Ihnen bei diesem Auftrag helfen und Sie vor Enttäuschungen schützen.

Neben dem Schutz des Teams und der pflegerischen Mitarbeiter vor spezifischen Verhaltensweisen des Suchterkrankten dient teamkongruentes Verhalten dem Suchterkrankten selbst auch als „Schutzraum" vor seinem eigenen Verhalten und möglichen Rückfällen. Das Einhalten von Regeln, gegebenenfalls mit der Hilfe eines externen Supervisors oder Moderators als handlungsentlastende Maßnahme, stellt für den Suchterkrankten einen schützenden Rahmen dar und kann helfen, Stress abzubauen.

◪ **Tab. 8.6** Verhaltens- und Praxistipps zur Herstellung von Teamkongruenz

Aspekte von Teamarbeit	Verhaltens- und Praxistipps
Teambewusstsein	– Bewusstsein eines Teamkonsenses: „Alle stellen sich der Verantwortung" – Es gibt einen klar vorgegebenen, strukturierten und definierten Kontext für das eigene Arbeitshandeln; Basiswissen dazu muss vor allem neuen Teammitgliedern vermittelt werden
Gemeinsame Ziele	– „An einem Strang ziehen" – Einheitliche Linie/einheitlicher Umgang
Werte und Normen/gemeinsamer Wertekonsens	– Einheitliches Krankheitsverständnis von Sucht entwickeln und im praktischen Handeln beachten
Verhaltensregeln	– Regeln zusammen im Team definieren und schriftlich fixieren – Gemeinsames Aufzeigen von Grenzen, konsequentes und zielgerichtetes Handeln
Kommunikation	– Sich Zeit nehmen für die Beratung im Team – Aktuelle, klare und vor allem detaillierte Absprachen zwischen den Kollegen – Besondere Bedürfnisse formulieren und berücksichtigen, z. B. Schutz von jüngeren Teammitgliedern formulieren

8.4.7.3 Pflegerische Team- und Fallbesprechung (monodisziplinär)

Pflegerische Team- und Fallbesprechungen über die suchterkrankten Bewohner sollten in regelmäßigen Abständen (möglichst einmal im Monat) mit dem ganzen Pflegeteam erfolgen. Fallbezogen werden der pflegerische, medizinische und suchtmedizinische Behandlungsverlauf und die Auswirkungen auf das Wohlbefinden und den klinischen Allgemeinzustand des Suchterkrankten besprochen.

Ziel ist es, die pflegerische Planung und Therapie zu optimieren. Fallsituationen und Vorgehensweisen können kollegial reflektiert werden. Ein zentraler Aspekt ist die Klärung der unterschiedlich ausgeprägten Beziehungen zum Suchterkrankten. Das Wissen um Personen, die einen besonders guten Zugang haben, erleichtert dem Team die Kommunikation mit dem Bewohner. Zuständigkeiten können veröffentlicht und besprochen werden. Ebenso kann auf neue Suchtfälle im Wohnbereich aufmerksam gemacht werden.

Die fallbezogene Besprechung im pflegerischen Team wird von der verantwortlichen Bezugspflegekraft vorbereitet. Dabei sollten alle notwendigen Unterlagen vorliegen. Die Team- und Fallbesprechungen sollten etwa eine Stunde dauern und ungestört erfolgen (Bergen 2010).

Der pflegerische Kreis der Team- und Fallbesprechung kann durch die Teilnahme anderer Berufsgruppen (interdisziplinär) erweitert werden.

Darüber hinaus sollten Fallbesprechungen einberufen werden in Krisensituationen oder bei gravierenden Veränderungen, die eine neue Strategie notwendig erscheinen lassen.

8.4.7.4 Pflegevisiten

Regelmäßige Pflegevisiten mit den verantwortlichen Personen des Pflegemanagements und/oder des Wohnbereichs der Altenpflegeeinrichtung sowie der verantwortlichen Bezugspflegekraft dienen der Evaluation des Pflege- und Behandlungsplans des Suchterkrankten. Pflege- und suchtspezifische Ziele der Veränderung des Konsums können der aktuellen klinischen Situation und den Ressourcen und Wünschen des Bewohners angepasst werden (Kutschke 2013).

Pflegevisiten sollten einmal im Monat durchgeführt werden. Inwieweit der Bewohner und Angehörige in die Pflegevisite mit einbezogen werden, ist je nach Kultur der Altenpflegeeinrichtungen zu handhaben.

8.4.8   Modul 8: Entzugssyndrome, Drogenintoxikation und Notfallmaßnahmen

Zentrale Aspekte in Modul 8:

- Früherkennung der Entzugssymptome und Einleitung der Frühbehandlung
- Suizidale Gedanken frühzeitig erkennen und früh behandeln
- Akut schwere Intoxikationszustände/Drogennotfälle mit vitaler Gefährdung erkennen und Erste-Hilfe- oder Notfallmaßnahmen einleiten

Zuordnung im ABEDL-Strukturmodell (Krohwinkel 2008)

Kommunizieren können

Sich bewegen können

Vitale Funktionen des Lebens aufrechterhalten können

Sich pflegen können

Essen und Trinken können

Ausscheiden können

Sich kleiden können

Ruhen, schlafen, entspannen können

Sich beschäftigen, lernen, sich entwickeln zu können

Die eigene Sexualität leben können

Für eine sichere/fördernde Umgebung sorgen

Soziale Kontakte, Beziehungen und Bereiche sichern und gestalten können

Mit existenziellen Erfahrungen des Lebens umgehen können

◪ Abb. 8.7 gibt einen Überblick über die Handlungsschritte für Pflegende bei Hinweisen auf Entzugssyndrome, Anzeichen für Intoxikationen sowie Suizidalität, ◪ Abb. 8.8 skizziert den Ablauf einer Reanimation.

8.4.8.1   Strategien und Pflegeinterventionen zum Bereich „Entzugssyndrome, Drogenintoxikation und Notfallmaßnahmen"

Entzugssyndrome und -symptome früh erkennen und behandeln

❶ **Cave**
Die Entstehung von Entzugssymptomen bei Konsum psychoaktiver Substanzen und die Entwicklung eines Delirs ist immer eine lebensbedrohliche Situation.

Die Entzugssymptomatik kann bei plötzlicher Beendigung des Drogenkonsums sowie beim Auslassen/Absetzen der Substitutionsbehandlung auftreten. Außerdem kann durch Erkrankungen wie z. B. eine Magen-Darm-Grippe, die mit einer Verschlechterung des Allgemeinzustands einhergehen, ungewollt eine Entzugsproblematik entstehen. Darüber hinaus kann ein Bewohner bei bestehender Immobilität nicht mehr an den gewohnten „Vorrat" seines Konsummittels herankommen. Auch dies kann zu einer Entzugssymptomatik führen.

❶ **Cave**
Bei der Erkennung eines Entzugssyndroms gilt es, kleinste Anzeichen beim Betroffenen ernst zu nehmen und sofort dem pflegerischen Team sowie dem verantwortlichen Haus- oder Facharzt zu melden.

Sie sollten als Pflegekraft auf folgende **allgemeine Entzugssymptome** achten (Kutschke 2013, Lenz 2007):

- Angstzustände
- Tremor
- Tachykardie
- Gedächtnisstörungen
- Halluzinationen, Bewusstseinsstörungen, akute Verwirrtheit
- Generalisierte Krampfanfälle und plötzliche Bewusstlosigkeit

Im Falle von Entzugserscheinungen sollten Sie immer daran denken:

❶ **Cave**
Ein mögliches Delir stellt für den Betroffen eine lebensbedrohliche Situation dar, auf die Sie sofort reagieren müssen.

Suizidalität früh erkennen und behandeln

Es besteht die Möglichkeit, dass ältere Drogenabhängige suizidale Gedanken haben, wenn sie in einem Pflegeheim untergebracht werden. Gegebenenfalls stellt die Situation für sie keine zufrieden stellende Zukunftsperspektive dar. Sie fürchten den Verlust ihrer Autonomie in der Einrichtung, sorgen

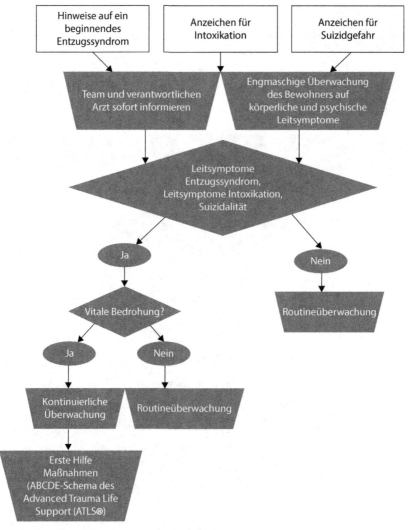

Abb. 8.7   Behandlungspfad Entzugssymptome, Drogenintoxikation und Notfallmaßnahmen

sich um eine drohende Vereinsamung und vermuten, dass ihre Bedürfnisse nicht gelebt werden können (Degkwitz u. Zurhold 2010).

Intoxikationen bei illegalem Drogenkonsum oder Beikonsum im Substitutionsprogramm können in suizidaler Absicht geschehen. Hierzu gehören unter anderem der „goldene Schuss" oder die Einnahme gesammelter Tabletten und anderer illegaler Suchtmittel.

Auch wenn die Zahl der Drogentodesfälle insgesamt gesunken ist, zeigt sich bei Betrachtung der verschiedenen Altersgruppen, dass sich die größte Zahl von Drogentodesfällen unter den älteren Drogenabhängigen findet (Die Drogenbeauftragte der Bundesregierung, Bundeskriminalamt 2014).

> ⚠ **Cave**
> **Hoffnungslosigkeit und Drogentod sind nicht nur an jüngere Drogenabhängige geknüpft. Als Bezugspflegeperson sollten Sie besonders auf psychische Krisen des Bewohners achten und sensibel auf ausgesprochene suizidale Gedanken reagieren.**

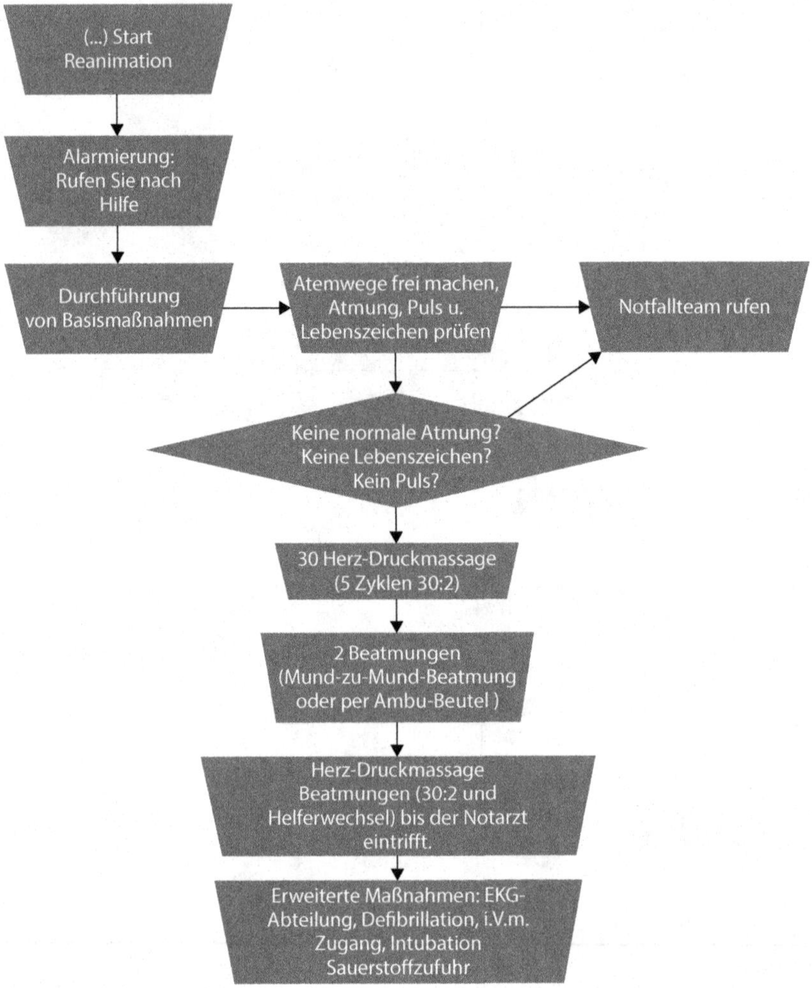

Abb. 8.8 Reanimationsablauf (nach Ley 2011)

Suizidalität äußert sich dabei nicht ausschließlich durch konkret ausgesprochene Gedanken:

> **Risikosignale für Suizidalität können Gefühle der Resignation, Ohnmacht und Verzweiflung, und/oder Freudlosigkeit, Stimmungsverschlechterung oder plötzlicher Stimmungswechsel, weiterer Rückzug und selbstverletzendes Verhalten sein.**

Drogenintoxikationen und klinische Leitsymptome

Ist die Person mit Verdacht auf eine Drogenintoxikation in der Lage, Auskunft zu geben, so müssen Fragen nach der Art der konsumierten Drogensubstanz, der Dauer und des Zeitpunkts der Einnahme sowie zu Mengenangaben und zu vorangegangenen Ereignissen gestellt werden (Parnefjord 2005).

Die konsumierten Suchtmittel (psychoaktive Drogen) können aufgrund ihres klinischen Wirkungsprofils von dämpfend bis stimulierend in 5 Gruppen unterteilt werden (Tab. 8.7). Die jeweiligen Intoxikationszeichen werden nachfolgend erläutert (Parnefjord 2005, Wolter 2011). Dabei ist aber zu beachten, dass es nur bei bis zu einem Viertel (15–25%) der älteren Suchterkrankten zu Instabilität und wiederkehrenden Notfallsituationen kommt – der überwiegende Teil ist stabil (Westermann u. Witzerstorfer 2011).

❏ Tab. 8.7 Suchtmittel und ihre Intoxikationszeichen (Parnefjord 2005, Wolter 2011)

Suchtmittel	Intoxikationszeichen
Sedierende Substanzen: Cannabis, Heroin, Opium, Opioide	– Quantitative Bewusstseinsstörungen: Somnolenz, Sopor, Koma – Qualitative Bewusstseinsstörungen: Koordinations-, Merkfähigkeits- und Konzentrationsstörungen – Atemstillstand und Erstickung an Erbrochenem nach Aspiration – Pupillen verändert oder normal
Stimulierende Substanzen: Amphetamine, Kokain	– Antriebssteigerung, erhöhte Wachheit und Schlaflosigkeit, Taten- und Rededrang, Unruhe als Leitzeichen – Starke Selbstsicherheit bis hin zur Selbstüberschätzung und Arroganz anderen gegenüber – Häufig Verfolgungsangst, Aggressivität und Tastsinnhalluzinationen – Klinisch sind Krampfanfälle möglich – Bluthochdruckkrisen, Herzrhythmusstörungen – Pupillen verengt oder leicht erweitert
Halluzinogene Substanzen: LSD, Cannabis, Meskalin	– Halluzinationen in allen Formen möglich mit Gefahr der selbst- und fremdgefährdeten Fehlhandlungen – Formales Denken stark eingeschränkt, Alltagsaufgaben aufgrund Verwirrtheit kaum verrichtbar – Verbale Kommunikation eventuell erschwert
Entaktogene (verstärken das Emotionserleben) *oder empathogene Substanzen* (rufen Mitgefühl und Empathie hervor): Ecstasy	– Entaktogene oder empathogene Substanzen können stimulierend und halluzinogen sein und sind in ihrer Wirkung den Intoxikationsleitzeichen nicht eindeutig zuzuordnen – Offenheit, Empathie und Glückseligkeit, aber auch ängstliche und/oder gereizte Reaktionen – Krampfanfälle, Bluthochdruckkrisen und Herzrhythmusstörungen – soziale Komplikationen wie Überschätzung der körperlichen Belastbarkeit und Mangel an sozialen Hemmungen und Fehlhandlungen – Pupillen meist deutlich erweitert
Dissoziative Substanzen (führen zur Trennung von Wahrnehmungs- und Gedächtnisinhalten): Ketamin	– Leitsymptome: sedierende und analgesierende Wirkung der Substanzen verzerren die Körperwahrnehmung, Gefühl der Körperlosigkeit mit Gefahr der Selbst- und Fremdgefährdung – Delirium und katatone hypoaktive Zustände möglich – Gefahren durch Krampfanfälle möglich

Entsprechend der beobachteten vitalen Bedrohung und Symptome einer Drogenintoxikationen lassen sich Notfallmaßnahmen situativ ab- und einleiten.

❶ Cave

In besonders schweren und bedrohlichen Fällen ist sofort der Notarzt für die Stabilisierung der Vitalfunktionen und für die Gabe von Gegenmitteln (Antidots) zu rufen. Es kann notwendig sein, antipsychotische und sedierende Medikamente zu verabreichen.

In milden Fällen der Intoxikation verbessern sich die Symptome und das klinische Bild durch Absinken des Serumspiegels der Substanz innerhalb der nächsten 6–12 Stunden (Lenz 2007).

Pflegerisches Handeln bei Entzugserscheinungen und Drogenintoxikationen
Nachfolgend werden die allgemeinen pflegerischen Erste-Hilfe- und Notfallmaßnahmen bei Entzugserscheinungen oder Drogenintoxikationen und Drogennotfällen benannt (Lenz 2007).

8

1. Bewusstseinslage und Vitalparameter überprüfen:

- Überprüfen Sie Ansprechbarkeit und Grad der Wachheit (Vigilanz) des Bewohners, klinisch zu beobachten als Benommenheit, Somnolenz, Stupor oder Koma.
- Sprechen Sie den Bewohner laut an und versuchen Sie gegebenenfalls durch kräftiges Berühren (z. B. fester Druck mit dem Daumen zwischen den Augenbrauen oder Kneifen in die Oberarminnenseite) eine Reaktion hervorzubringen. Reagiert der Bewohner nicht auf Schmerzreize, so ist die Bewusstseinstrübung ernst zu nehmen und gegebenenfalls ein spezifisches Assessment einzusetzen (z. B. Glasgow Coma Scale, Teasdale u. Jennett 1974).
- Überprüfen Sie bei Bewusstlosigkeit die Pupillenreaktion und -form.
- Ist der Bewohner ansprechbar, so überprüfen Sie seine Bewusstseinslage und die zeitliche, örtliche, persönliche und situative Orientierung. Achten Sie darauf, ob der Bewohner optische und akustische Halluzinationen hat und zunehmend eine psychomotorische Unruhe entwickelt. Des Weiteren beobachten Sie, ob der Bewohner Ihren Aufforderungen und Ansprachen folgen kann oder aufgrund einer Aufmerksamkeits- und Denkstörung schnell abgelenkt und sprunghaft im Denken ist.
- Überprüfen Sie die Vitalparameter wie z. B. die Atmung (Atemfrequenz und Hypo- oder Hyperventilation, Atemrhythmus und möglichst die Sauerstoffsättigung). Überprüfen Sie ferner, ob eine Verschleimung vorliegt oder der Bewohner erbrochen hat und ob die Gefahr der Aspiration besteht. Weitere zu überprüfende Vitalparameter sind Blutdruck und Puls (Herzfrequenz, -rhythmus).
- Überprüfen Sie diese Vitalparameter im Verlauf engmaschig.

2. Verantwortlichen Notarzt oder Arzt informieren:

- *Bei einem vital bedrohten reaktionslosem Bewohner* rufen Sie den Notarzt und leisten bis zum Eintreffen des Arztes Erste Hilfe (visualisierter Reanimationsablauf nach ERC-Leitlinien von 2010 ist online verfügbar unter: https://www.station24.de/c/document_library/get_file?uuid=005552e9-ab32-4c69-8b61-a43bad77541c&groupId=10138).
- *Bei einem vital nicht bedrohten Bewohner* schildern Sie dem verantwortlichen Arzt telefonisch die klinische Symptomatik der Entzugserscheinungen oder der Intoxikation.

3. Sicherheit gewähren:

- Halten Sie den Kontakt mit dem Bewohner, bis der Notarzt oder Arzt eingetroffen ist. Leisten Sie Erste Hilfe! Der klinische Zustand kann sich zunehmend verschlechtern.
- Lassen Sie den Bewohner nicht allein! Bewohner mit Entzugserscheinungen und Halluzinationen sowie Agitation sind stark sturzgefährdet. Darüber hinaus drohen epileptische Krampfanfälle oder selbstgefährdendes Verhalten aufgrund der Halluzinationen.
- Halten Sie die Atmung und Atemwege frei und schützen Sie den Bewohner vor Aspiration mit Sekret oder Erbrochenem.
- Halten Sie Sichtkontakt zum Bewohner bei motorischer Unruhe und Weglauftendenz.
- Ist ein Bewohner in der Agitation durch Ansprache nicht mehr zu erreichen und kommt Aufforderungen nicht mehr nach, so ist er zum Selbst- und Fremdschutz zu fixieren. Dies muss ärztlich angeordnet sein (Lenz 2007).
- Dokumentieren Sie das Ereignis, die klinischen Symptome, Verhaltensauffälligkeiten und ihre Dauer sowie die Vitalparameter.

◨ **Tab. 8.8** Entzugserscheinungen und Erste Hilfe bei Drogenüberdosierung (Loth et al. 2002)

Suchtmittel und/ oder Handlung	Entzugserscheinungen	Leitsymptome bei Überdosis, Erste-Hilfe-Maßnahmen
Opiate: z. B. Morphin, Heroin, Methadon	8–12 Stunden: Unruhe, Tränen, laufende Nase, Keuchen, Schwitzen 24–48 Stunden: Unruhe, Reizbarkeit, Schlafstörungen, Niesen (Schleimabsonderung aus der Nase), starke Tränenbildung, Angst, Depression, Erweiterung der Pupillen, Sträuben der Haare, Übelkeit, Erbrechen, Bluthochdruck, Austrocknung; Symptome können 3–7 Tage anhalten	Bewusstlosigkeit, Atembeschwerden Erste Hilfe: – Atmung und Blutkreislauf in Gang halten – Arzt: schnellstmöglich Naloxon (0,01 mg/kg KG) injizieren – wiederholte Naloxongaben, da Wirkung nicht so lang anhält wie die von Morphin
Halluzinogene: z. B. LSD, Cannabis (Ecstasy siehe auch letzte Tabellenzeile!)	LSD: unbekannt Ecstasy: impulsives und aggressives Verhalten, Erregung, Depression Cannabis: Nervosität, Angst, Unruhe, allgemeines Unwohlsein	Halluzinationen, Angstanfälle Erste Hilfe: – Patienten in ruhigere Umgebung bringen – Beruhigen, anfassen, mit Betroffenem reden In ernsten Fällen, wenn keine Kommunikation zustande kommt: – Arzt gibt Librium® oder Valium®
Amphetamine	Erschöpfung, Angst, Müdigkeit, Lustlosigkeit, Reizbarkeit, schlechte Laune; schwere Depressionen und Rückfälle in vorhandene psychiatrische Störungen möglich	Bewusstlosigkeit Erste Hilfe: – Patienten in ruhigere Umgebung bringen – beruhigen In ersten Fällen: – Arzt gibt sedierende Barbituratinjektion
Kokain	„Crash" kann Stunden oder Tage dauern Erregung, Benommenheit, Müdigkeit, Erschöpfung, lange Schlafphasen, die nicht erfrischen Bei langwierigem Kokainkonsum: kaltes Schaudern, Muskelschmerzen, Muskelzittern, unwillkürliche Muskelbewegungen (Tics), Übelkeit Gesteigerter Appetit, manchmal starkes Hungergefühl mit Fresssucht Depressionen, Suizidgefahr Nach 1–10 Wochen: Lustlosigkeit, Angst, starkes Verlangen nach Kokain	Starke Atembeschwerden, Störung der Herzfunktion Erste Hilfe: – Atmung und Blutkreislauf in Gang halten
Benzodiazepine: z. B. Valium®, Rohypnol®, Diazepam, Flunitrazepam	Schwitzen, Übelkeit, Erbrechen, Herzklopfen, trockener Mund, Schlaflosigkeit, prickelnde Hände und Füße, starres Gesicht, Anfälle, Muskelverspannungen, Angst Symptome können lange anhalten und nach langen, unregelmäßigen Pausen erneut auftreten	Vermindertes Reaktionsvermögen, Verwirrtheit Atembeschwerden Erste Hilfe: – erbrechen lassen – Patienten in ruhigere Umgebung bringen – beruhigen – Atmung in Gang halten

◘ Tab. 8.8 Fortsetzung

Suchtmittel und/ oder Handlung	Entzugserscheinungen	Leitsymptome bei Überdosis, Erste-Hilfe-Maßnahmen
Koffein	Bluthochdruck, Unruhe, Angst und verminderter Schlaf	–
Alkohol	Bluthochdruck, beschleunigter Puls, seelische Probleme (z. B. Wernicke-Syndrom, Psychosen, Halluzinationen, Depression), Tremor, Übelkeit, Erbrechen, Diarrhö, Anfälle, Schwitzen, Delirium tremens, Orientierungslosigkeit, psychomotorische Aktivität, Schlafstörungen, Gedächtnisstörungen	Enthemmung, Schläfrigkeit Erste Hilfe: – erbrechen lassen – warm halten Atembeschwerden, Hypothermie, Hypotonie Erste Hilfe: – Atmung in Gang halten – warm halten
Nikotin	Kopfschmerzen, Benommenheit, Schlaflosigkeit, Magen-Darm-Störungen, Schwitzen, Reizbarkeit, Konzentrationsstörungen, zunehmende Esslust, Ungeduld	–
Glücksspiel	Tremor, Schwitzen, Erregung, Unruhe	–
Ecstasy (siehe auch 2. Tabellenzeile!)	Symptome am Tag nach dem Konsum (von 50% der Betroffenen als negativ erlebt): Benommenheit, Müdigkeit, Missmut, Kater, Lustlosigkeit, Kopf-, Muskel- und Magenschmerzen, starkes Schwitzen Neutrale Symptome: Herzklopfen, leichte Desorientierung, Müdigkeit, schlechter Schlaf, Muskelverspannungen in den Augen, kalte Hände	Atembeschwerden Erste Hilfe: – Atmung in Gang halten Akute Verwirrtheit, Konvulsionen Erste Hilfe: – Patienten in ruhigere Umgebung bringen – beruhigen, berühren, ansprechen

❶ Cave

Reagieren Sie bei klinischen Symptomen von Entzugssyndromen oder Drogenintoxikationen sofort!

8.4.8.2 Suchtmittelbezogene Leitsymptome der Entzugserscheinungen und der Intoxikation sowie Maßnahmen der Ersten Hilfe

Die spezifischen Entzugserscheinungen und Leitsymptome der verschiedenen Suchtkonsumstörungen werden in ◘ Tab. 8.8 in ihrem klinischen Bild dargestellt, ebenso wie die Symptome der Drogenintoxikation (Vergiftung). ◘ Tab. 8.8 benennt zudem

suchtmittelspezifische gezielte Erste-Hilfe-Maßnahmen im Falle einer Überdosierung.

8.4.9 Modul 9: Infektionsschutz und Hygiene

Zentrale Aspekte in Modul 9:
– Infektionsprävention und Hygiene bei Virusinfektionen wie Hepatitis A, B, C und HIV/AIDS beachten und einhalten zum Schutz der Mitarbeiter, Mitbewohner und Angehörigen

Zuordnung im ABEDL-Strukturmodell (Krohwinkel 2008)

Kommunizieren können

Sich bewegen können

Vitale Funktionen des Lebens aufrechterhalten können

Sich pflegen können

Essen und Trinken können

Ausscheiden können

Sich kleiden können

Ruhen, schlafen, entspannen können

Sich beschäftigen, lernen, sich entwickeln zu können

Die eigene Sexualität leben können

Für eine sichere/fördernde Umgebung sorgen

Soziale Kontakte, Beziehungen und Bereiche sichern und gestalten können

Mit existenziellen Erfahrungen des Lebens umgehen können

8.4.9.1 Strategien und Pflegeinterventionen zum Bereich „Infektionsschutz und Hygiene"

Als Folge des Suchtmittelkonsums illegaler Drogen und dem Leben mit der Sucht ist der Umgang mit den Infektionskrankheiten Hepatitis A, B, C und HIV/AIDS in der pflegerischen Versorgung zu beachten. Bei i. v. Drogenabhängigen stehen die chronische Hepatitis C und die HIV-Infektion im Mittelpunkt. Hepatitis C liegt bei 50–60% der i. v. Drogenkonsumierenden vor, HIV-Infektionen bei ca. 10% der älteren Drogenabhängigen (Lenz 2007, Degkwitz u. Zurhold 2010, Vogt 2009a).

> ❯ Im Vordergrund einer jeden Einschätzung des eigenen Risikos steht die Klarheit über eine vorhandene Diagnosestellung des Bewohners und vorliegende Ergebnisse aus Blutuntersuchungen.

Bei der Aufnahme von Menschen mit einer Suchterkrankung bzw. einer ehemaligen Suchtproblematik mit illegalen Substanzen ist es für das Team und die einzelne Pflegeperson wichtig zu wissen, ob überhaupt eine entsprechende Untersuchung vorgenommen wurde und wann zuletzt Ergebnisse aus einer Untersuchung dokumentiert wurden.

Dafür sind ärztliche Befunde und die Krankenakte des Bewohners zu sichten. Gegebenenfalls kann auch Kontakt mit dem Hausarzt aufgenommen werden und eine gemeinsame Klärung herbeigeführt

werden. Da in den Einrichtungen davon ausgegangen werden kann, dass vor allem ehemalig Konsumierende betreut werden, ist das Risiko einer Neuinfektion eher als gering anzusehen.

Liegt eine bekannte Infektion vor, so sind spezifische Schutzmaßnahmen erforderlich, um eine Ansteckung anderer und auch als betreuende Pflegeperson zu vermeiden. Wenn die nachfolgend beschriebenen Hygienemaßnahmen eingehalten werden, ist das Übertragungs- und Ansteckungsrisiko gering.

> ❗ **Cave**
> **Bei Konsumierenden von i. v. Heroin ist das Infektionsrisiko von Hepatitis B, C und HIV/AIDS besonders hoch. Die Angst vor Ansteckung kann durch einen gezielten Infektionsschutz verringert werden.**

Die Einhaltung von Hygienemaßnahmen bei den Infektionskrankheiten Hepatitis A, B, C und HIV/AIDS dient dem Schutz Ihrer Person, dem Schutz anderer Mitbewohner und der Angehörigen. Durch die Einhaltung von Hygienemaßnahmen, dem Einsatz von Schutzkleidung und hygienischer Händedesinfektion wird die Übertragung der Virusinfektion auf andere verhindert. Die Infektionskette und der Übertragungsweg werden gestoppt.

Nachfolgend werden die Infektionsquellen und Übertragungswege dieser Infektionskrankheiten beschrieben sowie gezielte Maßnahmen der Infektionsprävention zum Schutz benannt. Besondere Aufmerksamkeit gilt dem Schutz vor kontaminiertem Blut, Körperflüssigkeiten und Ausscheidungen.

8.4.9.2 Infektionsquellen und Infektionswege

Der primäre Übertragungsweg bei **Hepatitis A** ist die Kontakt- und Schmierinfektion (fäkal-oral) durch die Aufnahme kontaminierter Lebensmittel, durch kontaminierte Gebrauchsgegenstände oder engen Kontakt von Personen im Haushalt sowie durch Sexualkontakte homosexueller Männer.

Bei Hepatitis B, C und beim HIV/AIDS-Virus erfolgt die Übertragung zum einen parenteral, das heißt durch den Kontakt mit Blut (durch Injektionen oder Blutprodukte). Zum anderen kann die Übertragung sexuell erfolgen.

- **Hepatitis B (HBV)**
  - Es reichen schon kleinste Mengen infizierten Blutes und nur geringfügige Verletzungen als Eintrittspforte für den Virus in den Körper, um eine Hepatitis-B-Infektion zu übertragen.
  - Der Hepatitis-B-Virus ist, wenn auch in wesentlich geringeren Konzentrationen, in Tränenflüssigkeit, Speichel, Sperma, Vaginalsekret und Menstrualblut enthalten. Der Mensch mit seinen Körperflüssigkeiten ist die Infektionsquelle.
  - Der Übertragungsweg bei Hepatitis B ist in 40–70% sexuell – hier ganz besonders bei Risikogruppen wie z. B. homosexuell aktive Männer, intravenös Drogenkonsumierende oder Prostituierte. Bei i. v. Drogenkonsumierenden besteht das hohe Infektionsrisiko durch den Tausch von gebrauchten Spritzen und Kanülen, ebenso wie durch ungeschützte sexuelle Kontakte (Robert Koch-Institut 2012a).

- **Hepatitis C (HCV)**
  - Hepatitis C wird in erster Linie parenteral übertragen, das heißt durch den Kontakt mit erregerhaltigem (kontaminiertem) Blut.
  - Besondere Risikogruppen für die Infektion mit Hepatitis C sind durch das gemeinsame Nutzen von Spritzen und Kanülen i. v. Drogenkonsumierende. Auch bei intranasalem Drogenkonsum kann die Infektion mit Hepatitis C durch die gemeinsame Nutzung von Utensilien eintreten.
  - Hepatitis-C-Viren können auch in Körperflüssigkeiten wie Tränenflüssigkeit, Schweiß oder Sperma vorkommen. Die Ansteckung über diese Infektionsquellen ist jedoch eher unwahrscheinlich.
  - Die sexuelle Übertragung von Hepatitis C ist grundsätzlich möglich, als Übertragungsweg aber als gering zu bewerten. Risikogruppe für die sexuelle Übertragung sind homosexuelle

Männer mit ungeschützten und verletzungsträchtigen Sexualpraktiken (Robert Koch-Institut 2012b).

- **HIV/AIDS**
  - Bei HIV/AIDS ist der Mensch das Reservoir, die Infektionsquelle. Der häufigste Übertragungsweg ist die sexuelle Übertragung durch ungeschützten Verkehr. Virushaltige Körperflüssigkeiten sind im Wesentlichen Sperma, Vaginalsekret und Flüssigkeit der Darmschleimhaut. Für die Übertragung sind Schleimhautläsionen keine Bedingung.
  - Hauptgruppe der Betroffenen sind heterosexuelle Männer, i. v. Drogenkonsumierende, Migranten mit einer hohen Rate an HIV-Infektionen im Herkunftsland.
  - Ein weiterer Übertragungsweg des HI-Virus ist die parenterale Übertragung von kontaminiertem Blut oder Blutprodukten. Auch hier stellt bei i. v. Drogenkonsumierenden die gemeinsame Verwendung von Utensilien zum Drogenkonsum eine große Gefahr der Infizierung dar, und zwar bei Stich- und Schnittverletzungen an kontaminierten Instrumenten.
  - HIV wird **nicht** im sozialen Alltag, beispielsweise durch gemeinsame Nutzung von Geschirr und sanitären Anlagen oder über Lebensmittel, übertragen.
  - Die fortgeschrittene HIV-Erkrankung mit schwerem und manifestem Verlauf inklusive Infektionen an Lunge, Auge, Hirn und Darm wird als erworbenes Immunschwächesyndrom (acquired immune deficiency syndrome) oder kurz AIDS bezeichnet und verläuft unbehandelt tödlich (Robert Koch-Institut 2013).

8.4.9.3 Infektionsschutz bei Hepatitis A, B, C und HIV

❏ Tab. 8.9 zeigt die Hygienemaßnahmen bei Hepatitis A, B, C und HIV/AIDS, wie sie zur „Infektionsprävention in Heimen" vom Robert Koch-Institut empfohlen werden (Robert Koch-Institut 2005).

◼ Tab. 8.9 Grundlegende Hygienemaßnahmen bei Hepatitis A, B, C und HIV/AIDS-Virus (Robert Koch-Institut 2005)

Maßnahme	Beschreibung
Primäre Prävention / Schutzimpfung der Mitarbeiter	Impfschutz durch Schutzimpfung gegen Hepatitis A und B, Immunisierung der Mitarbeiter als Voraussetzung für pflegerische Tätigkeit bei aktuell oder ehemaligen Drogenkonsumierenden
Hygienische Händedesinfektion	– Desinfektionsmittel müssen gegen Hepatitis A, B, C und HIV virozid wirken – vor und nach Kontakt mit infizierten Bewohnern – vor und nach Ablegen der Einmalhandschuhe – nach Kontakt mit potenziell kontaminierten Gegenständen und Flüssigkeiten (z. B. Urin, Urinsammelgefäße, Schmutzwäsche, Trachealtuben und Absaugsystemen) – nach Kontakt mit Blut, Speichelkontakt, bei Erbrechen, Ausscheidungen, Diarrhöen, nach Kontakt mit Sekreten. Vor und nach aseptischen Maßnahmen wie Zubereitung von Medikamenten – vor und nach invasiven Maßnahmen wie Punktionen (s. c. Injektionen, Blutzuckerkontrolle/Stix), Anlage eines Blasenkatheters, Verbandswechsel bei Wunden – vor und nach Inhalationstherapie, Tracheostomapflege und endotrachealem Absaugen
Schutzkleidung / Einmalhandschuhe	– bei Kontakt mit kontaminiertem Blut, Sekreten (Urindrainagesystemen), Ausscheidungen oder beim Verbandswechsel (Abszessen) – bei der speziellen Mundpflege oder Zahnprothesenversorgung, bei Speichelkontakt – beim endotrachealen Absaugen
Schutzkleidung / Mund-Nasen-Schutz	Zum Schutz vor infektiösen Aerosoles Mund-Nasen-Schutz tragen, etwa bei der speziellen Mundpflege oder beim Absaugen tracheotomierter Bewohner Vorbeugung von Infektionen mit Hepatitis B, C und HIV durch Verspritzen von respiratorischem Sekret
Schutzkleidung / Augenschutz	Da beim endotrachealen Absaugen oder bei der speziellen Mundpflege respiratorische Sekrete verspritzt werden können, wird das zusätzliche Tragen eines Augenschutzes vor Infektion mit Hepatitis B, C und HIV empfohlen
Schutzkleidung / Schürze	Tragen einer Schutzschürze, wenn eine Kontamination der Berufskleidung durch Blut, Urin, Stuhl wahrscheinlich ist
Pflegeartikel	Personenbezogener Einsatz von Körperpflegeartikeln, elektrischen Rasierapparaten, Hilfsmitteln zur Maniküre und Pediküre
Pflegegeschirr / Steckbecken, Urinflaschen	Zur Desinfektion von Steckbecken und Urinflaschen vorzugsweise Reinigungs-Desinfektions-Automaten einsetzen (statt manueller Desinfektion)
Waschschüsseln, Sitz- und Badewannen	Wischdesinfektion mit virozidem Flächendesinfektionsmitteln
Laufende Flächendesinfektion	Täglich als Wischdesinfektion mit virozidem Flächendesinfektionsmittel

■ Praxistipp

Aktuelle Ratgeber zu Hygiene und Infektionsprävention finden sich auf der Homepage des
Robert Koch-Instituts (www.rki.de).

8.5   Anhang

8.5.1 Legende zu Prozessdarstellungen der Behandlungspfade

◘ Abb. 8.9 enthält Erläuterungen zu den Feldern bei
Prozessdarstellungen in den Behandlungspfaden.

8.5.2 Kurzfragebögen zu Modul 1

8.5.2.1 Kurzfragebogen CAGE (Alkoholkonsum)

Hilfreich im Erstgespräch können die 4 Fragen des
CAGE-Fragebogens sein (◘ Tab. 8.10).

■ Auswertung

Bei 2 und mehr positiven Antworten ist das Vorliegen eines Alkoholmissbrauchs wahrscheinlich;
möglicherweise hat sich auch bereits eine Alkoholabhängigkeit entwickelt. Um eine Alkoholabhängigkeit auszuschließen oder zu bestätigen, können die
Fragen nach ICD-10 eingesetzt werden.

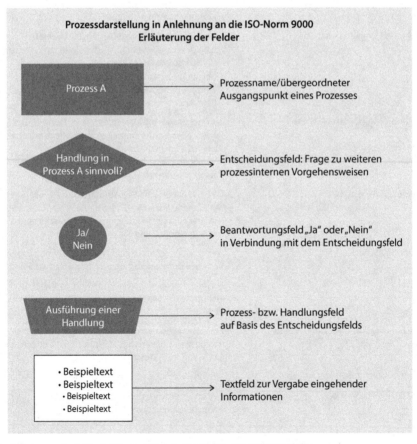

◘ **Abb. 8.9**   Erläuterung der Felder bei Prozessdarstellungen in den Behandlungspfaden

◻ **Tab. 8.10** CAGE-Fragebogen zur raschen Erkennung von abhängigem oder problematischem Alkoholkonsum

Frage	Zutreffendes ankreuzen	
1. Haben Sie jemals das Gefühl gehabt, Sie müssten Ihren Alkoholkonsum vermindern? (Cut down)	Ja ☐	Nein ☐
2. Haben andere Personen Sie dadurch geärgert, dass sie Ihr Trinkverhalten kritisiert haben? (Annoyed)	Ja ☐	Nein ☐
3. Haben Sie sich jemals schlecht oder schuldig wegen Ihres Trinkens gefühlt? (Guilt feelings)	Ja ☐	Nein ☐
4. Brauchen Sie morgens Alkohol, um erst richtig leistungsfähig zu werden? (Eye opener)	Ja ☐	Nein ☐

Quelle: Deutsche Hauptstelle für Suchtfragen e. V. (DHS 2013c) Alkoholabhängigkeit. Suchtmedizinische Reihe. Bd. 1. Online verfügbar unter: http://www.dhs.de/fileadmin/user_upload/pdf/Broschueren/Suchtmed_Reihe_1_Alkohol.pdf. Zugriff: 03.12.2016

8.5.2.2 Kurzfragebogen SMAST-G (Alkoholkonsum)

Der SMAST-G ◻ Tab. 8.11). ist ein Test für ältere Menschen für die Erkennung von problematischem Alkoholkonsum.

▪ **Auswertung**

Werden zwei oder mehr dieser Fragen mit Ja beantwortet, liegt vermutlich ein Alkoholproblem vor und es sollten Hilfe und Beratung angeboten werden.

◻ **Tab. 8.11** SMAST-G (Short Michigan Alcoholism Screening Test – Geriatric)SMAST-G (Short Michigan Alcoholism Screening Test-Geriatric) zur Erkennung von problematischem Alkoholkonsum (Selbsttest) (SMAST-Geriatric Version; © The Regents of the University of Michigan 1991)
Die folgenden Aussagen beschreiben eine Reihe von Verhaltensweisen und Problemen, die auftreten können, wenn Sie regelmäßig Alkohol trinken. Denken Sie an das vergangene Jahr und prüfen Sie bei jeder Aussage, ob diese auf Sie zutrifft oder nicht. Kreuzen Sie jeweils das entsprechende Kästchen an.

Aussage	Zutreffendes ankreuzen	
1. Haben Sie anderen gegenüber schon einmal untertrieben, wie viel Alkohol Sie trinken?	Ja ☐	Nein ☐
2. Haben Sie nach ein paar Gläsern Alkohol manchmal nichts gegessen oder eine Mahlzeit ausgelassen, da Sie sich nicht hungrig fühlten?	Ja ☐	Nein ☐
3. Helfen ein paar Gläser Alkohol, Ihre Zittrigkeit oder Ihr Zittern zu verhindern?	Ja ☐	Nein ☐
4. Haben Sie, nachdem Sie Alkohol getrunken haben, manchmal Schwierigkeiten, sich an Teile des Tages oder der Nacht zu erinnern?	Ja ☐	Nein ☐
5. Trinken Sie gewöhnlich Alkohol, um zu entspannen oder Ihre Nerven zu beruhigen?	Ja ☐	Nein ☐
6. Trinken Sie, um Ihre Probleme für einige Zeit vergessen zu können?	Ja ☐	Nein ☐
7. Haben Sie Ihren Alkoholkonsum erhöht, um einen Verlust in Ihrem Leben besser zu verkraften?	Ja ☐	Nein ☐
8. Hat ein Arzt bzw. eine Ärztin oder eine andere Person Ihnen schon einmal gesagt, er oder sie mache sich Sorgen bezüglich Ihres Alkoholkonsums?	Ja ☐	Nein ☐

◨ **Tab. 8.11** Fortsetzung

Aussage	Zutreffendes ankreuzen	
9. Haben Sie jemals Trinkregeln aufgestellt, um besser mit Ihrem Alkoholkonsum klarzukommen?	Ja ☐	Nein ☐
10. Verschafft ein alkoholisches Getränk Ihnen Erleichterung, wenn Sie sich einsam fühlen?	Ja ☐	Nein ☐

Quelle: DHS u. Barmer GEK (2010) Alkohol. Weniger ist besser. Online verfügbar unter: http://www.unabhaengig-im-alter.de/fileadmin/user_upload/dhs/pdf/A100044_Alkohol_Unabhaengig_im_Alter_neu.pdf. Zugriff: 03.12.2016

8.5.2.3 Kurzfragebogen Fagerström-Test zur Diagnostik einer Tabakabhängigkeit (Tabakkonsum)

Zur Diagnostik einer Tabakabhängigkeit ist der Fagerström-Test for Nicotine Dependence (FTND) international gebräuchlich (◨ Tab. 8.12). Er bietet die Möglichkeit, mit 6 Fragen zum Rauchverhalten wichtige Dimensionen der Tabakabhängigkeit zu erfassen, und ist ein wichtiger Vorhersagewert kurz- oder langfristig erreichbarer Abstinenz. Die Gesamtpunktzahl liefert eine zuverlässige Einschätzung der Stärke der Tabakabhängigkeit. Denn Studien belegen: Je höher der Wert im Fagerström-Test ist, desto ist stärker die Abhängigkeit und desto geringer sind die erreichten Abstinenzquoten.

◨ **Tab. 8.12** Kurzfragebogen Fagerström-Test zur Diagnostik einer Tabakabhängigkeit

Zutreffendes ankreuzen	Antwort	Punkte
1. Wann rauchen Sie Ihre erste Zigarette nach dem Aufwachen?		
☐	Innerhalb von 5 Minuten	3
☐	Innerhalb von 6 bis 30 Minuten	2
☐	Innerhalb von 31 bis 60 Minuten	1
☐	Nach 60 Minuten	0
2. Finden Sie es schwierig, an Orten, wo das Rauchen verboten ist (z. B. Kirche, Bibliothek, Kino usw.) auf das Rauchen zu verzichten?		
☐	Ja	1
☐	Nein	0
3. Auf welche Zigarette würden Sie nicht verzichten wollen?		
☐	Die erste nach dem Aufstehen	1
☐	Eine andere	0
4. Wie viele Zigaretten rauchen Sie pro Tag?		
☐	Mehr als 30	3
☐	21–30	2
☐	11–20	1
☐	Weniger als 10	0
5. Rauchen Sie in den ersten Stunden nach dem Erwachen im Allgemeinen mehr als am Rest des Tages?		
☐	Ja	1
☐	Nein	0
6. Kommt es vor, dass Sie rauchen, wenn Sie krank sind und tagsüber im Bett bleiben müssen?		
☐	Ja	1
☐	Nein	0

◨ Tab. 8.12 Fortsetzung

Zutreffendes ankreuzen	Antwort	Punkte
AUSWERTUNG		
Gesamtpunktzahl	Einschätzung der Abhängigkeit	
0–2	Sehr gering	
3–4	Gering	
5	Mittelschwer	
6–7	Schwer	
8 und mehr	Sehr schwer	

Quelle: Wissenschaftliches Kuratorium der Deutschen Hauptstelle für Suchtfragen e. V. (DHS 2013d) Tabakabhängigkeit. Suchtmedizinische Reihe. Bd. 2. Online verfügbar unter: http://www.dhs.de/fileadmin/ user_upload/pdf/Broschueren/Suchtmed_Reihe_2_Tabak.pdf. Zugriff: 03.12.2016

8.5.2.4 Kurzfragebogen Medikamenteneinnahme (KFM) (Medikamentenkonsum)

Die Aussagen in ◨ Tab. 8.13 beschreiben eine Reihe von Gewohnheiten und Schwierigkeiten, die infolge einer häufigen Einnahme von Schlaf- und Beruhigungsmitteln, Schmerzmitteln sowie von Medikamenten zur Behandlung von Depressionen und Stimmungstiefs auftreten können. Prüfen Sie bei jeder Aussage, ob sie auf Sie zutrifft oder nicht und kreuzen Sie das entsprechende Kästchen an.

Treffen 2 oder mehr dieser Aussagen auf Sie zu? Dann kann es sein, dass Sie aufgrund einer längerfristigen Medikamenteneinnahme eine Gewöhnung entwickelt haben, die zu einer Abhängigkeit werden kann.

◨ Tab. 8.13 Kurzfragebogen zur Medikamenteneinnahme – welche Rolle spielen Medikamente in Ihrem Leben? (Watzl et al. 1991)

Aussage	Zutreffendes ankreuzen	
1. Ohne Medikamente kann ich schlechter einschlafen.	☐ trifft zu	☐ trifft nicht zu
2. Ich habe mir zur Sicherheit schon einmal einen kleinen Tablettenvorrat angelegt.	☐ trifft zu	☐ trifft nicht zu
3. Zeitweilig möchte ich mich von allem zurückziehen.	☐ trifft zu	☐ trifft nicht zu
4. Es gibt Situationen, die schaffe ich ohne Medikamente nicht.	☐ trifft zu	☐ trifft nicht zu
5. Andere glauben, dass ich Probleme mit Medikamenten habe.	☐ trifft zu	☐ trifft nicht zu
6. Die Wirkung meiner Medikamente ist nicht mehr so wie am Anfang der Einnahme.	☐ trifft zu	☐ trifft nicht zu
7. Weil ich schmerzen habe, nehme ich oft Medikamente.	☐ trifft zu	☐ trifft nicht zu
8. In Zeiten erhöhter Medikamenteneinnahme habe ich weniger gegessen.	☐ trifft zu	☐ trifft nicht zu
9. Ich fühle mich ohne Medikamente nicht wohl.	☐ trifft zu	☐ trifft nicht zu
10. Manchmal war ich selbst erstaunt, wie viele Medikamente ich an einem Tag eingenommen habe.	☐ trifft zu	☐ trifft nicht zu
11. Mit Medikamenten fühle ich mich oft leistungsfähiger.	☐ trifft zu	☐ trifft nicht zu

Quelle: Deutsche Hauptstelle für Suchtfragen e. V. (DHS 2005) Substanzbezogene Störungen im Alter. Online verfügbar unter: http://www.unabhaengig-im-alter.de/fileadmin/user_upload/dhs/pdf/KP32_Rolle_Mittel.pdf. Zugriff. 03.12.2016

Literatur

Barker P, Buchanan-Barker P (2013) Das Gezeitenmodell. Der Kompass für eine recovery-orientierte, psychiatrische Pflege. Huber, Bern

Bergen P (2010) Altenpflege heute. Lehrbuch für die Altenpflegeausbildung. Elsevier, Urban & Fischer, München

Brandhorst P (2008) Suchtkrank im Alter. Wenn Junkies in die Jahre kommen. Sozialmagazin 33(10): 47–49

Bundesärztekammer (2010) Richtlinien der Bundesärztekammer zur Durchführung der substitutionsgestützten Behandlung Opiatabhängiger. Vom Vorstand der Bundesärztekammer in einer Sitzung am 19.02.2010 verabschiedet. Online verfügbar unter: http://www.bundesaerztekammer.de/downloads/RL-Substitution_19-Februar-2010.pdf. Zugriff: 05.07.2016

Charlier S (2007) Interdisziplinäre Teamarbeit in der Pflege. In: Charlier S (Hrsg.) Soziale Gerontologie. Reihe Altenpflege professionell. Stuttgart, Thieme. S. 120–125

DBDD (2009) Behandlung und Pflege älterer Drogenabhängiger. Online verfügbar unter: http://www.dbdd.de/images/publikationen/dbdd/Sonderkapitel/2009_older_drug_users_de.pdf. Zugriff: 12.05.2015

Degkwitz P, Zurhold H (2010) Forschungsbericht Hamburg 2010. Die Bedarfe älterer Konsumierender illegaler Drogen. Zukünftige Anforderungen an Versorgungskonzepte in der Sucht- und Altenhilfe in Hamburg. Hamburg

Demmel R (2012) Motivational Interviewing – Psychotherapie auf Augenhöhe. In: Batra A, Bilke O (Hrsg.) Praxisbuch Sucht. Therapie der Suchterkrankungen im Jugend- und Erwachsenenalter. Thieme, Stuttgart

DHS (1999) Deutsche Hauptstelle für Suchtfragen e. V. Ethische Prinzipien in der professionellen Suchtkrankenhilfe. Online verfügbar unter: http://www.dhs.de/fileadmin/user_upload/pdf/Arbeitsfeld_Suchthilfe/Ethische_Prinzipien_1999.pdf. Zugriff: 21.01.2016

DHS (2005) Deutsche Hauptstelle für Suchtfragen e. V. Welche Rolle spielen Medikamente in Ihrem Leben? Kopiervorlage 3.2 aus: DHS (2005) Substanzbezogene Störungen im Alter. Online verfügbar unter: http://www.unabhaengig-im-alter.de/fileadmin/user_upload/dhs/pdf/KP32_Rolle_Mittel.pdf. Zugriff: 04.07.2016

DHS (2012) Deutsche Hauptstelle für Suchtfragen e. V. Substanzbezogene Störungen im Alter. Informationen und Praxishilfen. 5. Aufl. DHS, Hamm. Online verfügbar unter: http://www.unabhaengig-im-alter.de/fileadmin/user_upload/dhs/pdf/SubSt%C3%B6rungenAlter_web.pdf. Zugriff: 04.07.2016

DHS (2013a) Deutsche Hauptstelle für Suchtfragen e. V. Illegale Drogen. Probleme durch Drogen. Online verfügbar unter: http://www.unabhaengig-im-alter.de/index.php?id=106. Zugriff: 04.07.2016

DHS (2013b) Deutsche Hauptstelle für Suchtfragen e. V. Illegale Drogen. Ältere Konsumenten/innen illegaler Drogen. Online verfügbar unter: http://www.unabhaengig-im-alter.de/index.php?id=105. Zugriff: 04.07.2016

DHS (2013c) Deutsche Hauptstelle für Suchtfragen e. V. Alkoholabhängigkeit. Suchtmedizinische Reihe. Bd. 1. Online verfügbar unter: http://www.dhs.de/fileadmin/user_upload/pdf/Broschueren/Suchtmed_Reihe_1_Alkohol.pdf. Zugriff: 03.02.2016

DHS (2013d) Deutschen Hauptstelle für Suchtfragen e. V. Tabakabhängigkeit. Suchtmedizinische Reihe. Bd. 2. 4. Aufl. Online verfügbar unter: http://www.dhs.de/fileadmin/user_upload/pdf/Broschueren/Suchtmed_Reihe_2_Tabak.pdf. Zugriff: 04.07.2016

DHS (2015) Deutsche Hauptstelle für Suchtfragen e. V. Broschüre „Drogenabhängigkeit". Suchtmedizinische Reihe, Bd. 4. 3. Aufl. Hamm. Online verfügbar unter: http://www.dhs.de/fileadmin/user_upload/pdf/Broschueren/Suchtmed_Reihe_4_Drogen.pdf. Zugriff: 30.06.2016

DHS u. Barmer GEK (2010) Deutsche Hauptstelle für Suchtfragen e. V. Alkohol. Weniger ist besser. Online verfügbar unter: http://www.unabhaengig-im-alter.de/fileadmin/user_upload/dhs/pdf/A100044_Alkohol_Unabhaengig_im_Alter_neu.pdf. Zugriff: 21.01.2016

Die Drogenbeauftragte der Bundesregierung, Bundeskriminalamt (2014) Pressekonferenz der Drogenbeauftragten der Bundesregierung und des Präsidenten des Bundeskriminalamtes. Zahl der Drogentoten / Rauschgiftlage 2014. Gemeinsame Pressemitteilung vom 21.04. 2015. Online verfügbar unter: http://www.drogenbeauftragte.de/fileadmin/dateien-dba/Presse/Downloads/150421_PK_RG_-_Presseinformation_-_NEU.pdf. Zugriff: 31.03.2016

Dürsteler-Mac-Farland KM (2010) Substitutionsbehandlungen kommen in die Jahre – die Patienten auch. Suchtmagazin 36(3): 29–33

Dürsteler-Mac-Farland KM, Herdener M, Strasser J, Vogel M (2011) Medizinische und psychosoziale Problemlagen älterer substituierter Patienten. In: Vogt I (Hrsg.) Auch Süchtige altern. Probleme und Versorgung älterer Drogenabhängiger. Fachhochschulverlag, Frankfurt am Main. S. 93–136

Ebert K, Sturm S (2006) „Alte Junkies": Eine neue Herausforderung für die Drogenhilfe im Rahmen ambulant betreuten Wohnens? Akzeptanzorientierte Drogenarbeit 2(3): 19–30. Online verfügbar unter: http://www.indro-online.de/Ebert3_06.pdf. Zugriff: 11.12.2013

Eink M, Haltenhof H (2006) Basiswissen: Umgang mit suizidgefährdeten Menschen. Psychiatrie-Verlag, Bonn

Eppler N, Kuplewatzky N, Vogt I (2011) "Aber seelischer Schmerz, der ist schlimmer wie Zahnschmerzen". Die Sicht von älteren Drogenabhängigen und von Expertinnen und Experten auf die sozialen Beziehungen und die Gesundheit. In: Vogt I (Hrsg.) Auch Süchtige altern. Probleme und Versorgung älterer Drogenabhängiger. Hochschulverlag, Frankfurt am Main. S. 176–207

Flinks C (2007) Der Einsatz des "Suchtpanoramas„ als kreatives Medium in der ambulanten Arbeit mit Drogenabhängigen. In: Petzold HG, Schay P, Ebert W (Hrsg.) Integrative

Suchttherapie. Theorie, Methoden, Praxis, Forschung. 2. Aufl. VS Verlag für Sozialwissenschaften, Wiesbaden. S. 397–417

Garlipp P, Krüger A, Wessels A (2009) Therapeutischer Einsatz eines Hundes auf einer Sozialtherapiestation. „Ich geh' dann mal mit Juli raus!". Psych Pflege 15(6): 294–295

Gerkens K, Meyer C, Wimmer D (2009) Sucht-Abhängigkeit. Grundbegriffe. In: Gerkens K, Meyer C, Wimmer D (Hrsg.) Handbuch Sucht. Prävention und Behandlung. Rechtsgrundlagen und Rechtsprechung. Asgard Hippe, St. Augustin. S. 2–11

Gouzoulis-Mayfrank E, Schnell T (2007) Komorbidität Psychose und Sucht: Grundlagen und Praxis; mit Manual für die Psychoedukation und Verhaltenstherapie. 2. Aufl. Steinkopff, Darmstadt

Grunst S, Schramm A (2003) Pflege konkret. Neurologie, Psychiatrie. 2. Aufl Urban und Fischer, München

Harris, TA (1975) Ich bin o.k., du bist o.k. Rowohlt, Reinbek bei Hamburg

Hilckmann M (2011) Wohn- und Pflegegemeinschaften für ältere Drogenkonsumenten mit HIV und AIDS: Modellprojekte am Beispiel von „ZIK – zuhause im Kiez" in Berlin. In: Vogt I (Hrsg.) Auch Süchtige altern. Probleme und Versorgung älterer Drogenabhängiger. Fachhochschulverlag, Frankfurt am Main. S. 229–249

Holnburger M (1998) Pflegestandards – Psychiatrie. Ullstein Medical, Wiesbaden

Holnburger M (1999) Pflegestandards in der Psychiatrie. 2. Aufl. Urban & Fischer, München

Ives TJ, Chelminski PR, Hammett-Stabler CA, et al. (2006) Predictors of opioid misuse in patients with chronic pain: A prospective cohort study. BMC Health Serv Res 6: 46

Kahan M, Srivastava A, Wilson L, et al. (2006) Der Missbrauch von und Abhängigkeit von Opioiden. Studie zur Behandlung chronischer Schmerzpatienten. Can Fam Physician 52(9): 1081–1087

Keller K, Hoff T, Isfort M, Kuhn U, Färber N (2015) Systematisierte Pflegehandlungsempfehlung für die Mitarbeitenden von Altenpflegeeinrichtungen (vorrangig teil-/vollstationär) zum Umgang mit und zur Reduzierung des Konsums von legalen Suchtmitteln (Alkohol, Medikamente, Nikotin). Online verfügbar unter: http://www.sanopsa.de/index.php?eID=tx_nawsecuredl&u=0&g=0&t=1468482646&hash=bab64668ea728ee996bbf407234f5ff5d948eea3&file=fileadmin/data/dateien/pdf/SANOPSA_Systematisierte_Pflegehandlungsempfehlung.pdf. Zugriff: 13.07.2016

Kiresuk TJ, Sherman RE (1968) Goal Attainment Scale: A general method for evaluating comprehensive community mental health programs. Community Mental Health J 4(6): 443–453

Kolip P (2011) Leitfaden. Zielerreichungsskalen – Goal Attainment Scaling. Universität Bremen und IPP Bremen (Hrsg.) Universität Bielefeld, Bielefeld

Körkel J (1996) Rückfall in das Suchtverhalten: wissenschaftliche Befunde und praktische Implikationen. Psycho 22(6): 434–443

Körkel J (2005) Rückfallprophylaxe mit Alkohol- und Drogenabhängigen. In: Dollinger B (Hrsg.) Sucht als Prozess. Sozialwissenschaftliche Perspektiven für Forschung und Praxis. Verlag für Wissenschaft und Bildung, Berlin. S. 307–320

Körkel J, Kruse G (1997) Mit dem Rückfall leben. Abstinenz als Allheilmittel? 3. Aufl. Psychiatrie-Verlag, Bonn

Körkel J, Kruse G (2005) Basiswissen: Rückfall bei Alkoholabhängigkeit. Psychiatrie-Verlag, Bonn

Körkel J, Veltrup C (2003) Motivational Interviewing: Eine Übersicht. Suchttherapie 4(3): 115–124

Körkel J, Schindler C (1999) Ziele und Zielvereinbarungen in der Suchtarbeit. In Fachverband Sucht (Hrsg.) Suchtbehandlung – EntScheidungen und NotWendigkeiten. Geesthacht, Neuland. S. 174–196

Kremer G, Schulz M (2012) Motivierende Gesprächsführung in der Psychiatrie. 2. Aufl. Psychiatrie-Verlag, Bonn

Krohwinkel M (2008) Rehabilitierende Prozesspflege am Beispiel von Apoplexiekranken. 3. Aufl. Huber, Bern

Kruse G, Körkel J, Schmalz U (2000) Alkoholabhängigkeit erkennen und behandeln. Mit literarischen Beispielen. Psychiatrie-Verlag, Bonn

Kuhlmann T (2005) Der Einsatz von Substituten in der Entzugsbehandlung. In: Gerlach R, Stöver H (Hrsg.) Vom Tabu zur Normalität. 20 Jahre Substitution in Deutschland, Zwischenbilanz und Aufgaben für die Zukunft. Lambertus, Freiburg im Breisgau, S. 118–125

Kutschke A (2012) Sucht – Alter – Pflege. Praxishandbuch für die Pflege suchtkranker alter Menschen. Huber, Bern

Kutschke A (2013) Wissen gibt Sicherheit. Altenpflege 38(7): 17–26

Lenz B (2007) Abhängige Patienten. Im Schatten der Sucht. Die Schwester, der Pfleger 46(7): 592–596

Ley B (2011) Die neuen ERC-Leitlinien zur Reanimation. Die Schwester, der Pfleger 50(2): 112–121. Online verfügbar unter: http://www.pflegeportal.ch/pflegeportal/pub/Neue_ERC_Leitlinien_zur_Reanimation_2111_1.pdf. Zugriff: 15.07.2016

Loth C, Rutten R, Huson-Anbeck D (2002) Die gesundheitlichen Folgen der Sucht. In: Loth C, Rutten R, Huson-Anbeek D, Linde L (Hrsg.) Professionelle Suchtkrankenpflege. Huber, Bern. S. 47–67

Maremmani I, Pani PP, Pacini M, Perugi M (2007) Substance use and quality of life over 12 months among buprenorphine maintenance- treated heroin-addicted patients. J Subst Abuse Treat 33(1): 91–98

Martens MS, Verthein, U, Buth S, Neumann E (2009) Ambulante Suchthilfe in Hamburg. Statusbericht 2008 der Hamburger Basisdatendokumentation. BADO e. V., Hamburg

Marzinizik K, Fiedler A (2005) MOVE – Motivierende Kurz-Intervention bei konsumierenden Jugendlichen. Evaluationsergebnisse des Fortbildungsmanuals sowie der ersten Implementierungsphase. Forschung und Praxis der Gesundheitsförderung. Bd. 28. Bundeszentrale für gesundheitliche Aufklärung, Köln

Miller WR, Rollnick S (1991) Motivational interviewing: Preparing people to change addictive behavior. Guilford Press, New York

Ministerium für Frauen, Jugend, Familie und Gesundheit des Landes Nordrhein-Westfalen (2002) Lexikon der Süchte. Suchtvorbeugung in Nordrhein-Westfalen. Düsseldorf. Online verfügbar unter: https://www.dortmund.de/media/p/gesundheitsamt_6/pdf_3/gesundheit_und_umwelt/psychatrie_und_sucht/lexikon_suechte.pdf. Zugriff: 05.07.2016

Parnefjord R (2005) Das Drogentaschenbuch. 4. Aufl. Thieme, Stuttgart

Paul K, Müller R (2001) Seniorenfachberatung Altenhilfe und Altenpflege. Interdisziplinäre Zusammenarbeit zwischen Institutionen der Suchtkrankenhilfe und der Altenhilfe und -pflege. In: Fachverband Sucht e. V. (Hrsg.) Rehabilitation Suchtkranker – mehr als Psychotherapie! Neuland (Schriftenreihe des Fachverbandes Sucht e. V.), Geesthach. S. 393–406

Prochaska JO, DiClemente CC, Norcross JC (1992) In search of how people change. Applications to addictive behaviors. J Appl Psychol 47(9): 1102–1114

Reinecke MA (2009) Besonderer Sprachgebrauch in der Betreuung. Drogensondersprache – Tabu oder hilfreiches Mittel im Kontext der Pflege von abhängigen oder Rauschmittel missbrauchenden Menschen? Psych Pflege 15(4): 181–187

Robert Koch-Institut (RKI) (2005) Infektionsprävention in Heimen. Empfehlung der Kommission für Krankenhaushygiene und Infektionsprävention beim Robert Koch-Institut (RKI). Bundesgesundheitsbl – Gesundheitsforsch – Gesundheitsschutz 48(9): 1061–1080. Online verfügbar unter: http://www.rki.de/DE/Content/Infekt/Krankenhaushygiene/Kommission/Downloads/Heimp_Rili.pdf?__blob=publicationFile. Zugriff: 04.07.2016

Robert Koch-Institut (RKI) (2012a) Hepatitis B und D. RKI-Ratgeber für Ärzte. Online verfügbar unter: http://www.rki.de/DE/Content/Infekt/EpidBull/Merkblaetter/Ratgeber_HepatitisB.html. Zugriff: 04.07.2016

Robert Koch-Institut (RKI) (2012b) Hepatitis C. RKI-Ratgeber für Ärzte. Online verfügbar unter: http://www.rki.de/DE/Content/Infekt/EpidBull/Merkblaetter/Ratgeber_HepatitisC.html. Zugriff: 04.07.2016

Robert Koch-Institut (RKI) (2013) HIV-Infektion/AIDS. RKI-Ratgeber für Ärzte. Online verfügbar unter: http://www.rki.de/DE/Content/Infekt/EpidBull/Merkblaetter/Ratgeber_HIV_AIDS.html?nn=2374210. Zugriff: 04.07.2016

Rogers CR (1981) Der neue Mensch. Klett-Cotta, Stuttgart

Rollnick S, Miller WR, Butler CC (2012) Motivierende Gesprächsführung in den Heilberufen. Core-Skills für Helfer. Probst, Lichtenau

Rosner, S (unter Mitwirkung A Winheller) (2012) Gelingende Kommunikation – revisited. Ein Leitfaden für partnerorientierte Gesprächsführung, wertschöpfende Verhandlungsführung und lösungsfokussierte Konfliktbearbeitung. Hampp, München u. Mering

Sauter D, Abderhalden C, Needham I, Wolff S (2004) Lehrbuch Psychiatrische Pflege. Huber, Bern

Sauter D, Richter D (1998) Gewalt in der psychiatrischen Pflege. Huber, Bern

Scherbaum N (2007) Die Substitutionsbehandlung Opiatabhängiger. Nervenarzt 78(1): 103–109

Scherbaum N (2012) Opiate. In: Batra A, Bilke O (Hrsg.) Praxisbuch Suchttherapie. Therapie der Suchterkrankungen im Jugend- und Erwachsenenalter. Thieme, Stuttgart. S. 143–168

Scherbaum N, Thoms E (2012) Polytoxikomanie. In: Batra A, Bilke O (Hrsg.) Praxisbuch Suchttherapie. Therapie der Suchterkrankungen im Jugend- und Erwachsenenalter. Thieme, Stuttgart. S. 203–209

Schlippe A von, Schweitzer J (2007) Lehrbuch der systemischen Therapie und Beratung. 10. Aufl. Vandenhoeck & Ruprecht, Göttingen

Schmidt V, Lang S, Hoffmann R, Dreher M, Kunz I, Preuss U, Wurst FM (2012) Alter & Sucht. Zurück ins Leben – Hilfe bei Sucht im Alter. Handbuch für Angehörige und Mitarbeiter in der stationären und ambulanten Pflege. oA, Bad Reichenhall

Smith JE, Meyer RJ (2009) Mit Suchtfamilien arbeiten: CRAFT: ein neuer Ansatz für die Angehörigenarbeit. Psychiatrie-Verlag, Bonn

Stockwell F (2002) Der Pflegeprozess in der psychiatrischen Pflege. Huber, Bern

Teasdale G, Jennett B (1974) Assessment of coma and impaired consciousness. A practical scale. In: Lancet, Bd. 2, S. 81–84.

Thiel H, Jensen M, Traxler S (2004) Klinikleitfaden Psychiatrische Pflege. 2. Aufl. Elsevier, Urban und Fischer, München

Thiel H, Jensen M, Traxler S (2011) Psychiatrie für Pflegeberufe. 5. Aufl. Elsevier, Urban & Fischer, München

Townsend MC, Walter G (1997): Pflegediagnosen und Maßnahmen für die psychiatrische Pflege. Handbuch zur Pflegeplanerstellung. 2. Aufl. Huber, Bern

Verthein U, Neumann E, Buth S, Martens MS (2008) Statusbericht 2007 der Hamburger Basisdatendokumentation. Auswertungsleistungen und Bericht zur Hamburger Basisdatendokumentation 2007. In: BADO e. V. (Hrsg.) Ambulante Suchthilfe in Hamburg. Bado e. V., Hamburg

Vogt I (2009a) Ältere Drogenabhängige in Deutschland und in anderen europäischen Ländern. Sachstand und Ausblick. In: Niedersächsisches Ministerium für Soziales, Frauen, Familie und Gesundheit (Hrsg.) 19. Niedersächsische Suchtkonferenz 09/2009- Lebensabend Sucht? Süchte älterer Menschen und Handlungsmöglichkeiten in der Suchthilfe. Berichte zur Suchtkrankenhilfe. Unidruck, Hannover

Vogt I (2009b) Lebenslagen und Gesundheit älterer Drogenabhängiger: Ein Literaturbericht. Suchttherapie 10(1): 17–24

Vogt I (2010a) Junkies gehen in Rente. Erste Europäische Untersuchung. Rausch. Das unabhängige Magazin oA 2: 12–13

Vogt I, Eppler N, Ohms C, Stiehr K, Dias de Oliveria A (2010b) Wenn Drogenabhängige ihren „Lebensabend" gestalten. Suchtmagazin 36(3): 34–37

Vogt I, Eppler N, Ohms C, Stiehr K, Kaucher M (2010c) Ältere Drogenabhängige in Deutschland. Wie soll man in Zukunft ältere Drogenabhängige mit gesundheitlichen Beschwerden oder Pflegebedarf versorgen? Erarbeitung von Empfehlungen für das weitere Vorgehen. Abschlussbericht. Studie im Auftrag des Bundesministeriums für Gesundheit Abschlussbericht Studie im Auftrag des Bundesministeriums für Gesundheit Zuwendung des Bundes aus Kapitel 15 02 Titel 686 61 Az IIA5-2508DSM407. Frankfurt am Main. Online verfügbar unter: http://www.drogenbeauftragte. de/fileadmin/dateien-dba/DrogenundSucht/ Suchtstoffuebergreifende_Themen/Downloads/ Abschlussbericht_Aeltere_Drogenabhaengige_100501_ Drogenbeauftragte.pdf. Zugriff: 04.07.2016

Vosshagen A (2013) Handlungsempfehlungen. Sucht im Alter. Sensibilisierung und Qualifizierung von Fachkräften in der Alten- und Suchthilfe. Projektpartner „Sucht im Alter", Fachklinik Kamillushaus und GESBE, Facheinrichtung für Gerontopsychatrie.

Watzl H, Rist F, Höcker W, Miehle K (1991) Entwicklung eines Fragebogens zur Erfassung von Medikamentenmiß- brauch bei Suchtpatienten. In: Heide M, Lieb H (Hrsg.) Sucht und Psychosomatik. Beiträge des 3. Heidelberger Kongresses. Nagel, Bonn. S. 123–139

Watzlawick P (1996) Menschliche Kommunikation. Formen, Störungen, Paradoxien. Huber, Bern

Werner S (2011) Oft fehlen die richtigen Konzepte: Alkohol- und Medikamentenabhängigkeit im Pflegeheim. Pflege- zeitschrift 64(2): 70–73

Westermann B, Witzerstorfer D (2011) Substitutionssenioren. Was sie brauchen und wie sie es bekommen. In: Vogt I (Hrsg.) Auch Süchtige altern. Probleme und Versorgung älterer Drogenabhängiger. Fachhochschulverlag, Frank- furt am Main. S. 209–227

Wolter DK (2011) Sucht im Alter – Altern und Sucht. Grundla- gen, Klinik, Verlauf und Therapie. Kohlhammer, Stuttgart

Serviceteil

© Springer-Verlag GmbH Deutschland 2017
T. Hoff, U. Kuhn, S. Kuhn, M. Isfort (Hrsg.), *Sucht im Alter – Maßnahmen und Konzepte für die Pflege*,
DOI 10.1007/978-3-662-53214-0

Stichwortverzeichnis